病理检验学实验技术与方法

石　搏　闻春艳　黄可欣　主编

吉林大学出版社

·长春·

图书在版编目（CIP）数据

病理检验学实验技术与方法 / 石搏,闻春艳,黄可欣主编 .
——长春:吉林大学出版社,2020.6
ISBN 978-7-5692-6535-4

Ⅰ.①病… Ⅱ.①石…②闻…③黄… Ⅲ.①病理学－实验
室诊断 Ⅳ.① R446.8

中国版本图书馆 CIP 数据核字（2020）第 086865 号

书　　名：病理检验学实验技术与方法

BINGLI JIANYANXUE SHIYAN JISHU YU FANGFA

作　　者：石搏　闻春艳　黄可欣　主编
策划编辑：朱　进
责任编辑：曲　楠
责任校对：刘守秀
装帧设计：王　强
出版发行：吉林大学出版社
社　　址：长春市人民大街 4059 号
邮政编码：130021
发行电话：0431-89580028/29/21
网　　址：http://www.jlup.com.cn
电子邮箱：jdcbs@jlu.edu.cn
印　　刷：天津雅泽印刷有限公司
开　　本：787mm×1092mm　　1/16
印　　张：19
字　　数：320 千字
版　　次：2020 年 6 月第 1 版
印　　次：2020 年 6 月第 1 次
书　　号：ISBN 978-7-5692-6535-4
定　　价：76.00 元

《病理检验学实验技术与方法》编写组

主　编：

石　搏　吉林大学基础医学院

闻春艳　吉林大学中日联谊医院

黄可欣　吉林大学基础医学院

副主编：

金　花　内蒙古民族大学附属医院

王　莹　内蒙古民族大学附属医院

李　锐　吉林省人民医院病理科

黄可敬　吉林省长春市中心血站

编　委：

李晓丽　吉林大学中日联谊医院

郭　莹　吉林大学基础医学院

霍德胜　吉林大学基础医学院

王春玲　吉林大学中日联谊医院

1. 石搏（1968—　　　），男，实验师，学士，吉林大学基础医学院。

发表文章：

第一作者，Intracellularly Swollen Polypeptide Nanogel Assists Hepatoma Chemotherapy；Theranostics 2017, Vol. 7, Issue 3

2. 闻春艳（1968—　　　），女，副主任技师，硕士，吉林大学中日联谊医院，研究方向：细胞病理学技术及诊断。

发表文章：

1. 细针无负压细针吸取细胞学检查对甲状腺髓样癌的诊断价值

2. 甲状腺结节无负压细针穿刺细胞学诊断—组织学诊断对照及误诊分析

3. 液基细胞学检查在痰脱落细胞诊断中的应用

4.10 880 例甲状腺细针穿刺细胞学病理诊断分析

3. 黄可欣（1974—　　　），女，实验师，硕士，吉林大学基础医学院。

发表文章：

（1）第一作者，Reduction-responsive polypeptide nanogel delivers antitumor drug for improved efficacy and safety；Acta Biomaterialia 2015.08

（2）通讯作者，miR-133a inhibits cervical cancer growth by targeting EGFR；ONCOLOGY REPORTS，2015.06

前　言

随着现代科学的发展,医学实验技术也取得了很大进展,单一学科已满足不了实验课题的开展,实验技术的交叉越来越普遍,石蜡切片技术和检验技术不光是病理科检验科的实验内容,也渗透到基础学科的各个实验室中,但相关的实验仪器虽已自动化,但还离不开人工操作,为了适应实验需求,把实验方法和技术要领重新编写整理成书。

本书涵盖了病理实验技术、组织学实验技术和检验技术的常规内容,适用于病理学切片技术、组织学切片技术和检验技术的实验人员学习,它以实用、全面的技巧和纠错相结合为特点,以侧重培养实验机能为宗旨,书中罗列的实验方法便于专业技术人员和研究生理解和掌握。

本书编写的目的是为广大医学实验研究者,特别是医学研究生提供常用和实用的病理检验学实验技术方法,避免学生花费大量时间去摸索实验方法。本书编写受益于各位主编、副主编、编者多年的工作经验及老一辈实验技术老师的无私奉献,他们在科研工作中总结基础与临床的共性实验研究,并把实践与科学完美结合,将实验技术方法进行分类,并改良技术中的不利因素,让使用者翻书即可按章节找到所需技术方法。

目　录

第四篇　实验室常用血液学和组织或细胞检验

第一篇　实验室显微镜标本制作概括

第一章　实验室仪器设备及杂品

　　形态学实验室显微镜标本制备常用主要仪器：普通恒温干燥箱、恒温培养箱、石蜡切片机、冷冻切片机、展片机、摊片机、包埋机、加温振荡搅拌器、振荡器、分析天平、生物显微镜、离心机、冰箱和冰柜等。

　　实验室要建立通风系统，因为实验所有化学试剂二甲苯、乙醇及甲醛等易挥发且对人体有毒害。除冰箱、冰柜、恒冷箱切片器地面放置外，其他仪器设备都放置于实验台上，如石蜡切片机、展片机、摊片机、包埋机、冷台机、分析天平、恒温干燥箱、恒温培养箱、生物显微镜、振荡器、加温振荡搅拌器及离心机等，这些仪器摆放不要过于紧凑，仪器插头尽量插到墙壁的插座上，做到用后插头拔掉放回原处。

　　固定、脱水和染色用的缸都是玻璃的，一般按实验的要求是高 15 cm，半径 7.5 cm 的带盖磨口玻璃缸，由于缸内有乙醇、二甲苯等可燃液体，尽量远离电器设备，单独实验台摆放；常用染色工具有 5 片装立式染色缸、9 片装立式染色缸及 40 片装不锈钢染色架；染色后放晾片盘上待观察。

　　实验室显微镜标本制备常用耗材：一次性包埋盒、手术刀、取材刀、组织剪、组织镊、菜板、一次性手术手套，一次性切片刀片如日本羽毛 R35、德国莱卡 819 等，眼科镊子、毛笔、铅笔、湿盒、量筒、烧杯、玻璃棒、7101 载玻片、7105 载玻片、黏附载玻片、24 cm×24 cm 盖玻片、24 cm×32 cm 盖玻片 24 cm×40 cm 盖玻片、称量纸、滤纸、玻璃或塑料漏斗、各级规格加样器、各级规格枪头及各级规格 EP 管等。

第二章　实验室常用试剂和染色剂

　　实验室显微镜标本制备所用的化学药品和染色剂（染料）种类繁多，有的用量较大，如乙醇、甲醛等，有的用量较少，如磷钼酸、磷钨酸等，其类别、性质和应用下面做简单介绍。

一、常用化学试剂

无水乙醇	95% 乙醇	二甲苯
切片石蜡	丙三醇（甘油）	中性树胶
大理石	盐酸	麝香草酚
氨水（氢氧化氨）	甲醛	多聚甲醛
锇酸	草酸	高锰酸钾
氢氧化钠	氢氧化钾	甲醇
冰乙酸	丙酮	亚铁氰化钾（黄血盐）
过氧化氢	过碘酸钠	铁氰化钾（赤血盐）
活性炭	苦味酸	柠檬酸（枸橼酸）
柠檬酸钠（枸橼酸钠）	重铬酸钾	氧化汞
间苯二酚	对苯二酚	氯化钙
氯化钾	氯仿（三氯甲烷）	氯化钠
氯化汞	氯化金	水合氯醛
三氯化铁	三氯醋酸	磷钼酸

磷钨酸	硫酸镁	偏重亚硫酸钠
亚硫酸钠	硫酸铝钾（钾明矾）	硫酸铁铵（铁明矾）
硫酸	硫酸铝铵（铵明矾）	无水硫酸铜
硫代硫酸钠	无水硫酸钠	碘
硝酸	硝酸银	磷酸
硝酸钴	硝酸钾	焦性没食子酸
碘化钾	高碘酸	碘酸钠
碳酸钙	碳酸镁	苯酚
碳酸锂	乙酸钙	乙酸钠
磷酸氢二钠	磷酸二氢钠	磷酸二氢钾
六次甲基四胺（乌洛托品）	乙二胺四乙酸二钠	四硼酸钠（硼砂）
明胶	液体石蜡	醋酸钾
正丁醇	苯胺油	乙二醇

常用染料：

苏木精	伊红	孔雀绿
酸性复红	碱性复红	中性红
天青石蓝	卡红	甲苯胺蓝
甲基绿	甲基紫	派洛宁
吖啶橙	淡绿 SF	苏丹 III
苏丹黑 B	油红 O	苏丹 IV
来复红	亚甲蓝	丽春红 S
刚果红	偶氮桃红	硫堇
吉姆萨	阿利新蓝	橙黄 G
茜素红	地衣红	丽春红 2R
苦味酸	胭脂红	俾斯麦棕
詹纳斯绿 B	沙黄 O	

二、染色剂（染料）的应用

切片制备后需要对切片进行染色,使切片上的组织细胞呈现不同的颜色或同一颜色但深浅不一,才能观察和鉴别各种组织的形态结构或物质结构的异常表现,因此,染色是制作显微镜标本的一项基本技术。

显微镜标本染色的种类和方法有很多种,大体上分为两大类,包括常规检验染色和特殊检验染色,通常所说的染色即常规检验染色,最常用的就是苏木精-伊红染色法(hematoxylin-eosin staining,HE),简称HE染色,是显微镜标本制备必不可少的环节,而且已被广泛应用。组织或细胞形态结构特点与病理改变,用常规病理检验染色法基本上都能显示出来,故大多数组织细胞病变用常规病理检验染色——HE染色就能作出诊断或初步诊断,为了进一步明确诊断或区分各种组织细胞的病理改变或相互关联,可进行相应的特殊检验染色,所以特殊检验染色法在明确诊断或深入研究病理组织变化及发生机制方面有重要价值。

传统的医学实验通常所用的染料是单指生物学大范畴的染色剂,此染色剂专指用于医学显微镜标本制作的染料,与工业染料比较,染料纯度高,杂质含量少,但生物学所用的染色剂中也有药用染料、抑菌剂、指示剂和化学试剂,一般都统称为染料,染料通常需密封阴凉干燥保存。

三、染色剂(染料)的一般性质

染料包括天然染料或人工合成染料两大类,天然染料种类不多,但对组织或细胞的染色起到至关重要的作用,人工合成的染料随着现代科技和化学学科的发展而日益增多,给生物学和组织或细胞学创造了前所未有的条件。人工合成的染料是指煤焦油类染料,天然染料的化学性质尚未完全了解清楚,还不能用人工方法合成,如苏木精和卡红等。染料不仅要有颜色,而且对被染的组织细胞必须有亲和力,其显色的主要成分是色原(chromogen)。若一种化合物含有几个苯环(芳香环),只要其中有一个醌式环就会发出颜色,这种产生颜色的醌式环就是发色团,也称此发色团为色原,所以色原由一个或多个苯环(芳香环)和一个或多个发色团组成,例如,苯的衍生物具有可见光区吸收带,这些衍生物显示的吸收带与其价键的不稳定性有关,如对苯二酚为无色,当其氧化后失去两个氢原子;发色团有以下几种:—N=N—、偶氮基;—N=O、亚硝基;—N=O$_2$、硝基;>C=O、羰基;>C=C<、烯基。

在一种染料中至少有一个或多个发色团,发色团越多,染料的颜色越深;染料中只要有一个强发色团就可显出颜色,而染料中需要有数个弱发色团才能显出颜色。

分子结构的某些基团吸收某种波长的光,而不吸收另外波长的光,从而使人觉得好像这一物质"发出颜色"似的,因此,把这些基团称为"发色基团/发色团"。无机颜料结构中有发色团,如铬酸盐颜料是(重铬酸根)呈黄色;氧化铁颜料的发色团是呈红色;铁蓝颜料的发色团是呈蓝色。这些不同的分子结构对光波有选择性的吸收,反射出不同波长的光。

染料的颜色取决于其分子结构。按 Wiff 发色基团学说,染料分子的发色体中不饱和共轭链(如—C=C—、—N=N—、—N=O)的一端与含有供电子基(如—OH、—NH$_2$)或吸收电子基(如—NO$_2$、>C=O)的基团相连,另一端与电性相反的基团相连。化合物分子吸收了一定波长的光量子的能量后,发生极化并产生偶极矩,使价电子在不同能级间跃迁而形成不同的颜色。一般来说,染料分子结构中共轭链越长,颜色越深;苯环增加颜色加深;分子量增加,特别是共轭双键数增加颜色加深。碱性发色团有偶氮基、嗪基和吲哚氨基;酸性发色团有硝基、亚硝基和醌型苯环。

染料虽有颜色但还不是真正的染料,因为它对被染组织和细胞没有亲和力,故不能使组织细胞呈现颜色变化,所以染料除有发色团外,还必须有助色团,助色团是促进化合物产生电离的原子团,助色团包括氨基、二甲氨基、羟基、磺酸基和羧基等。助色团能促使染料的化学键发生电离而成为盐类,如苦味酸的发色团是硝基,它的助色团是羟基,若将硝基还原为氨基,就不是染料了,原因是氨基不是发色团。助色团帮助发色团对组织细胞产生染色能力,所以说,染色剂对组织细胞的染色能力的强弱是助色团和发色团共同作用的结果。

四、染色剂(染料)的酸碱性

染色剂的酸碱性质与染液的酸碱性质不是相同概念,有人认为酸性染料的染液是酸性的,碱性染料的染液是碱性的,其实不然,区别染液染色剂的酸碱性不是指染液的氢离子浓度,而应根据染色剂的主要成分是阴离子还是阳离子而定。由于染色剂是一种有色的有机化合物,阳离子染料是碱性染料是一种有色碱的盐,多为钠盐,少数为钾盐、钙盐或铵盐,含有碱性助色团;阴离子染料是酸性染料,是一种有色酸的盐,通常是氯化物,有的是硫酸盐或醋酸盐,助色团是酸性的,中性染料是由有色酸的盐和有色碱的盐结合而成,因此,染料本身的酸碱性质既不是用来表明化学反应,也不意味着归属于酸类或碱类,而通常都归属于盐类。所以染液的酸碱性质和染料的酸碱性质不一定有密切的相关性。由于助色团是染料成为盐类的一部分,一般只需依照助色团的化学性质,便可确定某一染料是酸性还是碱性的。

五、染料的分类

（一）按染料的来源分类

1. 天然染料

苏木精、卡红等。

2. 人工合成染料

人工合成染料即煤焦油染料,也有人称苯胺类染料。由芳香环或含有芳香环的杂环化合物组成,其中按发色团的结构类型分类如下。

（1）硝基、亚硝基染料:苦味酸、萘酚绿 B。

（2）偶氮染料:苏丹黑 B、橙黄 G、俾斯麦棕、甲基橙、刚果红、苏丹Ⅲ、苏丹Ⅳ等。

（3）醌亚胺类染料:甲苯胺蓝、硫亚甲基紫、沙黄 O、中性红、天青石蓝 B、硫酸尼罗蓝、梧酸菁蓝、硫堇、亚甲蓝等。

（4）苯甲烷类染料:酸性复红、碱性复红、亮绿等。

（5）蒽类染料:伊红、派洛宁、吖啶橙、藻红等。

（6）蒽醌染料:茜素红等。

（7）噻唑染料:钛黄 O 等。

（二）按染料的主要用途分类

1. 细胞核染料（碱性）

金胺 O（Aura O）

天青 A（Azure A）

天青 C（Azure C）

碱性品红（Basic fuchsin）

俾斯麦棕 Y（Bismarck brown Y）

巴西木素（Brazilin）

天青石蓝 B（Celestin blue B）

胭脂红（Cochineal）

焦油紫（Cresyl violet）

结晶紫（Crystal violet）

龙胆紫（Gentian violet）

苏木精（Hematoxylin）

苏木红（Hematein）

霍夫曼紫（Hofmann's violet）

碘绿（Iodine green）

詹纳斯绿 B（Janus green B）

马答刺红（Magdala red）

孔雀石绿（Malachite green）

亚甲蓝（Methylene blue）

甲基绿（Methyl green）

甲基紫（Methyl violet）

中性红（Neutral red）

地衣红（Orcein）

派洛宁（Pyronin）

藏红花红 O（Safmanin O）

硫堇（Thionin）

甲苯胺蓝 O（Toluidine blue O）

2. 细胞质染料（酸性）

酸性复红（Acid fuchsin）

变色酸 2R（chromotrope 2R）

茜素红 S（Alizarin red S）

鸡冠花红（Amaranth）

水溶性苯胺蓝（Anilin blue, W.S）

苯红紫精 4B（Benzopurpurin 4B）

水溶性比布列西猩红（Biebrich scarler, W.S）

波尔多红（Bordeaux red）

菊橙 Y（Chrysoidin Y）

刚果红（Congo red）

伊红 B（Eosin B）

伊红 Y（Eosin Y）

赤星（Erythrosin）

乙基伊红（Ethyl eosin）

坚牢绿 FCF（Fast green FCF）

坚牢黄（Fast yellow）

焰红（Flame red）= 荧光桃红

靛蓝洋红（Indigo-Carmine）

亮绿（Light green SF）

水溶性黑素（Nigrosin, W.S）

马提渥黄（Martius yellow）

甲基蓝（Methyl blue）

甲基橙（Methyl orange）

橙黄 G（Orange G）

荧光桃红（Phloxine）

苦味酸（Picric acid）

丽春红 2R（Ponceau 2R）

蕊香红 B（Rhodamine B）

3. 脂肪染料

苏丹黑 B（Sudan black B）

油红 O（Oil red O）

苏丹Ⅲ（Sudan Ⅲ）

苏丹Ⅳ（Sudan Ⅳ）=scarlet red（猩红）

尼罗蓝硫酸盐（Nile blue sultate）

4. 活体或活细胞染料

苯红紫精 4B（Benzopurpurin 4B）

俾斯麦棕 Y（Bismarck brown Y）

亮甲苯酚蓝（Briliant cresyl blue）

菊橙 Y（Chrysoidin Y）

结晶紫（Crystal violet）

迪安尼尔蓝 2R（Dianil blue 2R）

詹纳斯绿 B（Janus green-B）

亚甲蓝（Methylene blue）

甲基紫（Methyl violet）

中性红（Neutral red）

尼罗蓝硫酸盐（Nile blue sultate）

藏红花红 O（Safmanin O）

硫堇（Thionin）

甲苯胺蓝 O（Toluidine blue O）

台盼蓝或锥蓝（Trypan blue）

台盼红或锥红（Trypan red）

5. 荧光显微镜检查

酸性茜素蓝（Acid alizarin blue）

酸性复红（Acid fuchsin）

吖啶橙（Acridine orange）

吖啶黄（Acridine yellow）

吖黄素（Acriflavine）

黄连素硫酸盐（Berberine Sulfate）

柯里福司芬 O（Coriphosphine O）

荧光素（Fluorescein）

盖拉宁 G（Gerannine G）

福司芬（Phosphine）

樱苹素（Primulin）

雷奥宁 A（Rheonine A）

硫代黄素 S（Thioflavine S）

蕊香红 B（Rhodamine B）

虎红（Rose bengal）

钛黄 G（Tifan yellow G）

6.血液染色剂及其成分检测

吉姆萨氏染液（Giemsa's stain）

亚甲蓝（Methylene blue）

芮特氏染色剂（Wright's）

天青 A（Azure A）

伊红 Y（Eosin Y）

（三）按染料的化学性质分类

1.阳离子染料（碱性）

苏木精、番红、亚甲蓝等。

2.阴离子染料（酸性）

伊红、淡绿 SF、藻红等。

3.中性染料

中性染料也称复合染料，如染血涂片的吉姆萨（Giemsa）染色剂、瑞氏染色剂等。

六、染色的原理

从理论上讲，动物组织细胞染色与化工染色原理相近，但由于组织细胞的结构及物质成分极其复杂，染料与组织究竟怎样结合、之间发生了什么化学或物理的变化或反应至今尚无确切定论，有些结果尚处于学说阶段，染色有可能既有化学反应参与，又有物理变化参与，对于不同种类的染色，这两方面所起的作用可能各不相同。

（一）染色的化学反应

从染色剂和组织或细胞都具有酸碱化学性质来说，酸性染料中的阴离子有染色作用，碱性染料中的阳离子有染色作用；组织或细胞内含有酸性物质和碱性物质，组织或细胞的酸性物质中阴离子与碱性染料的阳离子结合，组织或细胞的碱性物质中阳离子与酸性染料的阴离子结合，碱性的苏木精液把酸性的细胞核染成蓝色，酸性的伊红染液把碱性的细胞质染成红色，具有酸性的细胞核、黏液、软骨基质对碱性染料有亲和力，具有碱性的细胞质及某些颗粒物质对酸性染料有亲和力，但酸性亲和力和碱性亲和力是相对的，如果组织细胞在碱性苏木精染液内时间过长，则细胞质也可被染成蓝色，因此，只说是化学反应是不恰当的。

（二）染色的物理变化

1.吸附作用

吸附作用学说认为,染液的色素微粒浸入被染色的物质的颗粒间隙内,因为分子或原子的相互引力作用,色素微粒被吸附而使组织细胞呈现出颜色,这一学说曾一度被用来解释所有染色现象,对于不同组织细胞的鉴别染色,媒染剂和促染剂的作用,以及染色液内所含盐浓度的不同而发生的染色速度的差异,及氢离子浓度不同对于酸性染料和碱性染料的影响,都可用吸附作用作出恰当说明。然而,这一简单的吸附作用难以解释一切复杂的染色结果,假如一切染色原理都是吸附作用,其染色结果必然不会永久保持不变,但实际是有的很快就褪色了,有的却一直保持原色状态不褪色。

2.吸收作用

吸收作用又称溶液或溶解作用,即组织或细胞吸收染料而呈现颜色变化,他们吸收的染料与所用染液的颜色相同,此种染色一般情况是较牢固的,如苏丹Ⅲ染液将脂肪也染成同一颜色就可用溶液作用学说来解释。将苏丹染料溶于乙醇或丙酮中,脂肪切片浸染于苏丹染液中,苏丹染料微粒被脂肪细胞或细胞内脂滴吸收,而使脂肪细胞或细胞内脂滴呈现与苏丹染料同样的颜色,问题是吸收作用不能解释其他很多染色结果,尤其是鉴别染色,故也很难被信服。

染色的原理还有很多种,如沉淀学说、毛细作用学说、渗透作用学说、等电点学说等,因无上述两种学说有说服力,故没有被同道关注。

七、常用染料的性能和用途

（一）天然染料

常用的天然染料包括苏木精和胭脂红,因化学性质尚未完全明确,只能从天然原料中提取,还不能用人工化学方法合成。

1.苏木精

分子式:$C_{16}H_{14}O_6$ 又称苏木素（Hematoxylin）。苏木精是从生长在墨西哥的坎佩切和西印度群岛的一种热带豆科植物——苏木的干枝中提炼出来的,提炼苏木素需要乙醚,这在国内生产很困难。苏木素多为淡黄色或浅褐色的粉末，易溶于乙醇，也溶于热水，故配制时先溶于乙醇中，也有单独溶于热水中的。苏木精未经氧化没有染色能力，必须氧化成苏木红（Haematin），并通过媒染剂的作用才能成为优良的细胞核染色剂。使苏木精氧化成熟的方法有两种，一是自然氧化成熟：将配制的苏木精溶液保存在棕色试剂瓶中，置于日光下，使其慢慢地氧化为苏木红，一般需要 3～6 个月才能成熟，成熟后可以使用数年，配制的时间越久染色力越强，也就是开始细胞核染色需要 5 min，随着时间的推移，染液氧化成三氧化苏木红时，只需 30 s 就能达到满意效果，但随着时间的推移，染液氧化成四氧化苏木红时，染色能力减弱或失去了染色能力。二是人工氧化法，包括两种，其一是工厂生产苏木精时加工氧化成苏木因，其二是实验室配制染料时加入氧化剂，如氧化汞、过氧化氢、高锰酸钾和碘酸钠等，使其迅速氧化成熟，配制后即可使用，染色能力也很强，但染色能力也就持续数月至一年左右，时间过久，染色能力也逐渐减弱，因此，每次配制的苏木精染液量不宜过多，随用随配，以免造成不必要的浪费。苏木红为弱酸性，对组织细胞核的染色亲和能力很小，当与媒染剂混合在一起，染色能力就变得很强，常用的媒染剂有硫酸铝钾、硫酸铝铵、硫酸铁铵和磷钨酸等。苏木精与媒染剂结合产生的色素沉淀（色淀）带有强的正电荷，是碱性染料，用于细胞核的染色，苏木红与铝离子所形成的色素沉淀呈蓝色，能溶于水和乙醇，不过一旦附着在组织上，水和乙醇很难去除掉，尤其对细胞核内的染色质（核仁）有明显的亲和力。苏木红与铁离子所形成的的色素沉淀呈黑色或深黑蓝色，混合后的铁苏木精染液有效期为 4～12 h，滴染用量少，有效期短暂，浸染用量大，仅液体底部缓慢形成沉淀，有效期限可略长。所以，苏木精染液与铁盐的媒染剂单独配制保存，临用时现混合，常用的铁盐有三氯化铁和硫酸铁，这两种铁盐既是苏木精的媒染剂，又是氧化剂，所以，在染色时要注意防止组织细胞被氧化过度，细胞核染色过深，之后不易被弱的 70% 盐酸酒精褪去过染的蓝黑色。铁苏木精染液可用于显示细胞核、染色质、线粒体、心肌和骨骼肌的横纹、髓鞘等。天青石蓝苏木精的媒染剂是铁明矾，天青石蓝苏木精染液可用于 VG 和其他拮抗酸性染料的细胞核染色。明矾苏木精的媒染剂是硫酸铝钾和硫酸铝铵，明矾苏木精染液可用于病理学、组织学、细胞学的常规染色及骨组织和黏液等的染色。磷钨酸苏木精的媒染剂是磷钨酸，磷钨酸苏木精染液以自然氧化成熟为好，经常用来显示许多种物质成分，病理上多用于鉴别病变的心肌和骨骼肌以及横纹肌的肿瘤,也可用于显示胶原纤维、正常心肌骨骼肌、纤维素、神经胶质纤维等。染色前用有铬盐作为媒染剂,尤其是甲醛固定的组织经过铬化处理后,再用苏木精行神经染色及结缔组织的三色染色等多种染色,效果都很好。用铅离子作为媒染剂的苏木精染色染神经轴索,用铜离子作为媒染剂的苏木精染色染精子、染色体和前列腺组织细胞内的颗粒效果也很好。还有用磷钼酸作媒染剂的苏木精染中央神经组织细胞效果也很好。

总之,苏木精是组织学及病理学的非常重要的一种细胞核染色剂,在媒染剂的作用下,不仅使细胞核清晰可辨,也很好地显示了细胞核内的成分,又能显示细胞核外的其他组织细胞成分,应用非常广泛。

2. 胭脂红

分子式:$C_{22}H_{22}D_{16}$ 又名卡红、洋红(Cochineal),是从一种名叫胭脂虫的热带昆虫的雌性虫体中提取出来的,先将这种介壳虫的虫体烘干研磨提炼出虫红,再用明矾除去杂质,虫红就成了纯度较高的胭脂红,自1849年起,胭脂红就作为细胞核的染料被广泛应用于组织学、病理学等医学领域。

胭脂红是纯天然的染料,经人工提炼的胭脂红是中性的,微溶于水,胭脂红的有效成分是胭脂红酸,胭脂红酸是由胭脂红虫加水煮沸,再用乙酸铅处理,最后用硫酸分解胭脂铅而得,胭脂红酸虽有染色作用,但对组织细胞没有直接的亲和力,胭脂红的等电点是pH4.07～4.5,高于或低于等电点胭脂红酸才能溶解于水起到染色作用,故常用酸性的盐酸、冰乙酸、苦味酸等与胭脂红搭配,故似碱性染料对黏液和软骨基质等有较强的亲和力,对细胞质和胶质纤维没有亲和力,乙酸胭脂红可用于染新鲜涂片的染色质,盐酸胭脂红可染切片和整块组织块;碱性的氨、镁、锂和硼砂等常与胭脂红搭配,故似酸性染料,细胞核和细胞质同时着色,但细胞核着色较浓。可染切片和整块组织块,还可用胭脂红与明矾苏木精作对比染色显示组织细胞内的淀粉。胭脂红适合小型动植物的整体染色,对肝糖原和黏液有明显的亲和力,是细胞核的优质染色剂。

当组织细胞用碱性胭脂红溶液染色后,用酸性水溶液分化,此时胭脂红与细胞质均带正电荷,故两者不再结合,仅细胞核和染色质保有与胭脂红的亲和力而着色。

同样,胭脂红溶解于明矾水溶液后,则带正电荷,作用如同强碱基性质的染料,胭脂红与铁或铝等结合所形成的染液是稳定的,与铝结合形成溶液的颜色为红中带蓝;与铁结合形成溶液的颜色为黑色。

(二)人工合成的染料

1. 碱性品红

分子式:$C_{20}H_{20}ClN_3$(Basic fuchsin),又名:碱性新品红、盐基性品红、碱性复红、玫瑰苯胺盐酸盐,属阳离子染料,是由副品红碱、品红碱和二号碱性品红组成的混合物,由苯胺、邻甲苯胺、对甲苯胺的盐酸盐,在有铁和氯化锌存在下与硝基苯熔融缩合,再经酸提、中和、结晶而制成,为暗红色粉末或细颗粒结晶,能溶于水和乙醇,常用水溶液的浓度为 1%~2%,其色泽因含各成分的不同而深浅不一,副品红碱的颜色最浅,其次是品红碱,二号碱性品红的颜色最深。病理上常配成雪夫氏剂,染肾小球基底膜、黏液和肝糖原等,还可用于染弹力纤维、嗜碱性复红的颗粒及抗酸杆菌,也是中枢神经组织细胞的优良核染色剂。在福尔根(Fenlgen)反应中作为组织化学试剂用以检测去氧核糖核酸,在植物学中可用于显示植物维管束的木质化壁,也是轮藻和圆球藻的优质染色剂,碱性复红染色的缺点是不能长期保存,时间久易褪色。

2. 硫堇

分子式:$C_{14}H_{13}N_3O_2S$(Thionin),为紫蓝色粉末,溶液呈紫色或浅紫色,属阳离子染料,可使组织细胞的各种不同成分显示出由蓝色到红紫色等不同的颜色,可用于染黏多糖、肥大细胞和神经细胞的尼氏小体等。虽有异染性,硫堇染液与组织细胞的结合不牢固,但乙醇脱水,可部分或全部褪去,故最好在水洗后镜检。近年来,利用硫堇的强盐基性染新鲜组织的冰冻切片与 HE 作对比,对于冰冻切片的诊断有明显帮助,尤其对肿瘤组织。

硫堇带黑绿色闪光针状结晶。易溶于热水,开始是蓝色,后呈紫色,水溶液加盐酸后变得更蓝,与氢氧化钠作用产生红棕色沉淀,与硫酸产生黄绿色溶液,稀释时变蓝色,更稀时呈紫色,并有显著的因光异色作用。溶于氯仿,微溶于乙醇、乙醚和冷水。最大吸收波长(水中)602.5 nm。也是染色剂。如细胞核的染色,类淀粉蛋白、嗜碱性细胞和黏蛋白染色,活体染色。比色测定中用作氧化还原电位的指示剂(紫色—无色)。本品应密封于阴凉干燥处避光保存。

3. 甲苯胺蓝

分子式：$C_{28}H_{22}ON_2O_{10}S_2 \cdot 2Na$（Toluidine blue O），又称甲苯胺蓝 O，中文别名：氯托洛宁、托洛氯铵。蓝色粉末，古铜色光泽，属阳离子染料，性质与硫堇相似，易溶于水，水溶液呈蓝紫色，属于醌亚胺染料类，是碱性染料，肥大细胞胞质内含有肝素和组织胺等异色性物质遇到甲苯胺蓝可呈异染性紫红色，可用于尖锐湿疣的初筛及肥大细胞的检测。这类染料一般含有两个发色团，一个是胺基，一个是醌型苯环，来构成色原显色。染料除有发色团外，还有能使色原对组织及其他被染物产生亲和力的原子团即助色团。助色团能促使染料产生电离成盐类，帮助发色团对组织产生染色力，使切片上的组织细胞着色。甲苯胺蓝不仅含有两个发色团，还含有两个助色团，为碱性染料，甲苯胺蓝中的阳离子有染色作用，组织细胞的酸性物质与其中的阳离子相结合而被染色。常用的染液浓度为 0.3%～1%。

4. 亚甲蓝

分子式：$C_{16}H_{18}N_3Cl$（Methylene blue）又称美蓝、次甲蓝、品蓝，是一种芳香杂环化合物。被用作化学指示剂、染料、生物染色剂和药物使用。 亚甲蓝的水溶液在氧化性环境中蓝色，但遇锌、氨水等还原剂会被还原成无色状态。亚甲蓝高浓度时直接使血红蛋白氧化为高铁血红蛋白。低浓度时，在还原型辅酶Ⅱ（NADPH）作用下，还原成为还原型亚甲蓝，能将高铁还原型蛋白还原为血红蛋白。临床上还试用于治疗尿路结石、闭塞性脉管炎、神经性皮炎。由于会与苛性碱、重铬酸盐、碘化物、升汞、还原剂等起化学变化，故不宜与之配伍。

2017 年 10 月 27 日，世界卫生组织国际癌症研究机构公布的致癌物清单初步整理参考，亚甲蓝在 3 类致癌物清单中。亚甲蓝是一种解毒药，为深绿色、有铜光的柱状结晶或结晶性粉末，无臭。在体内借酶的参与，起着递氢体作用。不同剂量对血红蛋白效应不同，大剂量（或高浓度）治疗氰化物中毒。本药静脉注射作用迅速，并还原为无色亚甲蓝，在 6 d 内 74% 由尿排出，部分从胆汁排出。肾功能不良者，血浓度可升高。本药主要损害胃肠道、心血管和中枢神经系统、肾脏等。亚甲蓝不能做皮下、肌内和椎管内注射，椎管内注射易引起中枢神经系统永久性器质性损害，皮下注射易产生局部坏死性脓肿，亚甲蓝为蓝色粉末，属阳离子染料，是一种重要的细胞核染色剂，极易氧化而得不到纯品,染料里常含有天青和亚甲紫,实际上纯的亚甲蓝对切片组织细胞的染色力很弱,平时用的亚甲蓝多为亚甲蓝和氯或氯化锌的氧化物,含锌的亚甲蓝有毒,已很少使用,亚甲蓝液放置时间过长后或染液中加入少量碱就变为多色性,这是由于天青和亚甲紫被氧化所致,特别是碱性的亚甲蓝溶液更易发生多色性。无锌的亚甲蓝无毒,故常用亚甲蓝的异染性对活体细胞或细菌进行染色,亚甲蓝的异染性实则是氧化后的天青 A、天青 B、天青 C 及亚甲紫等作用的结果,但是另有所谓异染性染料并不是由于染料的不纯而是因为染料分子之间的相互作用。亚甲蓝经还原后可变成无色亚甲蓝,亚甲蓝的还原试验可用于牛奶内细菌的检测,细菌多还原速度快,细菌少还原速度慢,由褪色的快慢来检测细菌数量的多少,其原理是基于细菌体内的除氢酵素使速谢产物氧化,同时还原亚甲蓝。亚甲蓝用于染中央神经组织、肥大细胞、细胞内的嗜碱性颗粒、浆细胞、尼氏小体、黏液、血液、血液内微生物与寄生虫及活体染色等。

5. 甲基紫

分子式:$C_{25}H_{30}N_3$-Cl(Methyl violet),俗称甲紫、龙胆紫、结晶紫,为紫蓝色粉末或深绿色有光泽的结晶,属于阳离子染料,是一系列同类有机化合物,是副品红的四、五、六甲基衍生物(副品红碱)的混合物。可作为染料、酸碱指示剂、消毒剂,稀释后可用作外用药水(俗称紫药水)。一般来说,混合物的甲基比例愈多,染料的颜色愈蓝,常用甲基紫 2B 是细胞核染色剂,易溶于水和乙醇,常用于细菌、纤维素和神经胶质细胞的染色。

6. 甲基绿

分子式:$C_{26}H_{33}N_3Cl_2$(Methyl green),为具有金属光泽的绿色微结晶或亮绿色粉末,属阳离子染料,溶于水后呈现蓝绿色,甲基绿易与聚合程度高的DNA 结合呈现绿色,又称双绿 SF,为具有金黄色光泽的绿色结晶或淡绿色粉末,微溶于乙醇。商品通常为锌复盐 $C_{26}H_{33}N_3Cl_2 \cdot ZnCl_2$(称 C.I. 碱性蓝 20)。纯度不高含一些甲基紫,萃取的方法是将甲基绿溶于水,放入分液漏斗中再加入适量的氯仿,用力震荡使甲基紫溶于氯仿中,放置片刻待溶液分为上下两层后,将下面一层带有紫色的氯仿溶液丢弃,如此反复更换氯仿至无色为止。最后将剩下的甲基绿水溶液在常温下用真空抽气法干燥后备用。与酸性品红对比染色可染线粒体颗粒,与派罗宁合用可染淋球菌、肥大细胞、浆细胞等。

甲基绿可用于 DNA 的鉴定,常温下 DNA 遇甲基绿会被染成蓝绿色,用于新鲜标本细胞核染色,甲基绿 - 盐酸混合物用于鉴定精子、淋球菌和肥大细胞染色。

7. 俾斯麦棕 Y

分子式：$C_{18}H_{22}Cl_2N_8$（Bismarck Brown 或 Basic Brown），又称俾麦棕、碱性棕 G、盐基棕、俾斯麦棕 GG、俾斯麦棕 TDR、碱性棕 I。棕褐色粉末,易溶于水呈黄光棕色,微溶于乙醇和溶纤素,不溶于丙酮、苯、四氯化碳；遇浓硫酸呈棕色,稀释后为红光棕色。遇硝酸呈橙色转为黄色,其水溶液加盐酸不变色,加 10% 氢氧化钠液呈橙色沉淀。属于阳离子染料,是细胞核染色剂,用于活体动物及整块组织染色和肝糖原染色,现已被同类染料所替代,故现在已很少使用,仅用于抗酸杆菌染色时与苯酚品红作对比染色。

8. 尼罗蓝

分子式是 $C_{40}H_{40}N_6O_2 \cdot O_4S$（Nile blue）,中文同义词：硫酸耐尔蓝、硫酸尼罗蓝、耐尔蓝、耐尔兰 A、尼罗蓝 A、耐尔兰、尼尔兰、尼罗蓝盐酸盐。具有金属光泽的蓝绿色结晶性粉末。属阳离子染料,溶于热水呈蓝色,微溶于冷水和乙醇。用作酸碱指示剂,变色范围 pH 值 10.1（蓝）~ 11.1（红）,常用于配制酸碱混合指示剂,也用作生物染色剂。可用于脂肪染色,鉴别脂肪中的游离脂肪酸和中性脂肪的多少。

9. 孔雀石绿

分子式：$C_{23}H_{25}ClN_2$（Malachite green）,中文别名：碱性孔雀石绿、品绿、盐基块绿、碱性绿 4、严基块绿、孔雀绿、块绿、中国绿、孔雀绿草酸盐、草酸孔雀石绿。孔雀石绿为翠绿色有光泽的结晶,属三苯甲烷类染料。极易溶于水,水溶液呈蓝绿色。属阳离子染料,弱碱性,用于 Lack 氏方法中的活体结核杆菌染色,Gomori 氏结缔组织三色染色法中代替亮绿 SF,将胶原纤维染成绿色。

10. 甲酚紫乙酸盐

又称醋酸甲酚紫、溴乙啶、甲苯基紫乙酸盐、甲酚紫醋酸盐。为紫蓝色粉末,具有因光异色作用,属阳离子染料,可使肥大细胞颗粒、黏液染成红紫色,尼氏小体染成紫蓝色。因为具有较强的光感作用,故染色后的切片暴露于日光下极易褪色。

11. 詹纳斯绿 B

分子式 $C_{30}H_{31}ClN_6$（Janus green-B），别名：健那绿、詹纳斯绿、双氮嗪绿。红细胞体外活体染色用，与中性红作胚胎切片染色用，属阳离子染料，线粒体、真菌及原生生物活体染色用，通常溶于生理盐水的有效浓度是 0.01%，但稀释至 0.002% 亦能使线粒体呈现蓝绿色，之后颜色会渐渐转变为粉红色，最后至无色，这是由于染料被还原所致，如经适当处理，可使其重新被氧化。

12. 中性染料

属阳离子染料，弱碱性，是细胞核的染色剂，是细胞活体染色、体外活细胞染色和酸碱性指示剂的一种。属于碱性吩嗪染料，溶解度为水 4.0%、无水乙醇 1.8%、乙醚 3.75%、乙二醇 3.0%；几乎不溶于二甲苯，通常配制成 1% 的水溶液备用，临用时用生理盐水稀释至 0.01% 至 0.001%，水溶液呈红色，乙醇溶液为黄色，其溶液用于染细胞中的液泡，可鉴定细胞死活。活细胞被染成红色，而死细胞不变色，这点和台盼蓝相反。

原理：中性红是一种弱碱性 pH 指示剂，变色范围在 pH 6.4 ～ 8.0 之间（由红变黄）。在中性或微碱性环境中，植物的活细胞能大量吸收中性红并向液泡中排泌，由于液泡在一般情况下呈酸性反应，因此，进入液泡的中性红便解离出大量阳离子而呈现樱桃红色，在这种情况下，原生质和细胞壁一般不着色；死细胞由于原生质变性凝固，细胞液不能维持在液泡内，因此，用中性红染色后，不产生液泡着色现象，相反，中性红的阳离子，却与带有一定负电荷的原生质及细胞核结合，而使原生质与细胞核染色。

中性红的 0.1% 的 60% 乙醇溶液的变色范围是 pH 6.8 ～ 8.0 红黄橙，pK=7.4。

配方：中性红 0.1 g 加蒸馏水至 100 mL，使用时再稀释 10 倍左右。

酸碱指示剂，pH 6.8(红) ～ 8.0(黄)；水、亚硝酸盐和尿的碱度指示剂；组织化学中用于脂肪的水解指示剂；可染高尔基体，陈旧成熟的液体可用于神经细胞的核外染色质染色；与健那绿共用于血液体外活体染色；碘离子的光度测定；中性红试纸的制备。

13. 番红 O

分子式：$C_{20}H_{19}N_4Cl$（Safranin O），别名：藏红 O、番红花红 T、番红花红 O、沙黄 O、碱性藏红花、藏红花 T、蓝光藏红花、盐基桃红、碱性藏红 T、藏红花

O、碱性藏红花、碱性红等，为棕红色粉末，属阳离子染料，是组织细胞学和植物学常用的染料，可染细胞核和染色质，并能显示维管束植物的木质化、木栓化及角质化的组织，它又是一种植物蛋白的染色剂，还可做孢子囊的染色，是由二甲基酚和三甲基酚藏花红组成的化合物，常用于钙质染色的对比染色。易溶于水，呈红色溶液，溶于乙醇红色带黄色荧光。对盐酸为蓝红色溶液，过多则呈紫色，大量过多则转为蓝色；对氢氧化钠则生成棕红色沉淀；对硫酸则为绿色溶液，稀释时先变成蓝色，渐变成紫色，最后变成红色。最大吸收波长 530 nm。有刺激性。商品中常混杂有甲基藏红 T。

14. 天青石蓝 B

分子式是 $C_{17}H_{18}ClN_3O_4$（Celestin blue），别名：天青石蓝、天青蓝 B、媒染蓝。属阳离子染料，为细胞核染色剂，天青石蓝 B 和 Mayer 氏苏木精结合染色替代铁苏木精的细胞核染色。

15. 伊红 Y

分子式：$C_{20}H_6O_5Br_4Na_2$（Eosin Y），又称曙红 Y、黄光伊红、黄光曙红等。为红色粉末，是四溴荧光素，但其中常含有一溴及二溴衍生物，市售多为此类化合物的混合物，其色调因含溴数量的多少而不同，含溴量越多，颜色越深。伊红 Y 分醇溶性和水溶性两种，通常多使用水溶性的，水溶性的伊红 Y 在常温下水中的溶解度是 44.2%，在无水乙醇中的溶解度是 2.18%。

伊红 Y 同荧光素一样具有黄绿色的荧光，特别是在乙醇中最为鲜明，这种荧光现象在普通光线下可见，但经高度稀释后就不见了，所以不把它作为荧光染料来使用。

伊红 Y 属于酸性染料，是非常重要的细胞质染色剂，最常用的就是与苏木精搭配用于常规染色。可将细胞质、细胞间质、胶原纤维、肌组织和红细胞等染成不同程度的红色或粉红色，其色调鲜明、清晰、透彻，尤其能清晰地显示某些细胞内的嗜酸性颗粒，因而将这些颗粒命名为嗜伊红颗粒。通常用的伊红 Y 多为钠盐，另外还有镁盐、钡盐和钙盐等。

2017 年 10 月 27 日，世界卫生组织国际癌症研究机构公布的致癌物清单初步整理参考，伊红在 3 类致癌物（尚无足够证据确定是否致癌）清单中。

16. 苦味酸

分子式：$C_6H_3N_3O_7$（Picric acid），别名：2,4,6- 三硝基苯酚、三硝基困醇，

黄色结晶、无臭、味苦，300℃可爆炸，急剧加热或剧烈撞击也可爆炸，故一般运输及保存时药品瓶中都存有少量水，放置于安全、避光、阴凉等处，以防止发生危险。它是由硝酸与酚发生化学反应而得，为较强的酸性染料。溶于水、乙醇、氯仿和乙醚等，用途广泛，可作固定剂、脱钙剂、分化剂，也是优良的细胞质染色剂，是科研中动物皮毛涂色做标记的常用染料，在组织切片染色上主要用于细胞质染色，如常用的 Van Gieson 氏结缔组织染色，其染色力强，不易脱色。但由于其作用太强，可致其他色调被分化而容易褪色。

17. 酸性复红

分子式是 $C_{20}H_{17}N_3Na_2O_9S_3$（Acid fuchsin），又称酸性品红、复红等，为红色粉末，是碱性品红的一种磺化衍生物，故其是一种酸性染料，其中有一个同系物，即品红碱三磺酸二钠盐，它是细胞质染色剂，主要应用于 V、G 和 MCT 等结缔组织染色中，还用于显示纤维素及早期心肌改变等染色，缺点是染色结果的颜色难以长期保存，特别是 V、G 染色中酸性复红的颜色保持时间更短。

18. 橘黄 G

分子式：$C_{16}H_{10}N_2Na_2O_7S_2$（Orange G），中文别名：橘黄 G、橙黄 G、耐光橙 G、酸性耐光橘黄。"G" 是德文 "Gelb" 的缩写，是黄色之意。黄红色粉末或结晶性小片，属于酸性偶氮类，是细胞质的主要染色剂，能溶于水、乙醇和丁香油，不溶于乙醚和氯仿；水溶液为橙黄色，乙醇溶液为橙色，盐酸对水溶液无变化，遇氢氧化钠呈黄红色，遇氯化钙生成结晶性钙盐；最大吸收波长 475 nm。为一种细胞质染色剂，常用作二重或多重染色，如铁明矾苏木精的对比染色，常用于脑垂体染色和 Mallory 氏结缔组织染色。

2017 年 10 月 27 日，世界卫生组织国际癌症研究机构公布的致癌物清单初步整理参考，橙黄 G 在 3 类致癌物清单中。

19. 水溶性苯胺蓝

分子式：$C_{32}H_{25}N_3Na_2O_9S_3$（Anilin blue w.s.），又叫：水蓝、可溶性蓝、棉蓝、中国蓝、溶剂蓝 3M、霍夫曼蓝等，旧书上称亚尼林蓝和烷蓝等，为深蓝色粉末或块状，水溶液呈蓝色，几乎不溶于乙醇，为酸性染料，主要用于 MCT 染色，染胶原纤维。

20. 亮绿 SF

分子式 $C_{37}H_{34}N_2Na_2O_9S_3$（Light green SF），又叫：亮绿 SF、黄色光绿 SF、淡绿、黄色淡绿 SF 等，是光绿的一种衍生物，因为有磺基存在，所以是一种酸性染料。为绿色粉末并带有细小发光的小结晶，是细胞质的染色剂，常与酸性复红做对比染色，缺点是溶液久置易自然产生沉淀，而造成染色能力减弱，要注意更换，染过的切片也容易褪色，很难长期保存。

21. 固绿 FCF

分子式 $C_{37}H_{34}N_2Na_2O_{10}S_3$（Fast green FCF），中文别名：坚固绿 FCF、固绿、快绿、坚牢绿，应用基本同光绿，有光绿的优点，而无光绿的缺点，不易褪色，为酸性染料，是细胞质和纤维素的染色剂。能溶于水和乙醇，在组织细胞学和植物学中被广泛应用，常配成 1% 的无水乙醇溶液。快绿常应用于一般植物组织与番红 O 染色剂做对比染色，也可用番红 O、甲基紫、橙黄 G 做四重染色，经此操作染色的切片直接放于日光下数周至数月仍能保持绿色不褪色，因固绿经久不褪色故又称坚固绿。

22. 苏丹Ⅲ

分子式：$C_{22}H_{16}N_4O$（Sudan Ⅲ），为红色粉末，属弱酸性染料，易溶于脂肪、乙醇和丙酮，在脂肪组的溶解度比乙醇大，所以使脂肪着色。

23. 苏丹Ⅳ

分子式：$C_{24}H_{20}N_4O$（Sudan Ⅳ），中文别名：猩红、烛红、油溶红、溶剂红，为暗红色粉末，染色性能与苏丹Ⅲ相似，但由于是二甲基衍生物，故色调深，是一种较强的脂肪染色剂。

24. 油红 O

分子式：$C_{26}H_{24}N_4O$（Oid red O），中文别名：油红、透明红 5B，为枣红色粉末，属弱酸性染料，易溶于脂肪、乙醇和丙酮，是常用的色调较强的优良脂肪染色剂。

25. 刚果红

分子式：$C_{32}H_{22}N_6Na_2O_6S_2$（Congo Red），为棕红色粉末，溶于水呈黄红色，溶于醇呈橙色。用于作为酸碱指示剂，变色范围为 3.5 ～ 5.2，碱态为红色，酸态为蓝紫色。1% 水溶液用于淀粉样染色。

26. 变色酸 2R

分子式：$C_{16}H_{10}N_2Na_2O_8S_2$（Acid red 29），又名：铬变酸 2R、铬变素 2R、变色素 2R、铬变蓝 2R、苯偶氮变色酸钠，暗棕色粉末，水溶液呈洋红色，难溶于乙醇，是细胞质染色剂，可用作天青石蓝的对比染色剂以及光绿、孔雀绿和坚固牢绿 FCF 的对比染色剂，用以显示结缔组织、心肌和骨骼肌等，尤其在心肌染色中较为常用，效果色调鲜明、结构清晰。

27. 丽春红 2R

分子式：$C_{18}H_{12}N_2$（Ponceau 2R），又名：酸性朱红、酸性大红、酸性猩红、丽春红 G、罂粟红 2R、二甲苯胺丽春红、罂粟红 R，为深红色粉末，溶于水呈红棕色至红色，极微溶于乙醇和丙酮，不溶于其他有机溶剂，遇浓硫酸呈樱桃红色至玫瑰红色，稀释后呈黄红色，其水溶液加入浓盐酸会产生红色沉淀，为细胞质染色剂，属于酸性染料，多用于显示结缔组织的心肌等的多色方法。

（三）常用染料的主要用途

1. 苏木精（Hematoxylin）

（1）用于常规病理检验染色，染动植物的细胞核。

（2）与铜离子共用，用于精子生成的研究（Benda 氏）染色，用于线粒体及相关颗粒染色（Bensley 氏染色）。

（3）与磷钨酸的共用，用于心肌病变及肿瘤组织纤维丝的染色。

（4）与磷钼酸的共用，用于组织器官纤维化及神经组织染色，如结缔组织的三色染色（Mallory 氏染色）。

（5）与明矾共用，用于一般组织染色。

（6）双重染色，与苦味酸、酸性复红做结缔组织染色，如 VG 染色。在苦味酸之前或在伊红、橙黄 G 或番红之后用苏木精染色。

2. 波尔多红（Bordeaux red）

（1）在用 Heidenbain 氏苏木精前，用此做细胞质染色剂。

（2）与甲基绿和硫堇做脾脏、肝脏及睾丸切片的染色。

（3）可替代 Masson 氏三色法染色中的丽春红。

3. 丽春红 2R（Ponceau 2R）

用于 Masson 氏三色法染色中与酸性复红混合用。

4. 橙黄 Ⅰ（Orange Ⅰ）

与孔雀石绿用于植物组织切片染色。

5. 橙黄 Ⅱ（Orange Ⅱ）

（1）与伊红、天青 C 用于细胞质染色。

（2）可替代 Ehrlich-Biondi 二氏染色剂中的橙黄 G。

（3）用于皮肤切片的胶质染色。

6. 台盼红（锥红）（Trypan red）

用于活体细胞染色。

7. 台盼蓝（锥蓝）（Trypan blue）

用于活体细胞染色。

8. 天青 A（Azure A）

（1）用在伊红之前或用在焰红之后做细胞质染色。

（2）与伊红做成中性染料用于红细胞、原生生物及组织染色。

（3）骨髓染色（Cusfer 氏染色）。

（4）白喉杆菌染色（Ponder 氏染色）或（Kinyoun 氏染色）。

9. 天青 B（Azure B）

血液的染色剂中的主要成分,尤其是 Lillie 氏改良的吉姆萨染色剂。

10. 天青 C（Azure C）

细胞核染色剂,与伊红及橙黄 Ⅱ 共用（French 氏染色）。

11. 沙丙红（Sorbine red）

可替代 Masson 氏三色法中的丽春红。

12. 虎红（Rose bengal）

（1）在 HE 染色中的苏木精后替代伊红做细胞质染色。

（2）细菌染色。

（3）血液中螺旋体染色。

（4）作为荧光剂用于检查脂肪成分。

13. 吖啶红 3B（Acridine red 3B）

与甲基绿用于组织细胞中钙盐沉积物的检查（Gomori 氏染色）。

14. 靛蓝洋红（Indigo-Carmine）

（1）与洋红或在洋红染色后,做细胞质染色用,也可与碱性复红或其他核染色剂一同使用。

（2）与酸性复红用于内基氏小体（狂犬病特有）染色（Petragnani 氏染色）。

（3）与苏木精用于阴道涂片染色。

15. 地衣红（Orcein）

（1）用于弹力纤维染色（Unna 氏染色）。

（2）其碱性溶液做胚胎切片染色（Moll 氏染色）。

（3）其醋酸溶液染色,细胞核呈蓝色,细胞质呈红色（Israel 氏染色）。

16. 藏红花（Saffron）

（1）用于 Masson 氏三色染色法。

（2）检查黄热病肝脏变化用。

17. 鸡冠花红（Amaranth）

用于神经组织的染色。

18. 醋酸洋红（Aceto carmine）

用于细胞核染色。

19. 矾洋红（Alum carmine）

用于细胞核染色。

20. 苦酸洋红（Picric carmine）

用于切片的细胞核染色,尤其用于神经组织的双重染色,细胞核呈红色,细胞质呈黄色。

21. 氨洋红（Ammonia carmine）

切片做淀粉染色（Best 氏）,做注射染色（Van Wijhe 氏）。

22. 偶氮洋红 G（Azo carmine G）

（1）与铁苏木精及萘酚绿 B 做组织染色（Mollier 氏染色）。

（2）作为间苯二酚龙胆紫的对比染色剂。

（3）在用 Mallory 氏染色苯胺蓝及橙黄 G 混合液之前,用此做组织染色。

23. 偶氮焰红 GA（Azophloxine GA）

（1）切片中红细胞染色。

（2）可替代 Masson 氏三色法中的丽春红。

（3）神经病理学中做对比染色。

24. 茜素红 S（Alizarin red S）

（1）神经组织切片、神经组织活体染色。

（2）胚胎及小动物骨骼整块染色（Dawson 氏染色）

（3）与结晶紫做对比染色，线粒颗粒呈紫色、细胞质呈棕色（Benda 氏染色）。

（4）骨组织切片及钙盐切片的染色。

25. 结晶紫（Crystal violet）

（1）用于组织切片的细菌染色。

（2）与茜素红做线粒颗粒染色（Benda 氏染色）。

（3）是细胞核染色剂，用于 Weigert 氏法中纤维素、神经胶质细胞和类淀粉的染色。

26. 霍夫曼紫（Hofmann's violet）

（1）用于肥大细胞染色（Ehrlich 氏染色）。

（2）组织切片淀粉状朊染色。

27. 伊红 Y（Eosin Y）

（1）最常用的细胞质染色剂。

（2）菌藻类染色用，与苏木精做对比染色。

（3）与甲基蓝合染（Mann 氏染色）。

（4）在用甲基绿之前，用作细胞质染色（List 氏染色）。

28. 伊红 B（Eosin B）

（1）在用 Mayer 氏苏木精之后做对比染色。

（2）与天青 A 或甲苯胺蓝 O 做成中性染色剂染组织。

29. 乙基伊红（Ethyl eosin）

在用 Delafield 氏苏木精之后做对比染色。

30. 赤星（Erythrosin）

用于神经组织的染色。

31. 茜素（Alizarin）

用于原生动物活体染色。

32. 焰红（Phloxine）

（1）与美蓝做对比染色。

（2）在组织细胞学和病理学中用做细胞质染色。

（3）用于藻类染色。

（4）与许多酸性染料合用，做易染质分解的研究（Unna 氏染色）。

33. 噻嗪红 R（Thiazine red R）

用于骨骼肌、心肌的染色。

34. 水溶性比布列西猩红（Biebrich scarler, W.S）

（1）细胞质染色剂。

（2）用于多色性亚甲蓝或 Unna 氏染色氧化苏木精后的细胞质染色。

（3）与明矾苏木精用于组织细胞切片染色。

（4）与乙基紫做成中性染色剂用作蓝格罕氏小岛染色（Bowie 氏染色）。

（5）可替代 Masson 氏三色法中的丽春红。

（6）用于 Picro-Mallory 联合染色法中的 Mc.Farlane 氏染色。

（7）与橙黄 G 及坚牢绿 FCF 合用做阴道涂片染色。

35. 坚牢绿 FCF（Fast green FCF）

（1）用于动植物的细胞质染色。

（2）代替黄色浅绿 SF。

36. 黄色淡绿 SF（Light green SF，yellowish）

（1）用于动植物的细胞质染色。

（2）与番红合用染精子。

（3）与中性红用于染组织中的寄生虫（Twort 氏染色）。

37. 次甲绿（Methylene green）

（1）用于昆虫活体染色（Lison 氏染色）。

（2）用于植物做木组织及固定染色质染色。

38. 甲基绿及乙基绿（Methyl green or ethyl green）

（1）用于细胞核的染色（容易褪色）。

（2）以其酸性溶液用于新鲜染色质染色。

（3）在用酸性复红和苦味酸之后，用于细胞质染色。

（4）与酸性复红和橙黄 G 用作切片及血液中细胞核的染色（Ehrlich-Bionidi-Heidenhein 三氏染色）。

（5）与派罗宁用于淋病球菌及肥大细胞染色（Pappenheim-Saathof 二氏

染色）。

39. 碘绿（Iodine green）

（1）细胞核染色剂。

（2）黏朊和淀粉状朊的染色。

（3）与酸性复红做血液染色。

（4）与酸性复红及苦味酸做神经纤维组织染色。

（5）与酸性复红做植物切片中木质部染色。

（6）用于植物染色质染色，以酸性复红作对比用于核仁及纺锤纤维染色。

40. 詹纳斯绿 B（Janus green B）

（1）与中性红做胚胎切片染色。

（2）用于线粒体、真菌及原生动物的活体染色。

（3）红细胞体外活体染色用。

41. 苦味酸（Picric acid）

（1）用于细胞质染色，可作对比染色用。

（2）与酸性复红做 Van Gieson 氏结缔组织染色用。

42. 酸性复红（Acid fuchsin）

（1）用于细胞质染色。

（2）与苦味酸配对用于 Van Gieson 氏结缔组织染色用。

（3）与苯胺蓝及橙黄 G 用于 Mallory 氏结缔组织染色。

（4）与孔雀石绿及马提渥黄用于癌组织染色（Pianese 氏染色）。

（5）感染真菌的植物做菌丝体染色。

43. 碱性复红（Basic fuchsin）

（1）细胞核染色剂，可与各种蓝、绿色染料做对比染色。

（2）用于黏朊、嗜复红颗粒及中枢神经系统的细胞核和细胞质染色。

（3）用于弹力纤维染色。

（4）组织化学试剂（鉴别核酸和多糖体）——Feulgen 氏染色。

44. 刚果红（Congo red）

（1）做苏木精的衬染。

（2）神经轴索染色，弹力纤维染色（Matsuura 氏染色）。

（3）胚胎切片染色（Schaffer 氏染色）。

（4）淀粉状朊染色（Bennhold 氏染色）。

45. 番红 O（Safranin O）

（1）可染角质化、木质化和木栓化组织。

（2）细胞核的染色剂。

（3）与淡绿 SF 或水溶苯胺蓝做植物染色质染色。

（4）与龙胆紫用于 Flemming 氏三联染色剂中做染色质及其他细胞核成分的染色（以橙黄 G 做对比染色剂）。

46. 中性红（Neutral red）

（1）用于胚胎组织染色，与詹纳斯绿做对比染色。

（2）细胞核的染色剂。

（3）与淡绿 SF 合用，用于组织中寄生虫的染色（Twort 氏染色）。

（4）组织化学试剂，检查脂肪水解作用。

47. 硫堇（Thionin）

（1）普通的细胞核染色剂，组织细胞学中做染色质及黏朊染色。

（2）新鲜组织冰冻切片染色。

（3）淀粉状朊（染成蓝色）、肥大细胞及黏朊（染成红色）染色用。

（4）与甲基绿及波尔多红用于脾组织、肝组织及睾丸组织切片染色（Graberg 氏染色）。

（5）以橙黄 G 作为对比染色剂用于组织中细菌及真菌染色。

（6）尼氏颗粒终点染色（神经细胞）。

（7）骨组织切片染色（Schmorl 氏染色）。

48. 苏丹黑 B（Sudan black B）

（1）用于髓索染色。

（2）普通的脂肪染色剂。

49. 苏丹Ⅱ（Sudan Ⅱ）

中枢神经系统和脂肪组织染色。

50. 苏丹Ⅲ（Sudan Ⅲ）

（1）普通的脂肪染色剂。

（2）用于植物学中用于木栓质及角皮组织的鉴别。

51. 苏丹Ⅳ（Sudan Ⅳ）

普通的脂肪染色剂。

52. 油红 O（Oil red O）

（1）代替苏丹Ⅲ、苏丹Ⅳ用于脂肪染色。

（2）与吡啶用于脂肪染色。

53. 油红 4B（Oil red 4B）

脂肪染色剂（Lillie 氏染色）。

54. 甲基紫或龙胆紫（Methyl violet or Gentian violet ）

（1）细胞核染色剂。

（2）与番红做细胞核结构染色，并以橙黄 G 做对比染色（Flemming 氏三联染色法）

（3）用于新鲜组织纤维朊及神经胶质细胞染色。

（4）冰冻的新鲜组织做淀粉状朊染色。

（5）与橙黄 G 用于胰腺组织胰岛染色（Bensley 氏中性龙胆紫染色）。

55. 次甲紫（Methylene violet）

用于钙盐沉积物染色，与茜素红 S 做对比染色。

56. 橙黄 G（Orange G）

（1）细胞质染色剂，做苏木精的衬染。

（2）用于植物组织的细胞核染色。

（3）作为细胞质染色剂与龙胆紫、番红做对比染色（Flemming 氏三联染色法）。

（4）与苯胺蓝及酸性复红做细胞质及红细胞染色（Mallory 氏结缔组织染色）。

57. 亚甲蓝（Methylene blue）

（1）细胞核染色剂。

（2）神经组织活体染色。

（3）与伊红用于血液染色。

58. 孔雀石绿（Malachite green）

（1）用于红细胞染色（Petroff 氏染色）。

（2）蛔虫卵染色（Beneden 氏染色）。

（3）在用硼砂洋红后，用作对比染色。

（4）与酸性复红及马提渥黄做癌组织细胞染色（Pianese 氏染色）。

（5）可替代 Pappenheim 氏染色试剂中的甲基绿。

59. 亮绿（Brilliant green）

（1）用于鉴别培养基制作，抑制大肠杆菌生长、伤寒杆菌增菌培养用。

（2）用于 Masson 氏三色染色。

60. 萘酚绿 Y 或萘酚绿 B（Naphthol green Y 或 B）

（1）与地衣红、铁苏木精及偶氮洋红 G 做组织染色用。

（2）与龙胆紫做组织染色用。

61. 派罗宁 B（Pyronin B）

（1）用于线粒体及相关颗粒染色（Mann 氏染色）。

（2）与那赛因、甲基绿或亚甲蓝做血液等染色（Ehrlich 氏染色）。

（3）与甲基绿合用用于细菌、肥大细胞及其他嗜碱性物质的染色。

（4）用于细菌染色。

62. 油溶棕 D（Oid brown D）

用于 Lillie 氏染色法中的脂肪染色。

63. 甲基蓝（Methyl blue）

（1）动物组织学中一种常用的细胞核对比染色剂。

（2）与伊红用于神经组织细胞染色（Mann 氏染色）。

（3）与苦味酸做组织染色用，随后再用番红染色。

64. 维多利亚蓝 R 及维多利亚蓝 B（Victoria blue R or B）

（1）用于酵母菌活体染色。

（2）用于血液的螺旋体染色。

（3）睾丸中的精子染色、神经组织染色。

65. 树脂酚蓝（Lacmoid）

一种微量化学试剂，用来检测愈合组织（Tsvetl 氏染色）。

66. 尼罗蓝硫酸盐（Nile blue sulfate）

（1）用于鉴别脂肪酸和中性脂肪组织的染色（Smith 氏染色）。

（2）胚胎活体死前染色。

（3）骨切片染色，高尔基体的组织化学研究。

（4）用于原生动物及酵母菌做活体染色，两栖动物的卵细胞染色。

67. 偶氮酸性蓝 B（Azo acid blue B）

用于神经组织染色。

68. 偶氮蓝（Azo blue）

（1）用于细胞荚膜染色。

（2）用于原生动物活体染色。

（3）与醌茜素、铁旦黄做检查镁的组织化学染色。

69. 焦油紫（Cresyl violet）

（1）脊髓、神经组织和核外染色质染成紫蓝色。

（2）黏液、肥大细胞颗粒呈紫蓝色。

70. 甲基红（Methyl red）

用于原生动物活体染色。

71. 硝基偶氮黄（Nitrazine）

可替代 Masson 氏三色法中的丽春红。

72. 甲苯胺蓝 O（Toluidine O）

（1）用于细胞核染色，也可染核外染色质，一般浓度为 1% 水溶液。

（2）用于白喉杆菌染色（Albert 氏染色）或（Kinyoun 氏染色）。

（3）是一种因光异色的染色剂，常用来替代硫堇或亚甲蓝（Pappenheim 氏泛色染色剂）。

73. 酸性间苯胺黄（Metanil yellow）

用于 Masson 氏三色染色。

74. 水溶苯胺蓝（Anilin blue，W.S）

（1）优良的细胞质染色剂，适用于神经组织和软骨组织。

（2）在番红前染细胞质。

（3）和酸性复红、橙黄 G 用于 Mallory 氏结缔组织染色。

75. 水溶黑素（Nigrosin Water Soluble）

（1）单独或与其他染色剂合用于中枢神经组织染色。

（2）在苏木精后做胰腺组织染色。

（3）在 Pfitzer 氏 Picronigrosin 法中用于染色质染色。

76. 奈酚蓝黑（Naphthol blue black）

一种胶原纤维染色剂。（Lillie 氏染色）。

77. 坚牢黄（Fast yellow）

用于骨组织的染色。

78. 马提渥黄（Martius yellow）

用于真菌病宿主组织、癌细胞的染色。

79. 坚牢黄或不褪黄（Fast yellow）

用于骨组织切片的染色。

80. 俾斯麦棕 Y（Bismarck broun Y）

（1）细胞核染色剂。

（2）可用于活体组织染色及整块组织染色。

（3）良好的黏朊染色剂。

第三章　实验室常规显微镜标本制作

第一节　概述

实验室常规显微镜标本制作是指石蜡标本切片制备过程,下面简介准备注意事项及操作流程。

一、引言

组织或细胞显微镜标本制作技术也就是制作切片技术,主要包括常用的石蜡切片技术、冰冻切片技术和电子显微镜切片技术及不常用的火棉胶切片技术。显微镜标本制作技术是研究和观察组织、细胞的微细结构及病理形态变化的基础实验技术。组织或细胞需要经过固定、脱水、浸透、包埋、切片等操作后制成几 μm 到几十 μm 不等的切片,再用各类不同的染色方法才能够显示不同组织和细胞的形态变化以及细胞和组织中某些化学物质成分含量的多少,制成的切片便于保存和观察使用。

二、实验室常规显微镜标本制作取材前的准备及注意事项

(1) 对组织或细胞标本的取材、固定液、制片方式及染色方法等预先做好科学的实验设计。如常规实验动物组织或临床活检组织取材只需将动物麻醉处死迅速摘取所需组织,及时放入固定液中固定即可。

(2) 处死动物的方法:显微镜标本制作前都需要处死动物,采集相应组织或器官,杀死动物的方法有很多种,常用的有断头法、脱臼法、水合氯醛腹

腔注射麻醉法、水合氯醛静脉注射麻醉法和空气栓塞法等。可根据动物的大小、种类及实验的需要采取相应的方法，如小鼠、牛蛙等小动物多采用断头法、脱臼法，大鼠、豚鼠等多采用水合氯醛腹腔注射麻醉法，家兔、猫等多采用耳静脉空气栓塞法，空气栓塞用注射器就是向耳缘静脉迅速推注50 mL空气。比格犬等大动物多采用水合氯醛静脉注射麻醉法，总之，在处死动物时，无论采取何种方法，都要尽量减少动物处于痛苦和濒临死亡状态，以减少动物组织细胞发生异常改变，造成病理学假象，而不利于显微镜下观察判定。另外，在生物学、遗传学和寄生虫学制片中，一些低等动物，如草履虫等原生动物、水蛭等腔肠动物的处死方法比较简单，可采用加热法、冷冻法或浸入固定液直接杀死的方法。

（3）如之前怀疑肺栓塞，每叶肺组织各取一块放入塑料包埋袋−20℃低温冷冻保存以备后期做冰冻切片及油红O染色确定；内耳最好灌流固定，没灌流固定的可取下内耳在短轴一侧开个小洞，将整个内耳浸入到固定液内。现代制片技术种类多，依据实验需要做好实验准备，建议取材前尽可能请教有经验的显微镜标本制作老师指点。

三、实验室常规显微镜标本制作过程概述

1. 取材、固定和保存

这是显微镜标本制作的第一步，首先，麻醉处死动物取下实验需求的组织标本，迅速用固定液将组织固定保存，使组织细胞结构定格在活体时的状态，以便于日后观察研究，固定液兼有固定和硬化组织细胞的作用。

2. 冲洗

组织经过固定液固定一定时间后，固定液浸入到组织内，因固定液大多都是有毒有害的化学试剂，故在脱水前尽量将固定液冲洗干净，这样，在接下来的制片中不但有利于减少有害物的接触，也能减少因组织内残存固定液对染色产生不良的影响。

3. 脱水

组织在冲洗前、后还有大量的水分，必须用适当的有机溶剂置换内部的水分，以利于组织的保存、透明和浸蜡等诸步骤的进行。

4. 透明

组织经脱水剂将内部的水分置换后,再经两步或三步透明剂置换后便有利于支持剂的浸入。

5. 浸透

石蜡和火棉胶是良好的支持剂,支持剂经两步或三步置换后使组织内最后无透明剂存在。

6. 包埋

完全没有透明剂的组织块经模具包裹使组织变硬有利于显微镜标本制作。

7. 切片　将包埋好的组织块放置到切片机上进行切片,根据实验观察要求制定切片厚度。常规切片厚度4～6μm,淋巴结、脾脏等切片厚度为3～4μm,如肾小球基底膜的六胺银染色切片厚度 2～3μm,免疫组织化学染色切片厚度 3～4μm。

8. 捞片

根据实验要求选择普通载玻片或黏附载玻片将组织薄蜡片附着在载玻片上。

9. 烤片

切好的切片放入预先预置的烤箱内烘烤一定时间。

10. 染色

根据实验观察要求选择不同的染色方法。

11. 封固

染色后经封固剂处理,放置盖片后,以利于显微镜观察及长期保存。

第二节　取材和固定

一、取材

取材是常规显微镜标本制作的第一步,规范准确的取材是制作高质量切片的关键,其方法和注意事项简单介绍如下。

（1）手术取脏器尽量不要牵拉、挤压组织,取材迅速使组织越新鲜越好。

（2）取材所用刀剪要保持清洁、锋利,手法要娴熟。比如皮肤容易变形,先将切下的皮肤四角各刺入 1 颗大头针固定在薄纸壳上再投入到固定液中,需观察皮肤表面的要远离薄纸壳面,反之要靠近薄纸壳面；小动物的胃肠道的固定要按实验需求可参照皮肤平铺固定后纵切或直接环装横切；大动物的胃肠道的固定要按实验需求可参照皮肤平铺固定后纵切或横切。

（3）切去组织要一刀到底或往后下拖刀,尽量避免挤压拉扯等人为因素造成组织失去原有形态；如睾丸的被膜薄而坚实,固定前要开 1～2 个小口或直接切掉上极（或下极）的一小部分。

（4）取材的薄厚与脱水透明浸蜡密不可分,取材薄,脱水透明浸蜡时间就短,取材厚,脱水透明浸蜡时间就长,原则上厚度 2～3 mm 为宜。

（5）取材后的剩余组织尽量放回原瓶保存,作为备用存放,养成良好实验习惯。

二、固定

实验动物或临床活检组织取材后应该及时固定,固定所用固定液的用量不应小于所固定组织的十倍,昂贵或特殊的固定液的用量也不应小于所固定组织的四倍。当动物死后心跳停止,如果没有及时固定,动物血液呈静止状态,组织细胞养分和氧供应中断,细胞逐渐死亡,细胞内的水解酶会溶解破坏细胞,而使组织细胞发生自溶现象,以及微生物的滋生繁殖,组织细胞结构破坏,失去原来的形态结构,这样也就失去了制作显微镜切片样本的意义。

（一）固定的作用

（1）实验动物或临床活检组织取材后，应该及时将取下来的新鲜组织迅速投入到固定液内，借助化学药物的作用使组织细胞内的蛋白质、脂肪、糖原和酶等各种有机成分沉淀凝固下来，同时使组织细胞的形态结构保存下来，使其与原来活体时结构相似。

（2）保证固定组织的新鲜度，防止组织细胞自溶和腐败。放置过久或操作手法不熟练就会造成组织细胞收缩变形或发生自溶改变，一般以脑、脊髓、骨髓、胰腺和胃肠道黏膜等组织自溶速度较快。

（3）因沉淀凝固的关系使组织细胞内的成分产生不同的折光率，而使活体状态下看不清的结构变得清晰可见。

（4）使得组织细胞容易被化学染料着色。

（5）使组织变硬，增加了组织的硬度，便于切割成需要的形状。

（二）固定的注意事项

（1）取材和固定密不可分，离体组织尽量迅速放入固定液中。

（2）固定液容器要略大于放入的组织，以便拿取自如。

（3）固定液的量要大于组织的十倍体积，特殊贵重的固定液不少于组织的 4 倍。

（4）尽量常温固定，如要观察组织中的糖原亦 80% 乙醇冷藏固定组织为好。

（三）显微镜标本制作中使用固定的化学试剂种类及性能

1. 甲醛

分子式 HCHO，又称蚁醛，无色气体，有浓烈的刺激性气味，易溶于水和乙醇。市售甲醛为 36%～40% 的气体水溶液，实验用于固定用的甲醛多为 3.6%～4% 的甲醛气体水溶液，俗称 10% 的福尔马林。福尔马林液是强还原剂，不能与铬酸、重铬酸钾和锇酸等氧化剂混合使用，但在某些混合固定液，如 Helly 氏液、Maximow 氏液和 Regaud 氏液（3% 重铬酸钾 80 mL + 甲醛原液 20 mL 临用时现配）中也可加入少量甲醛，但需要临用时现加，使用后 24 h 失效。甲醛对眼、呼吸道和皮肤有明显的刺激作用，甲醛是优良的固定液，可以单独使用，也可与其他固定液配制成混合固定液，以取长补短，故甲醛是最常用的固定液之一，甲醛对组织的渗透作用强，固定组织均匀，使其硬化并增加其弹性,是固定脂肪、类脂质、神经和髓鞘的最佳固定剂,也可固定细胞内的高尔基体和线粒体,甲醛长期暴露于日光下或与空气接触过久可被氧化成甲酸,在冷环境下易产生乳白色沉淀——三聚甲醛而不再溶于水,含甲酸的甲醛液固定的组织制作的切片细胞核和细胞质的染色都不佳,但含甲酸的甲醛液对嗜银染色有利,因此,最简单的方法就是在长期备用的甲醛液中放入少量碳酸镁、碳酸钙、大理石块或粉笔数根作为中和剂而使溶液保持中性。甲醛固定长久的组织标本,特别是含血液多的肝、脾、血栓及发生淤血改变的组织易产生黑色或黑褐色的不规则的颗粒状沉淀,即为福尔马林色素,这种色素无光泽,不含铁元素,普鲁士蓝染色呈阴性,可与铁血红素区别,不溶于水、乙醇和二甲苯等试剂,对发现有色素的切片可用90%甲酸(蚁酸)水溶液或30%的过氧化氢水溶液浸泡3 min后镜下观察或用苦味酸乙醇饱和溶液迅速溶解掉。

此外还有下列常用方法:

(1)Schridde氏法:浓氨水1 mL+75%乙醇200 mL,切片经脱蜡水洗后浸入此液30 min,镜下观察,如福尔马林色素未被完全清除可适当延长脱色时间直至色素被完全清除掉,充分水洗后再按常规制片步骤操作。

(2)Verocay氏法:1%氢氧化钾1 mL+80%乙醇100 mL,切片经脱蜡水洗后浸入此液10 min或略长,镜下观察,如福尔马林色素完全清除可流水冲洗2 min以上,再按常规制片步骤操作。最好不要用固定液长期浸泡组织块,如果组织有保留价值就全部制成蜡块保存。

2. 乙醇

分子式CH_3CH_2OH,俗称酒精,在常温、常压下是一种易燃、易挥发的无色透明液体,可以与水任意比例混合。乙醇是还原剂,不能与铬酸、重铬酸钾和锇酸等氧化剂混合使用,乙醇对组织细胞既有固定作用又有脱水作用,但通常情况下很少单独使用,仅用于含糖原、尿酸结晶和铁质的组织化学证明,乙醇对组织的渗透作用强,收缩作用也明显,故有时多与其他固定液混合使用,以缩短组织标本的固定时间,也用于液体标本的固定。固定组织的糖原先行80%乙醇固定2 h再行95%乙醇固定2 h,此操作最好在保鲜柜(冷藏)中进行,不但保存了糖原,也避免了组织过度收缩。痰液或分泌的黏液多以60%~70%的乙醇固定为好,其他明显稀薄的液体多以95%乙醇固定为好。

3.丙酮　分子式 CH_3COCH_3，是最简单的饱和酮，在常温、常压下是一种易燃、易挥发的无色透明液体，有特殊的辛辣气味，易溶于水、甲醇、乙醇、氯仿和吡啶等有机溶剂，化学性质较活跃，对组织的渗透作用强，一般只用冷藏状态下的丙酮固定脑等神经组织或急需固定的其他组织标本，组织化学常用于磷酸酶或氧化酶等的固定。

4.冰乙酸

分子式 $C_2H_4O_2$，凝固点是 16.6℃，室温高于凝固点呈液态，为无色透明液体，室温低于凝固点即为固态，像水结成冰一样。可以与水和乙醇任意比例混合。多以 5% 的乙酸用于组织固定，由于使组织膨胀明显故很少单独用于固定组织，多与乙醇搭配取长补短成为优良的混合固定液，乙酸对组织的渗透作用强，一般 1 cm×1 cm×0.2 cm 常用的组织块只需固定 1h 即可，能较好地保存高尔基体和线粒体的形态结构，但高浓度的乙酸会破坏高尔基体和线粒体，所以在需要显现高尔基体和线粒体的组织制片的固定液中不用乙酸。

5.重铬酸钾

分子式 $C_2Cr_2O_7$，为橙红色伞斜晶体或针状晶体，稍溶于冷水，易溶于热水，不溶于乙醇，有毒性，有苦味及金属性味，水溶液呈酸性，为强氧化剂，故不能与乙醇等还原剂混合使用，未酸化的重铬酸钾能固定脂肪和类脂质，使其凝固不溶于脂溶剂，是高尔基体、线粒体和神经髓鞘的重要固定和媒染剂，重铬酸钾对嗜铬细胞也有媒染效果。重铬酸钾对组织细胞的渗透作用强，故重铬酸钾用作固定液多在冷藏状态下进行，经重铬酸钾固定的大小为 1 cm×1 cm×0.2 cm 组织块在脱水前需流水至少冲洗 4h 或用亚硫酸浸泡至少 4h。

6.苦味酸

分子式 $C_6H_3N_3O_7$，中文名称：2,4,6- 三硝基苯酚，淡黄色的细颗粒结晶，不溶于冷水，溶于热水、乙醇、乙醚，易溶于丙酮、苯和二甲苯等有机溶剂因其具有强烈的苦味而得名，干燥状态下能自燃，更具有爆炸性，故新购到的瓶装的苦味酸都含有少量水分以防在运输中爆炸。在实验室为安全起见，通常将 25 g/ 瓶的苦味酸粉末盛入 500 mL 的棕色瓶中加 500 mL 蒸馏水贮藏，此贮藏液即为饱和溶液，苦味酸对组织的渗透作用弱，并使组织细胞收缩明显，作为固定液一般不单独使用，多用其饱和液与其他固定液联合使用，最典型的就是 Bouin 氏液,多用于胰腺组织的固定。

7. 铬酸

分子式 C_2CrO_4,中文别名:铬酸酐、铬酐。铬酸仅仅存在于溶液中,由三氧化铬溶于水中而成,暗红色或暗紫色斜方晶体,易潮解溶于水、硫酸、硝酸、乙醇、乙醚、乙酸和丙酮,为强氧化剂,故不能与乙醇等还原剂混合使用,其溶液为淡褐黄色,能沉淀一切蛋白质,产生的沉淀也不溶于水,铬酸能固定高尔基体、线粒体和内质网,只有铬酸才能真正固定肝糖原使之不溶于水,对组织的渗透作用弱,对组织细胞收缩不明显,铬酸的强烈的沉淀作用不能不单独使用,而常与锇酸配成混合固定剂联合使用,一般 1 cm×1 cm×0.2 cm 常规的组织块需固定 12 h,最好置于暗处固定,以免蛋白质溶解,对细胞核和细胞质的固定作用十分均匀。

8. 多聚甲醛

分子式 $(HCHO)n$,白色结晶粉末,有甲醛味,对组织的渗透作用强,多以 4% 的水溶液作为常用的固定液,单独灌流固定时使用,也用于免疫组织化学、原位杂交和凋亡检测的组织块的固定。

9. 升汞

分子式 $HgCl_2$,中文别名:氯化汞、二氯化汞、氯化高汞,白色结晶,细颗粒或粉末状,针状结晶纯度最高,有剧毒,溶于水、乙醇、乙醚和乙酸等有机试剂,常温时微量挥发,室温升高挥发明显,故称升汞,能沉淀一切蛋白质,产生的沉淀也不溶于水,对组织的渗透作用弱,对组织细胞收缩明显,故通常多与冰乙酸、重铬酸钾和甲醛等合用而成为良好的固定液,经含有升汞的固定液固定的组织标本,对细胞核和细胞质的染色均较理想,对苯胺类染料有媒染作用,对结缔组织的多色染色效果也比较理想。

10. 三氯醋酸

分子式 $C_2HCl_3O_2$,中文别名:三氯乙酸。无色结晶,有刺激性气味,极易潮解,溶于水、乙醇、乙醚,能沉淀一切蛋白质,有软化坚韧组织及轻度脱钙的作用,多用于皮肤、肌腱及骨组织的固定。固定后的组织不经水洗,直接入 95% 乙醇脱水以减少组织的膨胀。

11. 锇酸

分子式 OsO_4,中文别名:四氧化锇。剧毒,半数致死量(大鼠,经口)

14 mg/kg,其实它不是酸,水溶液呈中性,白色或淡黄色单系结晶,常温下具有挥发性,蒸气有强烈的刺激性,溶于水、乙醇、乙醚和氯仿,多以 0.5 g 或 1 g 装密封于安瓿瓶中,为强氧化剂,不可与乙醇、甲醛等还原剂混合使用,其水溶液接触杂质极易还原,只要遇到一点有机物即还原成氢氧化锇而形成黑色沉淀,此时溶液不可再利用,日光也能促其发生还原反应,故平时放置在棕色瓶中冷冻保存,为防止其还原 100 mL 水溶液中滴加 5% 的氯化汞数滴,对组织的渗透作用极弱,价格又昂贵,一般在病理制片中很少使用,仅用于脂肪及肺组织羊水栓塞的判定,由于对蛋白质的固定作用较好,是电镜标本最常用的固定剂之一。

（四）显微镜标本制作中常用固定液的配制

1. 10% 福尔马林氯化钠液

甲醛原液	100 mL
氯化钠	9 g
去离子水	900 mL

此液与人体的渗透压相当,故称等渗的福尔马林固定液,对组织的渗透作用强,是广泛应用的常规固定液,对细胞核和脂类的固定和保存特别迅速,用此液固定的组织如有其他实验需求可行 2 次固定,如进行结缔组织的三色染色可再行 Zenker 氏液或福尔马林升汞液固定;为了证明嗜铬细胞的颗粒可再行重铬酸钾液固定。

一般 1 cm×1 cm×0.2 cm 常规的组织块固定 6～12 h,流水冲洗 1 h 后转入低浓度乙醇开始脱水。

2. 10% 中性福尔马林液

甲醛原液	10 mL
去离子水	90 mL
碳酸钙（碳酸镁）	加至过饱和

一般 1 cm×1 cm×0.2 cm 常规的组织块固定 6～12 h,流水冲洗 1 h 后转入低浓度乙醇开始脱水。

3. 10% 中性缓冲福尔马林液

甲醛原液	100 mL
磷酸二氢钠（钾）	4 g

磷酸氢二钠	6.5 g
去离子水加至	1 000 mL

先用 500 mL 去离子水加温搅拌溶解磷酸盐后加入甲醛原液,最后加去离子水至 1 000 mL,此液的应用与福尔马林氯化钠液基本相同,由于缓冲液的作用相对稳定,pH 保持在 7.0 左右,能较好地保存和固定组织细胞的微细结构、磷脂和某些酶类,不仅是病理学和组织细胞学常用的较好固定液,而且还用于组织化学与其他标本的固定。

一般 1 cm×1 cm×0.2 cm 常规的组织块固定 6～12 h,流水冲洗 1 h 后转入低浓度乙醇开始脱水。

4. 10% 福尔马林钙液

甲醛原液	100 mL
去离子水	900 mL
无水氯化钙	10 g

此液是组织化学和酶类常用的固定液之一,也适合脂肪组织的固定,一般 1 cm×1 cm×0.2 cm 常规的组织块固定 6～12 h,流水冲洗 1 h 后转入低浓度乙醇开始脱水。

5. AAF 液

甲醛原液	10 mL
乙醇	85 mL
冰乙酸	5 mL

此液应现用现配,Teuyesniczky 氏 AAF 固定液是 70% 乙醇,是避免高浓度乙醇对组织的强烈收缩作用,Lillie 氏 AAF 固定液是无水乙醇或 95% 乙醇,是为了更好地保护组织细胞内的糖原,但可造成组织明显收缩,甲醛、乙醇和冰醋酸对组织的渗透作用都较强,能迅速地固定组织,新鲜组织的冰冻切片只需 20 s 左右就能达到固定目的,此液中的冰乙酸的膨胀作用抵消了乙醇的收缩作用,还可有效地保护糖原和核蛋白等成分。一般 1 cm×1 cm×0.2 cm 常规的组织块固定 2～6 h,流水冲洗 1 h 后转入不低于 AAF 固定液的乙醇开始脱水即可。

6. AF 液

甲醛原液	10 mL

95％乙醇　　　　　　　　　　90 mL

一般 1 cm×1 cm×0.2 cm 常规的组织块固定 2～6 h,流水冲洗 1 h 后转入不低于 AF 固定液的乙醇开始脱水即可,甲醛和乙醇均能造成组织的明显收缩,已很少应用。

7. Zenker 氏液（简称 ZA）

重铬酸钾　　　　　　　　　　2.5 g

升汞　　　　　　　　　　　　5～7 g

硫酸钠（可省）　　　　　　　1～2 g

去离子水　　　　　　　　　　100 mL

冰乙酸（临用时现加）　　　　5 mL

先用去离子水加热溶解升汞,溶解后依次加入重铬酸钾和硫酸钠,待全部溶解后过滤,保存于棕色玻璃瓶内备用,临用时取 95 mL,加入 5 mL 冰乙酸,此液是病理解剖学、组织学和细胞学常用的固定液之一,升汞能沉淀各种蛋白质,重铬酸钾能凝固脂类,冰乙酸利于染色,能使细胞核和细胞质的染色清晰,显示细胞质的某些特殊颗粒有独特的优势,有利于胰岛组织细胞、垂体的一些细胞和心肌闰盘的显现,对骨髓等造血器官和红细胞的固定效果也不错,一般 1 cm×1 cm×0.2 cm 常规的组织块固定 6 h,流水冲洗 1 h 转入低浓度乙醇开始脱水,染色前需用 0.2%～0.5% 的碘酒处理切片 5～10 min 以除去汞盐沉淀,经水洗 1 min 后用 5% 硫代硫酸钠或 1% 的硫酸钠水溶液处理切片 2～5 min 至切片上的碘消失为止,再经自来水洗、去离子水洗后进行常规染色。

8. Helly 液

重铬酸钾　　　　　　　　　　　　2.5 g

升汞　　　　　　　　　　　　　　5～7 g

硫酸钠（可省）　　　　　　　　　1 ～2 g

去离子水　　　　　　　　　　　　100 mL

甲醛原液（临用时现加）　　　　　5 mL

一般 1 cm×1 cm×0.2 cm 常规的组织块固定 6 h,流水冲洗 1 h 转入低浓度乙醇开始脱水,染色前需用 0.2%～0.5% 的碘酒处理切片 5～10 h 以除去汞盐沉淀,经水洗 1 min 后用 5% 硫代硫酸钠或 1% 的硫酸钠水溶液处理切片

2～5 min 至切片上的碘消失为止,再经自来水洗、去离子水洗后进行常规染色。临用时加入甲醛而不加冰乙酸,是免去了冰乙酸对组织的膨胀作用,又不使重铬酸钾形成铬酸,对线粒体、细胞核和细胞质等的染色更有利,对于固定白细胞颗粒的最好固定剂,多用于固定胸腺、淋巴结、骨髓、脾和肝组织。

9. Maximow 氏液

重铬酸钾	2.5 g
升汞	5～7 g
硫酸钠(可省)	1～2 g
去离子水	100 mL
甲醛原液(临用时现加)	10 mL

与 Helly 液比较多了一倍的甲醛,增加了固定液对组织的渗透性,缩短了固定时间,4 h 即可流水冲洗。

10. Bouin 氏液

苦味酸饱和水溶液(1.22%)	75 mL
甲醛原液	25 mL
冰乙酸	5 mL

临用时现配,对组织的渗透作用强又均匀,收缩小,对于一般组织的切片染色效果都很好,尤其对结缔组织的染色效果颇佳,不使组织变硬变脆,而且对皮肤和肌腱等坚韧组织尚有软化作用,若再用苦味酸氯化钠溶液(苦味酸饱和水溶液 100 mL,氯化钠 2～3 g)处理 1～2 d 更容易制作较薄的石蜡切片。如将冰乙酸改成甲酸,不但对皮肤和肌腱等坚韧组织有软化作用,而且还对骨组织有脱钙作用。一般 1 cm×1 cm×0.2 cm 常规的组织块固定 6 h,流水冲洗 1 h 转入低浓度乙醇开始脱水。

11. Heidenhain 氏"Susa"液

升汞	4.5 g
氯化钠	0.5 g
去离子水	80 mL
甲醛原液(临用时现加)	20 mL
三氯醋酸	2 g
冰乙酸(临用时现加)	4 mL

一般 1 cm×1 cm×0.2 cm 常规的组织块固定 6 h,不经水洗直接 95% 乙醇或无水乙醇开始脱水。对组织收缩较小,组织硬化强度大,适合固定各种组织和各种染色法,是比较理想的固定液。

另一种配方是:

升汞饱和水溶液	50 mL
氯化钠	0.5 g
去离子水	80 mL
甲醛原液（临用时现加）	20 mL
三氯醋酸	2 g
冰乙酸（临用时现加）	4 mL

先用去离子水溶解氯化钠和三氯醋酸,再加入升汞饱和水溶液,临用时再加入冰乙酸和甲醛原液,这是一种广泛应用的固定效果良好的混合固定液,对组织的渗透性较强,固定组织均匀并缩短固定时间,对肌腱和皮肤等韧性的组织有明显的软化效果,使细胞质和细胞核的染色结果清晰鲜明,是 HE 染色最常用的固定液之一,但对 Weigert 弹力纤维染色不理想,也不能把糖原很好地保存下来。常规固定后不经水洗直接用 95% 乙醇或无水乙醇开始脱水,无须水洗及脱汞处理。

12. Carnoy 氏液

无水乙醇	60 mL
氯仿	30 mL
冰乙酸	10 mL

此液中的冰乙酸可固定染色质并抵消乙醇对组织造成的收缩和硬化,乙醇和冰乙酸对组织的渗透力都强,含脂质极低厚度 2～3 mm 的组织块固定 1～2 h 即可转入到无水乙醇脱水,是适合快速固定组织的最佳固定液,此液对糖原、各类黏多糖、尼氏小体和染色质的固定均较理想,也适用于核糖核酸和脱氧核糖核酸的固定,缺点是浸蜡时间不宜过久,否则组织变脆难切成完整的蜡片。

13. Flemming 氏液

低浓度的配制:

2% 铬酸	20 mL

1% 铬酸	75 mL
冰乙酸	5 mL

高浓度的配制：

0.1% 锇酸	20 mL
0.25% 铬酸	75 mL
0.1% 冰乙酸	5 mL

此液对类脂质、脂肪、高尔基体和髓鞘兼有固定和染色作用,亦可固定神经纤维,固定作用不如含有乙醇和甲醛固定液对组织的渗透性强,一般 1 cm×1 cm×0.2 cm 常规的组织块低浓度需固定 3～7 d,高浓度需固定 1～3 d,含脂类多的固定天数略长,固定好后需流水彻底冲洗。

14. Cnampy 氏液

3% 重铬酸钾	7 份
1% 锇酸	4 份
1% 铬酸	7 份

此液临用时现配,用途和处理方法与 Flemming 氏液相同。

15. 甲醛升汞液

升汞饱和水溶液	90 mL
甲醛原液（临用时现加）	10 mL

此液临用时现配,常做二次固定使用,一般 1 cm×1 cm×0.2 cm 常规的组织块固定 6 h,二次固定可以加强某些组织的特殊染色效果,尤其对结缔组织及实质脏器或组织等纤维化的三色染色效果较佳。

16. Regaud 氏液

甲醛原液	20 mL
3% 重铬酸钾	80 mL

甲醛为还原剂,重铬酸钾为氧化剂,故需临用前混合使用,一般 1 cm×1 cm×0.2 cm 常规的组织块固定 6 h。

17. Gendre 氏液

苦味酸饱和乙醇溶液	85 mL
甲醛原液	10 mL
冰乙酸	5 mL

此液临用时现配，用途和处理方法与 Bouin 氏液相似。

18. B5 液

氯化汞	60 g
无水乙酸钠（乙酸钙）	12.5 g
去离子水	1 000 mL

用温水溶解氯化汞和乙酸钠制成贮备液贮存于棕色瓶中，临用时取 90 mL 加甲醛原液 10 mL，此液固定的组织既可用于特殊染色，又可保存组织细胞内的抗原，利于免疫组织化学染色，用于固定胰岛组织和鉴别胰岛细胞效果好，一般 1 cm×1 cm×0.2 cm 常规的组织块固定 6 h。切片染色前需碘酒脱汞处理。

19. 甲醛溴化铵液

甲醛原液	15 mL
去离子水	85 mL
溴化铵	2 g

用温水溶解溴化铵，待温水冷却后再加入甲醛原液，一般 1 cm×1 cm× 0.2 cm 常规的组织块固定 6 h。为脑组织的优良固定液，可用于镀银和镀金等特色染色。

20. 乙醇乙醚液

无水乙醇	49.5 mL
乙醚	49.5 mL
冰乙酸	1 mL

无水乙醇和乙醚混合后再加入冰乙酸，此液渗透性强，多用于细胞涂片的固定。

21. Verhoeff 氏液

甲醛原液	10 mL
95 % 乙醇	50 mL
去离子水	40 mL
苦味酸	1 g

去离子水加温溶解苦味酸冷却后再与甲醛和乙醇混合，适于固定眼球。

22. Rossan 氏液

无水乙醇苦味酸饱和溶液	90 mL
甲醛原液	10 mL

适合固定眼球和含有糖原的组织。

23. Goldsmith 氏液

2 % 重铬酸钾	4 mL
冰乙酸	1 mL
1 % 铬酸	15 mL

此液常用于固定鸟类胚胎,固定时间 0.5 ～ 2 h,最好用铁苏木精染色。

24. Nemec 氏液

苦味酸饱和水溶液	250 mL
冰乙酸	1 mL
硫酸	1 mL

此液最适合鸡胚的固定,也适用于动植物组织的固定。

(五)显微镜标本制作组织固定后的处理

随着医学的进步和石蜡切片机的更新换代,石蜡制片已使用了一次性塑料组织包埋盒,材质:POM 聚甲醛塑料,内径尺寸:3.1 cm×2.65 cm×0.5 cm,固定好后的组织标本修块成略小于包埋盒内径尺寸即可,一般为 1 cm×1 cm×0.2 cm 常规的组织块用于石蜡制片,如组织标本可用于教学或其他利用价值可修块成 2 cm×2 cm×0.4 cm 的组织块制成石蜡块保存。组织标本固定到适宜程度后,需要进行适当的处理,例如充分洗涤,以利于组织标本的制作和保存,通常按所用固定液的性质,采取流水冲洗、自来水浸泡或直接用相应浓度的乙醇脱水,简介几种处理方法如下。

(1)含有铬酸、重铬酸钾及锇酸等强氧化剂固定液的组织,必须将这些强氧化剂彻底清除,才有利于染色和长期保存,一般至少需经流水冲洗 6 h,或多次更换 10 倍体积的自来水浸泡至少 6 h,已达到充分水洗的目的,在切片前处理掉组织细胞内的金属沉淀物质能延长切片刀片的使用寿命。

(2)用冰醋酸固定的组织标本,如经自来水洗可引起组织不必要的膨胀,故不必自来水洗。

(3)用苦味酸固定的组织标本,也无需经自来水洗。

（4）用升汞固定的组织标本，会在组织细胞内形成不溶性的沉淀成分，在接下来的切片过程中会损伤刀片，固定后制片前进行脱汞处理是必要的，方法是在充分自来水洗后用 70% 乙醇加少量单质碘，待碘全部溶解乙醇液体呈红葡萄酒色为度，大概每 100 mL 加碘 10 g，浸泡 6 h 左右即可消除，再用 70% 乙醇去除碘，如组织上尚存的黄色可再用 5% 的硫代硫酸钠水溶液去除，注意此切片在行苏木精染色前可镜下观察切片组织上有无汞盐沉淀，如有沉淀可行乙醇碘液再次脱汞，时间 3～5 min 既可去除汞盐沉淀，可镜下观察直至无沉淀为止。

（5）甲醛固定的组织标本，如长期浸泡在固定液中也需自来水充分冲洗，否则影响细胞核的着色，也影响苯胺类染料的着色，有时不但需自来水彻底冲洗还需要用 1% 的碳酸锂水溶液等弱碱性水溶液处理后才有利于常规 HE 染色及其他特殊染色。

（6）对组织标本暂存备用不制成组织标本，一般多置于 60%～80% 乙醇中保存，若对有价值的组织标本需要长时间保存，可置于丙三醇乙醇混合液中效果较理想。

丙三醇乙醇混合液：丙三醇乙醇混合液的体积大于组织块体积的 2 倍以上即可，容器置于暗处并利于发现，液体浑浊及时更换新的丙三醇乙醇混合液。

95% 乙醇	70～80 mL
丙三醇（甘油）	15 mL
去离子水	15 mL

第三节　脱钙

脱钙是针对含钙盐的组织样本，例如骨组织及钙化的病变组织，因为比较坚硬，石蜡切片刀片无法直接完成切片制备，所以必须先脱去钙盐才能进行切片操作。固定好的骨组织，水洗后尽可能用小锯将组织切割成小块，约 3 cm×2 cm×1 cm 大小或略大一些的组织块，浸泡于脱钙液中开始脱钙。加温脱钙能缩短酸与钙盐的反应,缩短脱钙时间,但应控制在 $25\sim37℃$,温度过高可造成组织细胞损伤,不利于后面的染色。各种骨组织的硬度因含钙盐的多少而不同,越硬的骨组织含钙盐的成分越多,成人管状骨、颅骨含钙盐量多,质地坚硬,成人脊椎椎体含钙盐的成分较少,骨质不如管状骨坚硬,小儿的骨组织不如成人的坚硬,小动物的骨组织不如大动物的坚硬,故脱钙要根据各种不同的骨组织所含钙盐的多少灵活掌握脱钙时间,脱钙过度或不足均不能制作出理想的切片,通常以大头针轻松能插投或用刀片轻松切割为宜。脱钙完成后一定用要自来水充分地冲洗,有时还需 1% 的碳酸锂水溶液等弱碱性溶液处理,以中和残存在组织细胞中的酸性脱钙液,有利于后面的染色。

一、常用脱钙剂的种类

1. 甲酸

分子式 HCOOH,中文别名:蚁酸,无色有刺激性气味,且有腐蚀性,易燃,能与水、乙醇、乙醚和甘油等有机物任意比例混合,是较强的还原剂,能发生银镜反应,在常温可缓慢分解成一氧化碳和水,是一种常用的脱钙剂,脱钙速度快,通常 HE 染色多用甲酸作为脱钙剂使用。

2. EDTA

分子式 : $C_{10}H_{14}N_2O_8$,白色无臭无味、无色结晶粉末,中文名称 : 乙二酸四乙酸,中文别名 : 四乙酸二氨基乙烷、托立龙。一般用乙二酸四乙酸钠盐代替EDTA。EDTA 二钠分子式 : $C_{10}H_{14}N_2Na_2O_8$,中文别名 : 乙底酸二钠、依地酸二钠,是常见的一种金属螯合物,脱钙速度缓慢,对组织细胞的细胞核、细胞质几乎没有损害,是免疫组织化学、原位杂交和凋亡检测的理想脱钙液。

3. 三氯醋酸

分子式 : $C_2HCl_3O_2$,中文别名 : TCA、三氯乙酸,脱钙速度缓慢,常与甲醛、甲酸混合使用,脱水脱钙同时进行,脱钙结束后直接入 90% 以上乙醇脱水以减少组织的膨胀。

二、常用脱钙剂的配制

1. EDTA 脱钙固定液

乙二胺四乙酸二钠(EDTA)　　10 g

| 0.01mol/L MPBS 缓冲液 | 100 mL |
| 甲醛 | 10 mL |

乙二胺四乙酸二钠溶于 0.01mol/L PBS 缓冲液中，边搅拌边加氢氧化钠（徐徐加入），直至 EDTA 完全溶解，再用 1mol/L 盐酸调溶液的 pH 到 7.2。临用前按比例混入甲醛。此液多用于免疫组织的骨组织块的固定。不适于玻璃容器储存使用。

2. 10% 甲酸脱钙液

| 甲酸 | 10 mL |
| 去离子水 | 100 mL |

未固定的组织可用等量福尔马林液代替去离子水，固定和脱钙同时进行。

3. 5% 三氯醋酸脱钙液

| 三氯醋酸 | 5 g |
| 去离子水 | 100 mL |

未固定的组织可用等量福尔马林液代替去离子水，固定和脱钙同时进行。脱钙结束后直接入 90% 以上乙醇脱水亦可。

4. Plank·Rycho 氏脱钙液

氯化铝（结晶）	7 g
盐酸（37%）	8.5 g
甲酸	5 g
去离子水	100 mL

此液脱钙速度较快，对组织细胞染色的不良影响小，切片染色前用 5% 硫酸钠浸泡 10～30 min 更有利于染色。未固定的组织可用等量福尔马林液代替去离子水，固定和脱钙同时进行。

5. 10% 磷酸脱钙固定液

磷酸	10 mL
甲醛	10 mL
去离子水	80 mL

与甲酸脱钙无明显差异。

6.5% 硝酸脱钙固定液

硝酸	5 mL
甲醛	10 mL
去离子水	85 mL

此液对组织的酸化作用较快,染色不易着色,非紧急脱钙一般不用。

第四节　脱水和透明

脱水：常规显微镜标本制备——石蜡标本制备,是将融化的石蜡经过一系列处理浸入到组织细胞内,使石蜡和组织成为一体的操作过程。组织经过固定水洗后因其内部含有大量水分,与后期的包埋剂（石蜡）无法融合,必须将组织内的水分去除掉,所以我们使用有机溶剂将组织内的水分置换出来,这种有机溶剂就被称为脱水剂,这一过程被称为脱水。

透明：是指用与石蜡相溶的试剂将组织内的脱水剂全部置换出来,有的透明剂可使组织呈现透明的状态,脱水、透明的目的是将热的石蜡浸透到组织中,以便切片染色。故将此步操作称为透明。

一、常用于脱水的有机溶剂

1.乙醇

乙醇是最常用的组织细胞脱水剂,可与任何比例的水相混合,能起到硬化组织的作用,并且价格低廉,容易购买,缺点是容易造成组织收缩及硬化,越高浓度的乙醇越明显,组织彻底脱水后还需要二甲苯置换掉组织细胞内的乙醇才能与石蜡相溶,以做成蜡块而进行石蜡切片。所以组织在固定后需再次修块,切修成 1 cm×1 cm×0.2 cm 常规的组织块,一般组织可从 70% 乙醇开始,按照一定的时间经 80% 乙醇、90% 乙醇、95% 乙醇至无水乙醇逐级脱水,对一些柔软易碎组织,如胚胎组织、低等无脊椎动物组织可从更低的浓度乙醇开始脱水,这样可减少对组织细胞造成的收缩改变。

脱水的时间按照组织的种类、组织的种属来源、体积大小和厚度而定,一般来说，与组织块的体积呈正相关，体积越大，脱水时间越长，例如，厚度在 0.2 cm 左右的常规的小白鼠的卵巢、肾上腺组织块在无水乙醇以下的乙醇中的脱水时间约 0.5～1 h，含脂肪组织越少，相应的时间越短，实质性脏器，如肝、脾、肾、胸腺等组织在各级乙醇（特别是高浓度）中的脱水时间过久会使组织变脆，骨、肌肉等坚硬组织在各级乙醇（特别是高浓度）中不可超过 4 h，脑组织、脂肪组织、结缔组织和皮肤等脱水时间在各级乙醇（特别是低浓度）中可相对延长，脱水不能千篇一律也不能毫无章法，要考虑组织细胞的性质类型分别安排时间，分别脱水。为使组织脱水彻底，除低浓度乙醇外，95% 乙醇和无水乙醇各置备两份，总之，要根据自己的实验情况适当安排组织脱水。如果是更小更脆的组织，如鸡胚或小型胚胎应从 30% 乙醇开始脱水，每 5 min 增加十个百分点进行。

2. 丙酮

丙酮与乙醇的作用相似，但脱水能力比乙醇强，使组织的收缩也强于乙醇，能沉淀蛋白质，硬化组织，能与水、乙醚、氯仿、乙醇和二甲苯以任何比例混合，和乙醇一样不能与石蜡相溶，需要二甲苯置换掉组织细胞内的乙醇才能与石蜡相溶，以做成蜡块而进行石蜡切片。一般不单独使用，仅用于快速制片时的组织脱水，脱水时间一般不超过 1 h。

3. 正丁醇

正丁醇化学式：$CH_3(CH_2)_3OH$，中文别名：丁醇、丙原醇和酪醇，溶于水、乙醇和乙醚等有机溶剂，无色透明强折光、有酒气味的易燃液体，脱水能力弱，对组织的收缩小，不能造成组织细胞过度硬化，不经二甲苯等中间透明剂能直接溶于石蜡，脱水时间长于乙醇，不适合急速脱水的制片，虽有透明作用，但不能使组织呈现透明状态，因而不便于观察组织的透明状态，可用等量的二甲苯和石蜡混合溶液作为补充达到透明兼浸蜡的目的。鉴于正丁醇的优点，比较适合于科研、教学等组织的制片脱水，尤其适合科研用的易碎、脆嫩的小动物组织的制片脱水，组织收缩小，又不能造成硬化才能制作出高质量的切片。亦适合于教学切片的制作。乙醇和正丁醇混合使用，是一种取长补短的较好的方法，乙醇脱水能力强，但能引起组织收缩变硬变脆，正丁醇脱水能力弱，较少造成组织收缩变硬变脆，互相搭配能起到很好的脱水效果，适用于科研用的易碎及脆嫩的小动物组织及胚胎的脱水。

二、常用于透明的有机溶剂

二甲苯是石蜡标本制备过程中最常用的优良透明剂,化学式:$C_6H_4(CH_3)_2$,中文别名:邻二甲苯。二甲苯为无色透明液体,有类似甲苯的气味,易燃,有毒性,不溶于水,溶于乙醇、乙醚、氯仿等多数有机溶剂。因二甲苯能与乙醇完全混合,又能与融化的石蜡完全混合,因此作为广泛的优良透明剂应用于科研与教学中。

注意事项:组织块在二甲苯溶液中透明时间不宜过长(过长会造成组织收缩、硬化、较脆),$1\,cm \times 1\,cm \times 0.2\,cm$ 常规的组织块不要超过 $1\,h$。

三、不同种类、大小的组织脱水和透明时间

组织取材后固定、脱水、透明的时间依据组织的种类、大小及固定剂、脱水剂和透明剂的性质、使用次数及温度的不同而相应调整处理时间,一般固定液时间没有严格限制。

(一)急速组织标本制片固定、脱水、透明时间

对约 $1\,cm \times 0.5\,cm \times 0.1\,cm$ 大小的组织块,用 AAF 液加温固定 $2 \sim 3\,min$,然后直接更换两次丙酮脱水,再用二甲苯透明,以下操作步骤均需在 $37 \sim 60\,℃$(温度越高耗时越短)进行。

丙酮	$1 \sim 2\,min$
丙酮	$1 \sim 2\,min$
二甲苯	$1 \sim 2\,min$

(二)亚快速组织标本制片脱水、透明时间(均需在 $50 \sim 60\,℃$ 进行)

1. 人体组织块大小 $1\,cm \times 1\,cm \times 0.1\,cm$

80% 乙醇	$30 \sim 40\,min$
90% 乙醇	$30 \sim 40\,min$
95% 乙醇	$30 \sim 40\,min$
无水乙醇	$30 \sim 40\,min$
无水乙醇	$30 \sim 40\,min$
二甲苯	$6\,min$
二甲苯	$3\,min$

2. 小动物大鼠等胸腹腔组织块大小 1 cm×1 cm×0.1 cm

70% 乙醇	10 ～ 20 min
80% 乙醇	20 ～ 20 min
90% 乙醇	20 ～ 20 min
95% 乙醇	20 ～ 20 min
无水乙醇	20 ～ 20 min
无水乙醇	20 ～ 20 min
二甲苯	2 min
二甲苯	2 min

3. 人体组织块大小 1 cm×1 cm×0.2 cm

80% 乙醇	1～2 h
90% 乙醇	1～2 h
95% 乙醇	1～2 h
无水乙醇	1～2 h
无水乙醇	1～2 h
二甲苯	10 min
二甲苯	5 min

4. 小动物组织块大小 1 cm×1 cm×0.2 cm

70% 乙醇	40 min ～ 1 h
80% 乙醇	40 min ～ 1 h
90% 乙醇	40 min ～ 1 h
95% 乙醇	40 min ～ 1 h
无水乙醇	40 min ～ 1 h
无水乙醇	40 min ～ 1 h
二甲苯	5～8 min
二甲苯	3～5 min

（三）常规组织石蜡制片脱水、透明时间

1. 小鼠的主要脏器、大鼠的肝脾肾等 1 cm×1 cm×0.2 cm

| 旧的 70% 乙醇 | 30 min～1 h |
| 新的 70% 乙醇 | 30 min～1 h |

80% 乙醇	30 min～1 h
90% 乙醇	30 min～1 h
95% 乙醇	30 min～1 h
无水乙醇	30 min
无水乙醇	30 min
二甲苯	5～8 min
二甲苯	3～5 min

2. 小鼠的脑、睾丸，大鼠的心肾肺 1 cm×1 cm×0.2 cm

旧的 70% 乙醇	1～1.5 h
新的 70% 乙醇	1～1.5 h
80% 乙醇	1～1.5 h
90% 乙醇	1～1.5 h
95% 乙醇	1～1.5 h
无水乙醇	1 h
无水乙醇	1 h
二甲苯	8～10 min
二甲苯	8～10 min

3. 大鼠脑、睾丸组织块大小 1 cm×1 cm×0.2 cm

70% 乙醇	4～8 h 或过夜
80% 乙醇	4 h
90% 乙醇	4 h
95% 乙醇	4 h
无水乙醇	4 h
无水乙醇	8 h 或过夜
二甲苯	15 min
二甲苯	10 min

4. 人脑、睾丸及脂肪含量高的组织块大小 1 cm×1 cm×0.2 cm

70% 乙醇	8～12 h 或过夜
80% 乙醇	8～12 h
90% 乙醇	8～12 h

95% 乙醇	8～12 h
无水乙醇	8～12 h
无水乙醇	8～12 h 或过夜
二甲苯	30 min
二甲苯	30 min

5. 人心、肺、肝、脾、肾等组织块大小 1 cm×1 cm×0.2 cm

70% 乙醇	4～8 h 或过夜
80% 乙醇	4～8 h
90% 乙醇	4～8 h
95% 乙醇	4～8 h
无水乙醇	4～8 h
无水乙醇	4～8 h 或过夜
二甲苯	20 min
二甲苯	20 min

（四）液体标本固定、脱水、透明操作

胃液、痰液、胸腔积液、腹水、尿液等液体标本，先行离心，3 000 r/min 转 5 min，然后将沉淀物先行固定 10～30 min 后，提取的沉淀物滴加少许伊红，以便于后期观察，用擦镜纸包好，放到一次性组织包埋盒中，按照一般小组织的脱水透明时间进行脱水透明。

第五节　浸蜡和包埋

一、浸蜡

浸蜡是将透明彻底的组织块与石蜡在熔点以上的温度下浸熔，熔化状态下的石蜡可以与二甲苯等透明剂任意比例混合，故组织经过二甲苯透明处理后，取出移入熔化状态下的液态石蜡内称为浸蜡。浸蜡所用石蜡的熔点、浸蜡的温度及浸蜡的时间直接影响石蜡切片的质量。

1. 石蜡的熔点与石蜡的硬度关系

石蜡的熔点与石蜡的硬度有直接关系,其熔点越低硬度越小,熔点越高硬度越大,故熔点低于 50℃ 的通常称为软蜡,熔点高于 52℃ 的则称为硬蜡,故熔点越低越软,熔点越高越硬。对于疏松及脆嫩的组织,如脑组织、脊髓及小动物的肝脾等常用熔点低的切片石蜡,如 56 ～ 58℃;对于较硬的致密组织,如骨、肌腱、皮肤和子宫等常用熔点高的切片石蜡,如 60 ～ 62℃。但也不是绝对的,现在冷冻的方法有很多种,最简单的是组织蜡块冷台的出现,切片前可提前将组织蜡块制冷。无论何种组织、何种浸蜡,最后一次的浸蜡所用的石蜡的熔点要与包埋所用的石蜡的熔点完全相同,这样组织的硬度与包埋蜡的硬度相同,利于切片。

2. 浸蜡温度与时间

(1)浸蜡温度:浸蜡要在 63 ～ 65℃ 鼓风干燥箱内进行,浸蜡的温度要略高于石蜡熔点的温度,这样才能保证石蜡处于液体状态,温度低石蜡处于凝固或半凝固状态不利于浸渗到组织块内,温度过高,极易引起组织收缩变形、脆硬造成不必要的人为改变。

(2)浸蜡时间

浸蜡一般选用 3 个蜡缸依次进行,Ⅰ、Ⅱ、Ⅲ 号蜡缸每个蜡缸 10 ～ 30 min 不等(依据组织块的大小而定),小组织块或小动物组织浸蜡时间略短,每个蜡缸浸泡 15 min 左右;大组织块和人体组织浸蜡时间略长,每个蜡缸浸泡 30 min 左右。

二、包埋

包埋是将浸蜡结束的组织放到适当大小的不锈钢包埋底模上,并放入适量的包埋剂,放到冷台上等待冷却凝固。此步操作可在包埋机下完成。包埋剂最常用的为切片石蜡,如火棉胶、明胶、硝化纤维、碳蜡和树脂等包埋剂已很少使用。

Ⅲ 号浸蜡缸的石蜡熔点要与包埋蜡的熔点一致,这样能保证组织内外的石蜡硬度一样,包埋底膜注入熔化的液体石蜡后,要趁蜡液未凝固前,迅速将组织块从组织包埋盒中取出摆放到底膜的正中间,如果是几块小组织放在一个底膜里,要尽量使组织紧凑些,组织块间少余留距离,当最下方的蜡液开始凝固时,要用牙科镊子将组织轻轻压平,再将包埋盒平放在包埋底模上,移动到冷台上或其他常温台面上并压实,这样能保证组织包埋盒的平面与蜡块的平面处于平行状态,上机切片既不用多次调整蜡块角度同时又节省修块的次数。

第六节　显微镜标本切片制备

石蜡标本切片:是将组织制成的石蜡标本块用石蜡切片机切成几微米到几十微米的蜡片,然后在水浴的帮助下,黏附于载玻片上65℃烤箱烤片4h以上备用;染色后在显微镜下能分辨组织细胞的形态结构,这一切片技术是组织或细胞标本切片制作的基本实验技术。

冰冻标本切片:是使用恒冷箱冰冻切片机将新鲜组织或经OCT包埋组切成几微米到几十微米的冰冻组织片,直接黏附于载玻片上,快速固定或不固定,晾干备用染色。

电镜标本切片:在本书后面章节详细介绍。

一、石蜡切片

1. 石蜡切片的应用

石蜡切片是形态学显微镜标本制备最常用的方法,石蜡切片可薄可厚,还可连续切片,包埋的组织标本形态结构保存良好,又便于长期保存,所以石蜡切片不仅适合于病理的活检、尸检制片,更适合教学和科研等连续切片制作。

2. 石蜡切片的蜡块修块方法

正式切片前先用一次性旧刀片对一批组织块进行一次性统一修块,目的是使组织块的最大平面暴露出来,修块的切片厚度为10μm,较硬或坚韧的组织切片厚度选择5μm为宜。不但节省刀片也利于组织块的保存,所以包埋是很重要的一个环节。

3. 石蜡切片常选厚度

常规组织切片厚度为 4～6 μm,细胞密集的组织,切片厚度要略薄些,如淋巴结、胸腺和脾脏等切片厚度为 3～4 μm,如显示肾小球基底膜的特色染色切片厚度为 2～3 μm,常规组织切片厚度为 4～6 μm,细胞密集的组织,切片厚度要略薄些,如淋巴结、胸腺和脾脏等切片厚度为 3～4 μm,如显示肾小球基底膜的特色染色切片厚度为 2～3 μm,各类组织细胞的免疫组织化学染色切片厚度为 3～4 μm。

4. 石蜡切片选择的角度

切片的角度以 5°～10° 为宜,角度过大,切片打卷,不易连接成片,角度过小,则容易出现皱褶。

5. 石蜡切片展片方法和水浴温度

展片水浴的温度一般设定在 43℃ 左右。毛笔的毛平行地抵在刀刃的前下方,略低于刀刃,随着蜡块自上而下经过刀刃,菲薄的蜡片就被切割下来,左手的毛笔抵住不动,右手持牙科镊子夹住蜡片的近身端,小心地使蜡片的远身端先接触水面,再使整个蜡片循序放置水浴中,如遇蜡片下有气泡产生,可用毛笔抵住蜡片表面的一角,右手持牙科镊子用尖端从蜡片下面靠近气泡,可适当调节镊子尖的宽窄度,小心地在蜡片下方轻轻滑动镊子尖到边缘。待蜡片完全展开平整,左手持载玻片,一侧插入水中,与水面的角度略小些靠近蜡片,右手用牙科镊子尖轻轻抵住蜡片,当载玻片与蜡片接触的瞬间,调整载玻片的角度为 90° 左右,随即载玻片与蜡片贴附在一起被提出水面,待水分流出后,载玻片与蜡片也就被固定下来。

6. 石蜡切片摊片机的使用

摊片机的温度一般设定在 70℃ 左右,贴有蜡片的载玻片在摊片机上略烫一下,待蜡片略展开即可拿开。按顺序摆放在染色架上,待摆满后移入 80℃ 左右的鼓风干燥箱内烘烤,大概 4～8 h 即可进行染色操作。

7. 石蜡切片注意事项

(1)切片时要注意从相对柔软的一侧先接触刀刃,如皮肤带毛的一侧朝下,肠道的浆膜面一侧朝下,带软组织的骨的软组织一侧朝下。

(2)切片时要保持组织块的蜡块表面、载玻片和刀片面清洁,展片的水面无杂质。

（3）特殊染色或长期固定的人体组织块，HE 染色为防止脱片，可用涂抹自制的蛋白甘油的载玻片捞片，或用黏附载玻片捞片，自制的蛋白甘油是用新鲜鸡蛋的蛋清与等量的甘油一比一完全混合，用搅拌器或震荡量筒充分混合后，静止于保鲜柜中，待下面的液体不再有气泡存在，并清澈均匀即可使用，自制蛋白甘油无需加防腐剂，冰箱中冷藏储存。涂抹蛋白甘油的量以倾斜载玻片的下方无明显液体堆积为宜。

二、冰冻切片

现在多以液氮恒冷箱切片机为主，价格昂贵和冰柜使用方法一样，一直开机同时温度保持在零下 $-10 \sim -8$℃，当有切片要制作时再降低温度，遇实质脏器的组织，温度可降到 -15℃左右，遇脑组织或脂肪含量多的组织如乳腺等，温度可降到 -20℃或更低。半导体恒冷箱切片机，价格偏低，用时开机，但降温速度较慢，适合于科研制片，需提前预置。

冰冻切片的包埋剂是水性的，类似透明糨糊状，取 6 cm×6 cm 的锡纸，将矿泉水瓶的瓶盖口朝下放到锡纸正中央，瓶盖不动，将锡纸沿瓶盖边缘团起来，最后呈圆筒状，移除瓶盖，将切片的组织面朝下，放到锡纸团的最下方，尽量放于中间，注入包埋剂，包埋剂的量以超过组织面，总高度不超过 1 cm 为好，小心平放于低温冷冻冰箱中，切片机制冷，一次性切片刀片和冷冻头一直置于冰冻切片机中，包埋剂处理过的组织冷冻好后取出，将组织面的反面蘸取少量包埋剂迅速黏附于冷冻头上，放入切片机内。先行修块，待组织面的最大面全部暴露出来，再调整切片厚度，常规切片厚度 6～10 μm。如有特殊需要，可增加或减少切片厚度。

OCT 包埋剂，是一种聚乙二醇和聚乙烯二醇的水溶性混合物，广泛用于冰冻切片和免疫组织化学实验，其主要用途是在冰冻切片时包裹组织，或支撑组织，以组织的连续性，减少切片的皱褶和碎裂。又因 OCT 包埋剂溶于水，故在染色过程中已溶于水中，所以不会造成不必要的背景颜色，利用 OCT 包埋剂预先包埋组织，然后再进行冰冻切片，能大大提高切片质量。

OCT 包埋剂的包埋流程：

（1）将保存在 30% 蔗糖溶液中的大小为 1 cm×1 cm×0.2 cm 的组织块取出，放入 30% 蔗糖与 OCT 包埋剂等比例混合的溶液中，室温浸泡 2 h。

（2）移入 OCT 包埋剂室温浸泡 4 h，更换新的 OCT 包埋剂再次室温浸泡 4 h。

（3）像处理新鲜组织一样，将包埋剂包裹的组织置于托物台上，行冰冻切片，切片厚度 5 μm，切片黏附于预处理的载玻片上，－20℃冰箱冷冻保存。

第二篇 常规病理检验方法与特殊检验方法

第一章 常规显微镜标本切片染色

第一节 总论

一、染色前的处理

（一）脱蜡水洗

凡是石蜡切片在进行各种染色之前都必须经过脱蜡水洗处理。染色前的脱蜡水洗过程与切片前的组织块的脱水、透明步骤恰恰相反。即通常先用二甲苯溶解切片上的石蜡，再用高浓度的乙醇洗掉二甲苯，并逐渐增加切片组织内的水分，最后经自来水至去离子水洗后方能进行各种染色。这是因为，一般染色剂多以水为溶媒，之前切片上有石蜡溶入组织细胞内，与水不相容，所以在染色前需用二甲苯溶解掉组织切片上的石蜡，再用乙醇处理掉二甲苯，由高浓度乙醇逐渐降低乙醇的浓度，最后入水。乙醇既是二甲苯的溶剂，又能与水以任意比例混合,乙醇不但能彻底清除掉组织切片上的二甲苯,又能使组织切片彻底水化,利于染色。

石蜡切片在染色前的脱蜡水洗处理必须彻底,尤其在二甲苯内的脱蜡时间和在无水乙醇的去除二甲苯的时间宁长勿短。时间短,脱蜡不彻底,必然影响染色质量,时间延长,则无何妨碍,有时为了缩短脱蜡时间,如需快速制片或室温过低,可将制片的溶液适当加温。为了保证脱蜡彻底或提高工作效率,应视工作量的多少,每隔一定时间将脱蜡的各级二甲苯和无水乙醇更换新液,最前面的二甲苯处理掉,后面的旧二甲苯液前移,换成新的,最前面的无水乙醇处理掉,后面的旧的无水乙醇前移,换成新的。95% 乙醇可效仿无水乙醇更换原则,更换次数可少于无水乙醇,约是无水乙醇的一半用量。更低级的乙醇更换次数为 95% 乙醇的一般用量。

(二)除去组织切片上的汞盐沉淀物

组织标本固定于升汞固定液或还有升汞混合固定液的切片,在脱蜡水洗后染色前,通常用 0.2% ~ 0.5% 的碘酒精处理 5 ~ 10 min,使组织切片上的汞盐沉淀物溶解消失,即所谓脱汞。水洗后再用 5% 的硫代硫酸钠水溶液或 1% 硫酸钠水溶液脱碘 2 ~ 5 min,再经流水彻底冲洗,去离子水洗后再进行染色。

(三)除福尔马林色素

经含甲醛固定液固定时间久的或用酸性福尔马林固定的含有血液多的组织切片,在脱蜡水洗后染色前还应除掉福尔马林色素,然后再进行染色。

(四)铬化处理

铬化处理是指用含有甲醛固定液固定的组织切片,在脱蜡后染色前用含铬离子的溶液处理,对很多特殊染色均有较好效果。有人又称之为后镀铬处理。用甲醛固定的、特别是固定时间略旧的组织切片,在进行特殊染色特别是结缔组织、心肌和骨骼肌的特殊染色,往往效果不理想或着色欠佳,应用铬化处理后再行特殊染色,就能收到比较良好的效果。

铬化处理的方法有很多种,如下。

(1)重铬酸钾醋酸溶液处理切片 30 min 以上。

重铬酸钾	2.5 g
冰乙酸	5 mL
去离子水	95 mL

（2）5% 重铬酸钾水溶液处理切片 30 min 以上。

（3）用 Zenker 氏固定液进行所谓的二次固定处理切片 30 min 以上。

（4）3% 重铬酸钾水溶液 3 份、1% 盐酸水溶液 1 份混合，处理切片 30 min 以上。

（5）3% 重铬酸钾水溶液 3 份、1% 盐酸甲醇溶液 1 份混合，处理切片 30 min 以上。

（6）2% 的铬酸水溶液处理切片 10～30 min。

二、染色后的脱水、透明处理

凡是可以用干性封固剂封藏的各种组织切片，在染色后均需经过脱水透明过程，其实这个"透明"不应该是完全意义的透明，只是为了去除乙醇而使切片溶入树胶中，叫习惯了而已。普通染色一般可自 80% 乙醇或更低的乙醇开始脱水兼分化，特殊染色大多由 95% 乙醇开始脱水，最后再更换 2 次无水乙醇彻底脱水，再更换 2 次二甲苯进行彻底透明（去除无水乙醇）。组织切片染色后，经乙醇及二甲苯脱水透明处理，最后用封固剂封藏起来，不但不影响组织切片的折光率，而且便于显微镜检查，更能使染色结果得到较好的长期保存。

染色后脱水用的各级乙醇及透明的各级二甲苯，除经常注意保持清洁和适当的过滤外，还应定期更换，一般来说，应该记录使用期限、次数及大致的切片染色数量，便于在一定的时间内更换新液，更换染色后所用的各级乙醇的方法，与更换染色前脱蜡所用的各级乙醇的方法完全不同。而染色后所用的各级乙醇和二甲苯，无须全部更换，可只将脱水透明的第一个低浓度的乙醇及第一个二甲苯废弃，溶液依次前移，最后一个空的无水乙醇缸子中倒入新的无水乙醇，最后一个空的二甲苯缸子倒入新的二甲苯即可。但是，有时在使用过程中发生意外事故，使各级乙醇及二甲苯内混有对组织切片染色或对试剂有影响的染液、水分及其他杂质时，就应全部更换或部分更换，避免造成更大的麻烦。

三、染色中的问题及注意事项

（一）溶媒问题

配制溶液的主要溶媒是去离子水，其次是乙醇，其他试剂很少使用。配制溶液选择溶媒时，要了解染料的性能、染色原理及染色结果等相关知识。如配制伊红溶液时，水溶性的伊红用去离子水配制，而醇溶性的伊红则用乙醇配制。再如配制苏木精溶液时，为使苏木精充分溶解，应了解到苏木精易溶于无水乙醇，故先用无水乙醇单独溶解苏木精后，再加入其他试剂内，有的需用到水溶液的可以加温或充分搅拌。

（二）染液的浓度

染料多以重量为计量单位，溶媒多以体积作为计量单位，通常的染液多为百分浓度，而实际通常是染料的重量/溶媒体积百分比。因为不同厂家、批号的不同，其含量亦有差异，甚至差异很大。例如亚甲蓝粉剂，有的厂家粉剂的含量达到90%以上，有的厂家粉剂的含量达到55%左右，两者都取1 g，可实际上一个水溶液的浓度是0.9%，而另一个水溶液的浓度才0.55%。因此，精确的配制溶液浓度的方法，应按染料实际含量的百分比换算成相应的重量。但大多数情况下，此类差别对染色的影响不大。

一般来说，对于染色能力强的和组织易着色的，应采取稀释浓度的染液，并适当延长染色时间，就能得到满意的效果。其色调清晰透彻，保存时间也长久，对于染色能力弱和组织不易着色的，则可相应提高染液的染色浓度。

温度对染料的溶解度与着色能力都有很大的影响，一般来说，为了缩短染色时间，可适当加温。

（三）染液的pH的大小对染色的影响

染液的pH与染色结果有着密切的关系。溶中性染料的瑞氏染液和吉姆萨染液，其适宜的pH在6.5～7.0之间时，蓝色与红色的染色才能适中。稍高或稍低时则色调不正，所以要染色正确，必须注意pH要适当，普通的苏木精伊红染色剂能用于许多特殊染色，如pH处理不当，切片染色的质量也将受影响。

（四）染液及用品的清洁

必须经常注意保持染液、染色用试剂及相关用品的清洁。有的染液在配制后或临用前应过滤使用,以防止沉渣污染组织切片。对于经常应用的染料及试剂应注意及时过滤或更换新液。为了保持染液的清洁与防止切片受到污染,各种染色用品需清洗干净,置于浮箱或烤箱中烘干水分,特别是金属浸润染色,所有的玻璃器皿必要时用硫酸洗液处理,以达到化学级清洁。

四、染色常用术语及说明

1. 脱蜡、水洗

这是在染色方法中常用的简略用词。即指石蜡组织切片在染色前,必须首先经过二甲苯溶解切片上的石蜡,再由无水乙醇置换掉二甲苯,在逐级降低乙醇浓度,最后到完全水化为止。

2. 脱水、透明、封固

这是在染色方法中常用的有一个简略用词。即指组织切片在染色后,由低浓度乙醇到高浓度乙醇,最后到无水乙醇彻底脱掉水分,再用二甲苯置换无水乙醇,使组织呈现透明状态后,用二甲苯溶解的中性树胶将组织切片封固于载玻片和盖玻片之间。

3. 退行性染色与进行性染色

退行性染色是用染色液将组织过染后,再用分化剂有选择地去掉不该着色的部分,使着色过深的部分颜色更加清晰适度。如 HE 染色中,明矾苏木精的染色就是退行性染色,染色时使细胞核和细胞质都染上了蓝色,然后再用盐酸酒精分化,这是一个很好的例子。

进行性染色时由于染料对组织的某种特殊结构或某种物质有亲和力,具有选择性着色的特点。故染色时,当染色液将所染的组织细胞成分染成适宜的颜色和强度后,就终止染色,而无需用分化剂进行调整色调的染色方法。如脂肪组织的苏丹染色就是进行性染色。

4. 分化

染色上所谓的分化,就是组织切片经染色后,由分化剂有选择地将不该着色的部分褪色,使该着色的部分颜色适度。如果分化不足,可使不该着色的组织成分还保留有颜色,及该着色的色调又过深;如果分化过度,该着色的颜色过浅。有时也将这种问题称为分化不良。对于分化恰好适宜的,有的也称为分化好。

5. 对比染色与复染

利用染色的方法,将组织细胞的不同结构成分,用两种或两种以上的颜色分别显示出来,称这组染色为对比染色。其不同色调可用混合染色液同时染色或用单一染色液分别染色。如 HE 染色就是细胞核与细胞质的对比染色,为两种单一的染色液分别染色, VG 染色则是同一染色液将切片上的不同结构同时染上不同的颜色的对比染色。对比染色的色调应协调一致,不能深浅不一。

复染通常应用于特殊染色,即先将组织细胞的某一特殊结构或某种物质成分,用相应的染色方法染色之后,再用另一种染色方法或单一染色液进行染色,称后一种染色为复染或叫陪衬染色。复染的色调是为了陪衬主要染色的颜色,故与对比色不同,复染的陪衬颜色宜浅不宜深,以免妨碍主要的颜色。

6. 异染性染料的正染色性和异染色性

一些碱性染料具有染某些组织成分的能力,所着颜色与染料本身的颜色可以相同也可以不同,对于这类染料可称为异染性染料。用异染性染料进行染色时,其组织所着的颜色与染料本身的颜色相同的,称为正染色性;其组织所着的颜色与染料本身不相同的,称为异染色性。如甲苯胺蓝就是一个常用的异染性染料,本身是蓝色的,染色结果是蓝色的即为正染色性,染色结果是红色的即为异染色性。

7. 荧光染料的继发荧光和自发荧光

在荧光显微镜下能显示荧光的染料称为荧光染料。它常常能够特异地与某种组织细胞结合,如硫黄素 T 能显示淀粉样物质。一般的荧光染色都经高倍稀释后使用。有些染料,如伊红,虽然具有荧光,但经高倍稀释后就不见了,故还不应该称为荧光染料,只能称为带有荧光的染料。组织切片经由荧光染料处理,在荧光显微镜下才能观察到的荧光的现象,称为继发荧光。组织切片不经由荧光染料处理,直接在荧光显微镜下观察就具有荧光的现象,称为自发荧光。

五、组织切片的封固方法及相关注意事项

某种组织切片经染色后必须以湿性封固剂将组织切片封藏保存在载玻片与盖玻片之间,而某些组织切片在染色并脱水透明后,必须用干性封固剂

将组织切片封藏保存在载玻片与盖玻片之间。

（一）组织切片的封固方法

染色后的组织切片不能承受脱水透明剂处理的，需用湿性封固剂封藏，其余经脱水透明的均需用干性封固剂封藏。封藏时一手把持载玻片的无组织细胞的一侧，另一只手的大拇指和食指捏住一块洁净绸布将载玻片上靠近组织一侧组织周围的水分、二甲苯及其他残留物擦拭干净，然后用玻璃棒滴加适量的封固剂于组织上，滴加的封固剂以一滴为宜，载玻片略向手心侧倾斜，再用拇指和食指夹住盖玻片的一角，盖玻片拇指的远侧靠向载玻片滴胶的位置，当封固剂散开的一瞬间，拇指和食指松开盖玻片，如果盖玻片的位置不当，可用镊子或干净的手指轻轻调整盖玻片。

用湿性封固剂封藏组织切片时，还应将盖玻片四周擦拭干或最好待其基本凝固后，以熔化的石蜡液体（略高于熔点的温度）或中性树胶圈边封藏，这样能减少褪色、腐蚀和减少氧化等。

（二）封藏组织切片的注意事项

（1）用甘油明胶封藏组织切片，如有气泡不宜挤压，为防止切片受损最好将切片置于水中清洗后，再重新封藏。

（2）所用中性树胶的浓度一定要适度，以一般速度滴下并恰好能成珠状即可。太稀时不但易溢出载玻片，而且当二甲苯蒸发后，组织切片内会因胶稀量少，盖玻片有的区域会无胶而形成空气夹层。中性树胶太浓也不适宜，胶太浓，在放置盖玻片时，树胶不易散开，如产生气泡，气泡难以清除，而且胶太浓还会影响折光率且不易打理等。

（3）封固剂的用量要适宜，应视组织切片的组织大小及盖玻片大小而定。用量少会产生气泡或封盖不全，用量大会溢出载玻片，造成不必要的浪费。

（4）用干性封固剂封藏组织切片时，组织切片表面应含有少量的二甲苯，故封片动作应迅速敏捷准确，以防错过时机，如遇组织切片表面干燥后，需重新湿润。在室内干燥气温高的环境中，尤其应当注意二甲苯的挥发。

（5）用中性树胶等其他干性封固剂封藏组织切片时，要注意口、鼻呼出的气体要远离组织切片，因呼出的气体中会有水分，能使切片呈现云雾状或模糊不清，同样，在潮湿的环境里封片的动作要迅速敏捷，以避免空气中的水分进入组织切片内，而影响镜检观察。

第二节　常规病理检验学染色方法 —— HE 染色方法

苏木精－伊红染色技术是从事组织学、病理学、细胞生物学等必不可少的一项基本实验技术方法，又称为普通病理染色或常规病理检验技术方法，取苏木精（Hematoxylin）和伊红（Eosin）的英文单词首字母，简称 HE 染色。

应用苏木精－伊红染色的切片通常是石蜡切片和冰冻切片，其切片制备参考本书第一篇各章节。由于组织或细胞的不同成分对苏木精的亲和力不同，经苏木精染色的组织或细胞切片，经 1% 盐酸酒精的分化作用后细胞核着色才更为清晰，而其他成分脱色后再经伊红染细胞质，则各种组织与病变的一般结构均可显示出来。由于苏木精－伊红染色便于对组织或细胞及其病变进行全面观察，故对于病理检验诊断、形态学教学和科学研究工作具有重要价值。直至今日，医学领域所积累的形态学知识，绝大部分是从苏木精－伊红染色的组织切片标本中得来的。

一、苏木精染液的配制

苏木精染液的配制方法有很多种，普通常规染色多用明矾苏木精，常用的有哈瑞（Harris）氏、半氧化（Gill）氏、迈耶（Mayer）氏、德拉菲尔德（Delafield）氏、埃利希（Ehrlich）氏、魏格特（Weigert）等。明矾苏木精染液用钾明矾或铵明矾中的铝离子作为苏木精的媒染剂，再利用氧化汞、碘酸钠等氧化剂的氧化作用进行人工氧化或通过自然成熟的方法，使苏木精发挥较强的染色能力。

自然氧化的苏木精的最强染色能力是在被氧化成三氧化苏木红的阶段，之前染色能力很弱，之后氧化成为四氧化苏木红后染色能力明显减弱，直至染色能力消失。凡经自然氧化成熟的方法配制的苏木精染液，须经数周至数月的自然氧化过程，待其成熟后方可使用，其染色能力会经过一个逐渐增强→平稳期→逐渐减弱→丧失染色能力的过程，并非染液的时间越长，染色能力越强越稳定，由于自然氧化的过程比较缓慢，再加上配制时有甘油等试剂的作用,染液的染色能力较稳定,有效使用时间也较长。人工氧化法配制的各种明矾苏木精,由于配制时加入了适量的氧化剂使其迅速氧化成熟,到达了三氧化苏木红的阶段,故一般在配制后即可使用,而且染色能力很强,但不如自然氧化成熟的苏木精染液稳定,染色能力的有效时间也相对较短。我们在实际工作中,由于氧化汞已归到禁用试剂里,购买审批手续烦琐,用时需要双人同时在场取用,故哈瑞氏苏木精已退出最常用的"历史舞台",而常用半氧化苏木精替代了哈瑞氏苏木精。

苏木精是从苏木树中提取出来的天然染料,偏碱性,用于染细胞核,经过氧化后或媒染剂的作用下才具有优良的染色效果,在配制染液时多溶于无水乙醇;或加热溶于水。

常用的苏木精染液:

(一)1890 年哈瑞氏(Harris)苏木精染液的配制

苏木精	1 g
无水乙醇	10 mL
硫酸铝钾	20 g
去离子水	200 mL
氧化汞	0.5 g

实际工作中一般配制 500 mL 的量用于染色,先取 50 mL 小烧杯放入苏木精和无水乙醇搅拌溶解,再将硫酸铝钾和去离子水放入 1 000 mL 的三角烧瓶中,边搅拌边加热,待硫酸铝钾全部溶解后再倒入苏木精乙醇溶液,混合后煮沸 1～2 min,然后改小火加热,待煮沸的泡沫越来越少、越小时,用浸水的湿毛巾握住瓶颈,慢慢倒入氧化汞,同时不断摇晃烧瓶使其充分氧化,当液体变为深紫蓝色时,迅速将三角烧瓶移入冷水中冷却,室温静止数 h 至过夜,过滤,如遇染色力不够时,可每 100 mL 滴加 0.5 mL 冰乙酸以增强染色能力,染色时间为 3～5 min,配制时间越长染色效力越差。因用到禁售剧毒药品氧化汞故在平时实验中很少使用。还有一个弊端就是染色前要除掉液体表面的氧化膜。

此染液冷却后即可使用,保存时间一般为数月或一年左右,时间过久则染色能力减弱甚至消失。故一次不宜配制过多,应按平时需要的量随用随配。

需要说明的注意事项：

（1）煮沸后停火，并一手拿湿毛巾握住三角烧瓶的瓶口处，待气泡刚刚消失不再产生时迅速倒入氧化汞，离开火源，如液体面有气泡上溢并接近瓶口处才算配制正确。如加入过缓或温度过低时，苏木精氧化不充分，会影响染色能力。

（2）液体加热时，必须用较大的优质三角烧瓶承装，如配制 500 mL 的需要用两倍以上的三角烧瓶，主要是防止煮沸后加入氧化汞时产生的大量气泡外溢，也同时避免骤冷后玻璃瓶破裂。

（3）关于加冰乙酸的问题，有人主张在配制后立即加 5% 的冰乙酸。我们在实际工作中采取少量多次加入，首次仅加入 0.5% 或者不加，在用过一定次数或用过一段时间以后，当染色力减弱到一定程度时，将染液过滤后再加入少量冰乙酸，这样不仅能增强染色能力，而且能长期保持染液的稳定，延长使用寿命。当染液时间过久或染过大量的切片后，氧化膜不再出现或染液的颜色呈现暗红色，遇水即变蓝色时，说明染液已经失效，不能再用。

（二）半氧化（Gill）苏木精染液的配制

苏木精	2 g
乙二醇	250 mL
硫酸铝钾	17.6 g
去离子水	750 mL
碘酸钠	0.2 g
冰乙酸	20 mL

实际工作中一般配制 500 mL 的量用于染色，先取 50 mL 小烧杯放入苏木精和乙二醇搅拌溶解，再将硫酸铝钾、碘酸钠和去离子水放入 1 500 mL 的三角烧瓶中，边搅拌边加热，待硫酸铝钾和碘酸钠全部溶解后停止加热，再倒入苏木精乙二醇溶液，冷却后倒入冰乙酸即可使用。染色时间 1～5 min。短时间染色只需弱氨水反蓝即可，染色时间略长可盐酸酒精分化后再弱氨水反蓝。

（三）1903 年迈耶（Mayer）氏苏木精染液的配制

苏木精	1 g
去离子水	100 mL
硫酸铝钾	50 g

柠檬酸	1 g
水合氯醛	50 g
碘酸钠	0.2 g

在加热磁力搅拌器上把注入去离子水的三角烧瓶加热到 60℃左右溶解苏木精,加入硫酸铝钾,充分搅拌至全部溶解,再加入水合氯醛和柠檬酸,充分搅拌溶解后,加入碘酸钠继续充分搅拌溶解,此时液体颜色为深棕色,冷却后过滤即可使用。染色时间为 8～15 min。

(四) 魏格特 (Weigert) 氏铁苏木精染液的配制

| A 液: 苏木精 | 1 g |
| 无水乙醇 | 100 mL |

将苏木精放入 100 mL 棕色广口瓶中,再倒入 100 mL 无水乙醇,一个月后部分氧化成熟即可使用。

B 液: 29% 三氯化铁水溶液	4 mL
去离子水	95 mL
盐酸	1 mL

用量视切片量的多少而定,滴染每片 50～100 μL,临用前二者等量混合,混合后液体变成紫黑色,染色力强,不易褪色。染色时间为 2～5 min。

(五) 1886 年埃利希 (Ehrlich) 氏自然氧化苏木精

苏木精	1 g
无水乙醇	50 mL
甘油	50 mL
硫酸铝钾	7.5 g
去离子水	50 mL
冰乙酸	5 mL

用磁力搅拌器将苏木精完全溶于无水乙醇中,将去离子水加到 500 mL 三角烧瓶中依次加入甘油硫酸铝钾,待硫酸铝钾完全溶解后加入苏木精无水乙醇混合液,最后加入冰乙酸,混匀后将液体移入无色带盖的玻璃瓶中,放置于窗台阳面阳光充足处慢慢自然氧化,大约 3～4 周液体颜色呈红褐色后即可使用,该苏木精染核不易过染,对于脱钙组织或长期存放的组织的细胞核的染色能力优于其他配法的苏木精。染色时间为 10～15 min。

（六）德拉菲尔德 (Delafield) 氏苏木精染液的配制

甲：硫酸铝铵　　　　　　55 g

　　去离子水　　　　　　600 mL

乙：苏木精　　　　　　　6 g

　　95% 乙醇　　　　　　50 mL

丙：甘油　　　　　　　　150 mL

　　95% 乙醇　　　　　　150 mL

配制法：上述甲、乙、丙三液分别配制后，放置过夜，过滤后再加入丙液，混合后置于日光充足处，并在室温下放置 1～2 个月左右，待成熟后便可使用。

染色时间为 15 min 或稍长。如在染色前用等量去离子水稀释使用，可延长染色时间，细胞核着色更清晰，也可用甲醇代替乙醇，效果相同。此染液染色后必须分化，否则共染现象明显，细胞核和细胞质均着色。

无水乙醇、乙二醇和丙三醇（甘油）均能有效溶解苏木精，原法中用 50 mL 95% 的乙醇溶解 6 g 苏木精有待商榷。

二、伊红染液的配制

伊红是一种酸性染料，伊红 Y（黄光）和伊红 G（绿光）是水溶性的，用于染细胞质及大部分结缔组织，多与苏木精搭配广泛应用于组织学和病理学制片染色中。伊红 Y 染液的浓度为 0.25%～1%，低浓度的伊红易使染色均匀，色调清晰；快速染色或伊红着色困难时亦用高浓度。

1. 无醇伊红 Y 溶液的配制

伊红 Y（G）　　　　　　0.25～0.5 g

去离子水　　　　　　　100 mL

伊红可长期使用，越使用液体越透彻，如遇染色力减弱，可每 500 mL 0.25～0.5 g 加克伊红 Y 和或滴加 0.2% 的乙酸溶液 1～2 滴。如遇有明显沉淀物可过滤后使用。

2. 含醇伊红 Y 溶液的配制

伊红 Y（G）　　　　　　0.5～1 g

去离子水　　　　　　　75 mL

95% 乙醇　　　　　　　　25 mL

此伊红加入了少量乙醇,可以减轻染色后脱水时低浓度乙醇的脱色作用。

三、1% 盐酸乙醇溶液的配制

盐酸　　　　　　　　　　1 mL
70% 乙醇　　　　　　　　99 mL

1% 盐酸乙醇溶液是酸化液,多用于苏木精染色后分色,将过染或不该染上色的组织起到脱色作用,一般数秒即可。

四、弱碱性水溶液的配制

弱碱性水溶液即所谓的促蓝剂或反蓝剂,常用的有以下三种。

（1）取市售氨水数滴加入 1 000 mL 去离子水中即可；经充分搅拌后用 pH 试纸检测溶液的 pH,当 pH 在 7.5 ~ 8 的范围内即可。

（2）pH 在 7.5 ~ 8 的范围内的碳酸锂水溶液,配制方法同上,只是将液体改成固态粉末加入去离子水中即可。

（3）Scott 氏去离子水（亦称 Scott 氏促蓝剂）

碳酸氢钾　　　　　　　　1 g
硫酸镁　　　　　　　　　10 g
去离子水　　　　　　　　500 mL

五、媒染剂

凡是有增强染色能力、发挥染料的染色性能,而且又与染料和组织细胞及细胞内物质发生化学结合,或者对染料与组织都有亲和力并将染料和组织联系在一起的化学试剂,统称为媒染剂。故媒染剂的作用是在它参与化学反应的情况下,使染料与组织细胞发生染色现象或互相容易着色。媒染剂的性能与作用,在天然染料的应用中表现特别明显,如常用的苏木精,在氧化变为苏木红后,如果没有明矾中铝离子的媒染作用,几乎对组织细胞没有任何染色能力,而经过明矾中铝离子的媒染作用后,则成了优良的染色剂。媒染剂的作用在人工合成的煤焦油染料虽然不如天然染料明显,但为了促进染色剂的选择性着色或增强其染色能力，也常常使用媒染剂。如磷钨酸经常作为酸性复红的媒染剂，磷钼酸经常作为淡绿、孔雀石绿等染料的媒染剂。近年来广泛应用的铬盐也作为普通染色剂及多种特殊染色的媒染剂使用，即所谓的铬化处理。

媒染剂的应用方法：

（1）应用于染色前，如铬化处理，还包括固定液中的应用在内。

（2）结合在染液中，如配制各种苏木精液时，即把媒染剂直接加入混合液中，配制 MCT 染液时就将磷钨酸加入到水溶性苯胺蓝与橙黄 G 的混合液中，这是最常用的一种方法。

（3）用于染色之后，此种用法较少见，见于铁苏木精染色的个别方法，即 Verhoeff 氏弹力纤维染色法。染完铁苏木精后的 2% 三氯化铁分化，使其选择性着色，故这种媒染剂兼有分化的作用。

（4）染色前、染色中和染色后连续使用媒染剂，见于 Heidenhain 氏铁苏木精染色法，即染色前用 5% 的硫酸铁铵媒染，染色中其染液内亦含有硫酸铁铵，染色后再加 5% 或 2.5% 的硫酸铁铵处理，仅见于具有媒染剂兼有分化能力的媒染剂。

六、促染剂

能促进染料对组织细胞容易着色，增强染料的染色能力，但其本身并不参与染色反应的化学试剂，称为促染剂。促染剂不参与染料的染色反应，与媒染剂是不同。如冰乙酸就是经常应用的促染剂，使用促染剂时特别要注意用量要适当，一般仅微量就能发挥作用，如新配制的伊红染液中加入过量的冰乙酸时，不但会造成色调不正，也容易形成沉淀，特别是组织细胞容易褪色，组织切片不宜长久保存。

七、分化剂

能有选择性地除掉组织切片上的某些特定染料或减弱某种特定染色的颜色的化学试剂称为分化剂。分化剂使用得当，可将不应着色的组织上的颜色去除，应着色组织上的过度染色的部分亦被清除，使组织切片上的色调更加鲜明清晰透彻，即所谓的分化作用。

　　应用分化剂分化组织切片的色调,是染色技术中一项很重要的工作内容,多数染色方法都需要分化,特别是所有的退行性染色方法,染色质量的好坏与分化作用密不可分。从理论上来说,碱性染料的颜色可用酸性化学试剂分化,酸性染料可用碱性化学试剂分化,但很多情况下,并非全部用酸性或碱性化学试剂作为分化剂。

　　常用的分化剂大致有以下几种:

　　(1)酸性分化剂:碱性染料染色后的切片常需要酸性分化剂进行分化,如经常用的1%盐酸酒精,盐酸在此的分化作用可能是使苏木精里媒染剂的金属盐与组织分解,而重新与盐酸结合成氯化物,破坏或分解了苏木精的色淀,使过染苏木精与组织分离,细胞质的颜色被分化掉,细胞核的颜色变淡,再将切片置于弱氨水溶液后细胞核的颜色又呈现蓝色。如果分化过度,细胞核的颜色也会被清除掉。

　　(2)氧化分化剂:这类分化剂的作用可能有两种,其一是将染料与组织形成的颜色,经过较漫长的氧化漂白作用,使具有较多色淀的组织还能保留适当的颜色,而含色淀较少的组织则被氧化漂白,从而达到分化的作用,如Weigert氏髓鞘染色法中的高铁氰化钾的褪色。V、G染色法染色结果之所以不能长久保留也就是因为苦味酸是一种弱的氧化剂,它能氧化酸性复红使其褪色。其二是用于组织切片染色前,它可无选择地将组织氧化,可使组织对染料亲和力小的部分在染色时不着色或着色很浅,使对染料亲和力大的部分着色略减弱,但还能相对显示出较深的颜色,从而起到分化的作用,如PTH染色前用高锰酸钾氧化剂草酸的漂白的处理,可能就属于这一类分化作用。

　　(3)媒染分化剂:它既能使组织细胞被染料染上颜色,又能起到轻度的分化作用,如铁离子就是苏木精的媒染剂兼分化剂。

　　(4)具有脱水兼分化作用的分化剂:这是一类在理论上不被重视,而在实际工作中却被普遍使用的分化剂。其实,脱水剂本身就是很多染色的分化剂,例如乙醇,特别是低浓度的乙醇就是伊红的分化剂。在HE染色中,组织切片伊红色调的深浅就是靠脱水时乙醇的分化作用来控制的,恰当适度的分化使广泛着色的伊红在组织切片上色调更加鲜明清晰透彻。再如经常应用的特殊染色方法中,切片脱水所用的乙醇就是分化PTH染色的蓝色和V、G染色的黄色部分的分化剂,如在乙醇中放置时间过久,染上的颜色必然减弱甚至褪掉。

（5）水及其他溶液的分化作用：在多数染色方法中，一般在染色后都需要用去离子水、自来水或稀的醋酸水溶液浸洗，一是为了清除残留在组织切片上的多余染料并使切片清洁，二是起到轻度的分化作用，如 MCT 染色，在酸性复红染色后，一般需要去离子水或弱醋酸水浸洗，将染成蓝色的胶原纤维颜色除掉，变为无色或淡水粉色，使该为红色部分更加清晰鲜明。这个作用就不应简单地理解为只是为了清洁或清除多余溶液，还应包含轻微的分化作用。

八、封固剂

称为加盖剂或裱媒。封固剂能使染色后的组织切片被封藏在载玻片与盖玻片之间，使之不与空气接触，不易被触碰，便于保存，并防止氧化褪色。它本身不参与染色，但具有保持色泽的作用，由于封固剂的折光率与载玻片和盖玻片的折光率相近，同时组织切片有封固剂的参与，便于显微镜观察。

常用的封固剂有两种：一是水溶的封固剂，也称湿性封固剂；二是非水溶的封固剂，称为干性封固剂。

1. 湿性封固剂

主要用于组织切片标本要显示的组织细胞成分或物质及其染色结果，不能承受有机溶剂的脱水、透明处理或不必经脱水透明的场合。如病理学制片中常用的冰冻切片的脂肪染色需用甘油明胶作为封固剂，证明淀粉样变得结晶紫染色需用 Apath 糖浆作为封固剂。水溶的封固剂虽然使用方便，组织切片不经烦琐的脱水、透明处理，但最大的缺点是制成的切片难以长期保存，易受霉菌侵蚀而受到损坏，弥补的办法是用熔化的石蜡或中性树胶围封盖玻片边缘，但成功率不是百分之百。

常用的湿性封固剂的配制：

（1）Kaiser 氏甘油明胶：

高纯度明胶	15 g
去离子水	100 mL
甘油（丙三醇）（CP 或 AR 级）	100 mL
苯酚（防腐剂）	0.25 g（或少许）

用 37℃ 温水溶解明胶或长时间浸泡明胶使其溶解，再将甘油和苯酚加入

溶化的明胶内,再用水浴加热5~15min,并不停搅拌,至液体充分混合均匀为止,置于室温中保存备用,临用前放入温箱溶解即可使用。

（2）Apath 糖浆：

阿拉伯树胶	50 g
蔗糖	50 g
麝香草酚	0.01~0.02 g
去离子水	100 mL

将阿拉伯树胶多次少量慢慢加入37℃的去离子水中,边加边搅拌,调匀后待阿拉伯树胶全部溶解,再加入蔗糖和肺、防腐剂麝香草酚,再用玻璃棒充分搅拌,待完全溶解,气泡消失即可使用。

2. 干性封固剂

无水的干性封固剂又称油溶性封固剂,是日常各种切片染色最常用的封固剂。在封片前组织切片必须进行彻底的脱水和透明处理,如脱水不彻底或透明不佳,切片上会出现云雾浑浊,妨碍镜下阅片,而且使染色结果不能长期保存。干性封固剂封藏的组织切片标本,如封固剂使用适宜,不会由于封固剂本身的问题而引起切片严重褪色,能长时间保存,故有人又称这种封固剂为永久性封固剂。最常用的是中性树胶,是一种较好的封固介质,它的折射率及色散作用都和载玻片近似,有很少的量就能起到封固的作用,薄薄的一层中性树胶几乎是无色透明的,缺点是放置时间过久会逐渐变暗,因为中性树胶会使二甲苯渐渐氧化,产生甲苯酸或邻苯二甲酸,故可能使碱性染料褪色,新制作完的组织切片尽量避免日光或强灯光下照射。市售的中性树胶有固态和液态两种,固体中性树胶可以二甲苯等量混合即成液态的中性树胶,液态的为中性树胶与二甲苯的混合溶液,为防止中性树胶氧化变为酸性,最好避光并保存于棕色瓶中,还应往树胶瓶中放入微量的大理石块,使溶液保持中性。

九、苏木精－伊红染色（HE 染色）染色步骤

（1）二甲苯 1	10 min
（2）二甲苯 2（应完全透明）	10 min
（3）无水乙醇 1（变为不透明）	5 min
（4）无水乙醇 2	5 min

（5）95% 乙醇　　　　　　　　　5 min

（6）80% 乙醇　　　　　　　　　5 min

（7）自来水洗　　　　　　　　　2 min

（8）去离子水洗　　　　　　　　2 min

（9）苏木素染液　　　　　　　　1 min

（10）自来水洗　　　　　　　　　2 min

（11）1% 盐酸乙醇分化　　　　　数秒

（12）流水冲洗　　　　　　　　　5 min

（13）弱氨水水溶液反蓝　　　　　数秒

（14）流水冲洗　　　　　　　　　5 min

（15）去离子水洗　　　　　　　　5 min

（16）0.5％伊红水溶液　　　　　5 min

（17）自来水洗　　　　　　　　　片刻

（18）70％乙醇　　　　　　　　　2 min

（19）80% 乙醇　　　　　　　　　2 min

（20）90% 乙醇　　　　　　　　　5 min

（21）95% 乙醇　　　　　　　　　5 min

（22）无水乙醇 1　　　　　　　　5 min

（23）无水乙醇 2　　　　　　　　5 min

（24）二甲苯 1　　　　　　　　　5 min

（25）二甲苯 2　　　　　　　　　5 min

（26）中性树胶封固

结果：细胞核呈蓝色,细胞质呈红色,红细胞呈橘红色,其他成分呈深浅不同红色。

第二章 结缔组织和肌纤维染色

结缔组织广泛分布于机体各处,它包含三种纤维成分,胶原纤维、弹性纤维和网状纤维,一般所说的结缔组织就是狭义的纤维性结缔组织,主要包括疏松结缔组织和致密结缔组织。结缔组织具有连接、支持、保护、贮存营养和物质运输等多种功能。由于结缔组织在人和动物体内分布广泛,病理变化过程中经常发生质或量的改变,故在病理检验诊断和研究中,经常应用能够区分结缔组织三种纤维成分的特殊染色方法。

第一节 胶原纤维

胶原纤维与弹性纤维和网状纤维比,分布最广,是机体含量最多的一种纤维,新鲜时呈白色,有光泽,故又称白纤维,呈嗜酸性,在苏木精－伊红染色中被染成红色,粗细不等,直径 0.5～10 μm,呈波浪形,有分支并交织成网。

胶原纤维和肌纤维在苏木精－伊红染色中均被染成红色,难以区分,常用的显示胶原纤维的染色方法有 Masson 三色染色法、苦味酸－酸性复红染色法和 Pollak 氏改良的结缔组织三色染色法。所谓三色染色就是把不同组织染成不同的三种颜色,能显示细胞核、胶原纤维和肌纤维的就是三色染色法,苦味酸－酸性复红染色法也能显示三种颜色,但习惯上不称三色法。

一、Masson 三色染色法

（一）染色步骤

（1）组织块经 10% 福尔马林固定后，流水冲洗 2 h 左右，常规脱水浸蜡包埋。如直接经 Bouin 液或 Zenker 液固定，或 10% 福尔马林固定后再经 Bouin 液或 Zenker 液二次固定效果略好，如组织切片直接经铬化处理也能收到良好的效果。经 10% 福尔马林长期固定的组织块染色效果略差。

（2）常规切片，切片厚度 5 μm，脱蜡至水。

如果组织用 Zenker 液固定，此时到这步还要进行脱汞处理，不然封片后切片上黑色颗粒比较多，先用 0.5% 的碘酒处理 10 min，水洗后入 5% 的硫代硫酸钠溶液中 5 min，至切片无色为止后流水冲洗 5～10 min。

（3）Weigert 氏铁苏木精染液滴染 1 min。

（4）流水洗去多余染液。

（5）如盐酸酒精分化，1 min。

（6）流水冲洗 1 min。

（7）弱氨水反蓝或流水冲洗时间略长。

（8）丽春红酸性复红染液浸泡 5 min 或略长。

（9）去离子水稍洗，此步虽不掉色但没必要长时间洗。

（10）1% 的磷钼酸水溶液浸泡 5 min 或略长。

（11）不水洗直接用 1% 的淡绿 SF 水溶液浸染 1～5 min。

（12）0.5% 的乙酸浸染，控制在 1 min 以内。

（13）95% 的乙醇脱色，时间不宜过长，再用新的 95% 乙醇浸泡 2 min。

（14）无水乙醇浸泡，两次，每次大于 2 min。

（15）二甲苯浸泡，两次，每次大于 2 min，中性树胶封固。

结果：胶原纤维呈绿色（淡绿 SF），细胞质、红细胞、肌纤维、心肌纤维、神经胶质纤维呈红色（酸性复红），细胞核呈蓝黑色（苏木精）。

（二）染液的配制

1. Weigert 氏铁苏木精染液的配制

A 液： 苏木精   1.18 g

       无水乙醇   100 mL

将苏木精放入 100 mL 棕色广口瓶中,再倒入 100 mL 无水乙醇,一个月后部分氧化成熟即可使用。

B 液：　29% 三氯化铁水溶液　　　　　4 mL

去离子水　　　　　　　　　　95 mL

盐酸　　　　　　　　　　　　1 mL

2. 1% 的盐酸酒精的配制

70% 的乙醇　　　　　　　　　99 mL

盐酸　　　　　　　　　　　　1 mL

3. 丽春红 2R 酸性复红染液的配制

丽春红 2R　　　　　　　　　0.7 g

酸性复红　　　　　　　　　　0.3 g

0.5% ～ 1% 的冰乙酸水溶液　100 mL

4. 1% 磷钼酸溶液的配制

磷钼酸　　　　　　　　　　　1 g

去离子水加至　　　　　　　　100 mL

5. 淡绿染液的配制

淡绿 SF　　　　　　　　　　1 g

0.5% ～ 1% 的冰乙酸水溶液　100 mL

（三）体会和说明

（1）切片厚度掌握在 5 μm,切片太薄可致颜色不饱满,太厚可致颜色不均,红绿都偏暗。

（2）Weigert 氏铁苏木精溶液分 A、B 两瓶分别储存,临用前等量混合,不宜预先混合,易产生沉淀而降低染色力,此液可用天青石蓝 -Mayer 氏苏木精代替。

（3）组织块用 Bouin 氏液或 Zenker 氏液固定为佳,但新鲜的标本 10% 的福尔马林固定效果也不错,如效果不好,可将脱蜡至水的切片放入 Bouin 氏液处置一夜,急的话可 37℃ 孵育 2h。

（4）磷钼酸有柔和的脱色作用,镜下见肌纤维呈红色,而胶原纤维呈淡红色为好。

（5）1% 的淡绿染液也可用 1% 甲苯胺蓝染液或 1% 的固绿 FCF 染液替

代,染色时间相同。

（6）染液中冰乙酸的量控制在 0.2% ～ 1% 均可,我们体会还是低浓度的乙酸使色调清晰鲜明。

（7）所有溶液和染料均室温保持,如丽春红酸性复红染液出现明显沉淀需重新配制。

（8）此法染色步骤较多,为控制好各步骤的染色程度,需各染液的染色状况都需要镜检观察。

二、苦味酸 – 酸性复红染色法

（一）染色步骤

（1）组织块经 10% 福尔马林固定后,流水冲洗 2 h 左右,常规浸蜡包埋。

（2）常规切片,切片厚度 5 μm,脱蜡至水。

（3）Weigert 氏铁苏木精染液滴染 1 min。

（4）流水洗去多余染液。

（5）如盐酸酒精分化, 1 min。

（6）流水冲洗 1 min。

（7）弱氨水反蓝或流水冲洗时间略长。

（8）Van Gieson 氏染液滴染 40 s 左右。

（9）倾去染液,直接入 95% 的乙醇分化和脱水,两次,每次大于 2 min。

（10）无水乙醇浸泡,两次,每次大于 2 min。

（11）二甲苯浸泡,两次,每次大于 2 min,中性树胶封固。

结果:胶原纤维呈红色,胞质、红细胞和肌纤维呈黄色,细胞核呈蓝黑色。

（二）染液的配制

Van Gieson 氏染液的配制:

A 液: 酸性复红   1 g

       去离子水   100 mL

B 液: 饱和苦味酸水溶液

临用前,取 A 液 1 份、B 液 9 份混合后滴染,此液现用现配效果好。

（三）体会和说明

（1）切片厚度控制在 5 μm。

（2）Van Gieson 氏染液分 A、B 两瓶分别储存，临用前按 1 : 9 混合，如已知切片上肌肉含量少，可适当增加苦味酸的比例，如已知切片上胶原纤维少，可适当增加胶原纤维的比例。如两液预先混合放置一段时间后，酸性复红则被彻底氧化，则不易着色，故混合液用后弃之。

（3）VG 染色时间不宜过长，时间长了红色变暗，酸性复红所染的红色可被水洗掉，故含有酸性复红的染液多不经水洗，直接 95% 乙醇分化兼脱水。苦味酸的黄色易被 95% 乙醇洗掉，因此，VG 染色后经水或 95% 乙醇洗都要迅速。

（4）VG 染色容易褪色，用丽春红 S 代替酸性复红则不易褪色。

三、Pollak 氏改良的结缔组织三色染色法

（一）染色步骤

（1）组织块经 10% 福尔马林固定后，流水冲洗 2 h 左右，常规浸蜡包埋，如经 Zenker 液固定或 3% 的氯化汞饱和水溶液固定 24 h 左右效果略好。

（2）常规切片脱蜡至水。如用 Zenker 液固定或 3% 的氯化汞饱和水溶液固定，此时要进行脱汞处理，先用 0.5% 的碘酒精处理 10 min，水洗后入 5% 的硫代硫酸钠溶液中 5 min，至切片无色为止，后流水冲洗 5～10 min。

（3）Weigert 氏铁苏木精染液滴染 1 min。

（4）流水洗去多余染液。

（5）如盐酸酒精分化，1 min。

（6）流水冲洗 1 min。

（7）弱氨水反蓝或流水冲洗时间略长。

（8）去离子水洗数次，再入 0.2% 乙酸中浸泡 1～2 min。

（9）Pollak 氏混合液浸染 3～7 min。

（10）0.2% 的乙酸分化 20 s（镜下观察红绿分明）。

（11）快速用 70% 浸洗一次，再 95% 乙醇浸泡两次，每次 2 min。

（12）无水乙醇浸泡，两次，每次大于 2 min。

（13）二甲苯浸泡，两次，每次大于 2 min，中性树胶封固。

结果：胶原纤维、黏膜、神经纤维和软骨呈绿色，肌纤维和弹性纤维呈红色，神经轴索呈粉红色，纤维素呈紫红色，角质、红细胞呈橙黄色，细胞核呈蓝

黑色。

（二）染液的配制

丽春红 2R	1 g
酸性复红	0.5 g
淡绿 SF	0.45 g
橙黄 G	0.75 g
磷钨酸	1.5 g
磷钼酸	1.5 g
冰乙酸	3 mL
50% 乙醇	300 mL

取 500 mL 烧杯，将 3 mL 冰乙酸溶入 300 mL 50% 的乙醇中，取 5 个 100 mL 小烧杯，烧杯中依次放入丽春红 2R 酸性复红、淡绿、磷钼酸、橙黄 G 磷钨酸，每个烧杯放入 60 mL，待 4 杯都溶解后倒入之前的 500 mL 烧杯中，用余下的 60 mL 乙酸酒精溶液清洗小烧杯，清洗液倒回 500 mL 烧杯中，此液过滤后使用。

（三）体会和说明

（1）切片厚度控制在 5 μm。

（2）此法是 Pollak 氏改良的 Masson 氏三色染色法，将多种染料、媒染剂和促染剂混合在一起，进行一步多色的染色方法，该染液内的染料都是酸性的和偶氮染料。故需要磷钨酸和磷钼酸的共同作用，磷钼酸使绿色加深，磷钨酸使红色加深，染色时间短则红色较深，染色时间长则绿色较深，自来水洗可使红色变暗淡。

（3）切片脱蜡水洗后染色前在 56～60℃ Buin 氏固定液中浸泡 2～5 min，将明显增强红色，特别是对肌肉、上皮和纤维组织最明显。

（4）用醋酸水洗虽不改变颜色，但能使颜色明亮清晰。

四、Gomori 氏多色染色法

（一）染色步骤

（1）石蜡切片脱蜡水洗，含汞盐固定的除汞。

（2）苏木精染细胞核，比普通 HE 染色要略深。非特别需要时可以不染细胞核。

（3）入染色液内染 15～20 min。

（4）0.2% 的乙酸分化 20 s（镜下观察红绿分明）。

（5）快速用 95% 浸洗一次，再 95% 乙醇浸泡一次 2 min。

（6）无水乙醇浸泡，两次，每次大于 2 min。

（7）二甲苯浸泡，两次，每次大于 2 min，中性树胶封固。

结果：胶原纤维、网状纤维、盐基性颗粒呈草绿色，肌纤维、纤维素、神经胶质纤维、黏液、酸性颗粒、红细胞等呈深浅不同的粉红色。有病变及早期缺血改变的肌纤维呈深粉红色。

（二）染液的配制

变色酸 2R	1 g
淡绿 SF（孔雀绿）	0.3 g
磷钨酸	0.6 g
磷钼酸	1.5 g
去离子水	100 mL
冰乙酸	1 mL

先用去离子水溶解磷钨酸，再用磷钨酸溶液分别溶解变色酸 2R 和淡绿 SF，都溶解后将两液混合，加入冰乙酸。

（三）体会和说明

（1）切片厚度控制在 5 μm。切片后则色调灰暗不明亮。

（2）此法近似 MCT、Masson 等结缔组织多色染色法，由于色调鲜艳明亮、操作简单、色调容易调整、染色结果保持时间长等优点，我们在心肌纤维化和肝纤维化中经常使用，切片照片也比较满意。

（3）切片染色后用 0.2% 酸水洗，虽不改变其色调，但能使色调更加清晰明亮。

（4）脱水时应根据染色的深浅程度，适当控制在乙醇里停留的时间，乙醇能减弱红色增强绿色。

（5）染液中有磷钨酸时对红色有利，有磷钼酸时对绿色有利。故可根据具体情况，用不同的媒染剂或调整媒染剂的浓度来改变染色的色调。

（6）切片染色后用自来水洗，可使红色减弱。

（7）染液内加入 10%～15% 的乙醇,能减弱红色,增强绿色。

五、Mallory 氏结缔组织染色法（简称 MCT）

（一）染色步骤

（1）石蜡切片脱蜡水洗,含汞盐固定的除汞。以甲醛固定的组织需进行铬化处理。

（2）用 0.5% 酸性复红水溶液染 1～5 min。

（3）以去离子水或弱酸水速洗 1～2 次。

（4）用苯胺蓝和橙黄 G 混合液染 20～40 min。

（5）用 80% 乙醇速洗 1～2 次,再用 95% 乙醇分化兼脱水。

（6）无水乙醇浸泡,两次,每次大于 2 min。

（7）二甲苯浸泡,两次,每次大于 2 min,中性树胶封固。

结果：胶原纤维、网状纤维、盐基性颗粒呈蓝色或深蓝色,软骨、黏液、淀粉样物质等呈淡蓝色。纤维素、肌纤维、神经胶质纤维、酸性颗粒等呈鲜艳的粉红色。弹力纤维呈淡粉红色或橘黄色。红细胞、髓鞘呈橘黄色或橘红色。

（二）染液的配制

0.5% 酸性复红水溶液

酸性复红	0.5 g
去离子水	100 mL

苯胺蓝、橙黄 G 复合染液

水溶性苯胺蓝	0.5 g
磷钨酸	1 g
橙黄 G	2 g
去离子水	100 mL

先用去离子水溶解磷钨酸,再用磷钨酸溶液分别溶解苯胺蓝和橙黄 G,都溶解后将两液分别过滤并混合在一起,染色前最好过滤使用。

（三）体会和说明

（1）切片厚度控制在 5 μm。

（2）此染色法的组织以 Zenker 氏液固定为佳,不但使胶原纤维固定均匀,而且有媒染作用,用甲醛固定的组织行二次固定或切片在染色前经过铬化处理,均可收到满意的效果。

（3）如固定时间较长的陈旧组织标本,又未经铬化处理,延长染色时间,再用 80% 乙醇分化,可收到满意效果。

（4）苯胺蓝和橙黄 G 混合液可长期保存。为了保持染液的清洁和避免混入其他杂质,所染切片量少时,可用滤纸过滤的方式滴染较为适宜。滴染切片最好放入湿盒内,以避免被灰尘污染和防止染液挥发。造成染色不均和干涸等不利现象。

（5）偶氮卡红可替代酸性复红,冰乙酸可替代磷钨酸,淡绿 SF 可替代苯胺蓝。

第二节　弹性纤维染色

弹性纤维含量较胶原纤维少,但分布很广,特别在肺泡壁、动脉管壁和皮肤最为丰富,新鲜时呈黄色,又名黄纤维,弹性纤维较细,直径 0.2 ～ 1μm,有分支,富有弹性,容易拉伸,交织成网,其化学成分是弹性蛋白,是一种极难溶解的硬蛋白,屈光性强,在苏木精 - 伊红染色中弹性纤维着色淡红,不易与胶原纤维区分,PAS 染色易呈假阳性,通常情况下,组织中的弹力纤维在许多染色中都可凭经验辨认出来,但如因病变而致散乱断裂或异常增生,有时就难以辨认。因此,必须用特殊染色方法,来进行准确的判定。弹力纤维是结缔组织,特别是血管的重要成分之一,很多疾病都可引起弹力纤维的变化,如动脉粥样硬化、动脉炎、慢性支气管炎及硬皮病等,常用的弹性纤维染色法有来复红染色法、地衣红染色法和醛复红染色法。

一、来复红染色法

（一）染色步骤

（1）组织块经 10% 福尔马林固定,流水冲洗 2h 左右,常规切片脱蜡至水。

（2）去离子水洗。

（3）入 0.25% 的高锰酸钾水溶液氧化 5～10min。

（4）去离子水洗去多余液体。

（5）1%～2.5% 的草酸水溶液处理 1～5min 左右，至切片无色为止。

（6）流水冲洗 1min 左右。

（7）入 70% 乙醇浸洗切片 20s 左右或更长。

（8）用来复红浸染 1～12h。镜下观察弹力纤维着色均匀即可终止反应。

（9）70% 乙醇分化，过染或颜色略深可用盐酸酒精代替 70% 乙醇分化。

（10）流水冲洗 1min 左右，去离子水洗。

（11）天青石蓝水溶液浸染 3～5min。

（12）流水冲洗 1min 左右，去离子水洗。

（13）Meyer 氏苏木精水溶液浸染 3～5min。

（14）流水冲洗 1min 左右，去离子水洗。

（15）VG 复染，时间控制在 1min 以内。

（16）倾去染液，直接入 95% 的乙醇分化和脱水，两次，每次大于 2min。

（17）无水乙醇浸泡，两次，每次大于 2min。

（18）二甲苯浸泡，两次，每次大于 2min，中性树胶封固。

结果：弹性纤维呈蓝黑色，胶原纤维呈红色，肌纤维呈黄色，细胞核呈蓝色。

（二）染液的配制

1. 来复红染液的配制

来复红	20～40g
70% 乙醇	100mL
盐酸	1mL

2. 天青石蓝 B 染液

硫酸铁铵	5g
去离子水	100mL
天青石蓝 B	0.5g
甘油	14mL
麝香草酚（防腐）	50mg

用三角烧瓶装入去离子水，加入硫酸铁铵，不断摇晃使其完全溶解，再加入天青石蓝 B，煮沸 2～3min，煮沸过程中用玻璃棒不断搅拌使其尽量全部

溶解,冷却后过滤,最后加入甘油和麝香草酚。

(二)体会和说明

(1)切片厚度5μm。

(2)70% 乙醇加入盐酸后溶解来复红,此液可长期室温存放。

二、地衣红染色法

(一)染色步骤

(1)组织块经10%福尔马林固定,流水冲洗2h左右,常规切片脱蜡至水。

(2)去离子水洗。

(3)入70% 乙醇浸洗切片20 s 左右或更长。

(4)用过滤后的地衣红37℃孵箱内浸染15～40min,室温浸染2～12h。镜下观察弹力纤维着色均匀即可终止反应。

(5)70% 乙醇分化,过染或颜色略深可用盐酸酒精代替70% 乙醇分化至弹力纤维清晰为止。

(6)流水冲洗1min 左右,去离子水洗。

(7)流水冲洗1min 左右,去离子水洗。

(8)VG 复染,时间控制在1min 以内。

(9)倾去染液,直接入95% 的乙醇分化和脱水,两次,每次大于2min。

(10)无水乙醇浸泡,两次,每次大于2min。

(11)二甲苯浸泡,两次,每次大于2min,中性树胶封固。

结果:弹性纤维呈深棕色,胶原纤维呈红色,肌纤维呈黄色,细胞核呈蓝色。

(二)染液的配制

地衣红染液的配制

地衣红	1g
70% 乙醇	100 mL
盐酸	1 mL

地衣红溶入70% 乙醇,充分溶解后再加入盐酸,配制后置于4℃冰箱内保存,24 h 后过滤即可使用。

（三）体会和说明

（1）切片厚度 5μm。

（2）70% 乙醇加入盐酸后溶解地衣红,此液可长期室温存放。

三、醛复红染色法

（一）染色步骤

（1）组织块经 10% 福尔马林固定,流水冲洗 2h 左右,常规切片脱蜡至水。

（2）去离子水洗。

（3）用 Lugol 碘水溶液处理 5min。

（4）流水稍洗。

（5）5% 的硫代硫酸钠水溶液处理 5min。

（6）70% 乙醇稍洗。

（7）入醛复红染液中浸染 10min 左右。

（8）70% 的乙醇充分浸洗两次至多余染液洗干净为止。

（9）流水稍洗。

（10）橙黄 G 滴染 1s。

（11）去离子水洗。

（12）95% 的乙醇脱水浸泡,两次,每次大于 2min。

（13）无水乙醇浸泡,两次,每次大于 2min。

（14）二甲苯浸泡,两次,每次大于 2min,中性树胶封固。

结果:弹性纤维呈深紫色,其余组织为不同程度的黄色。

（二）试剂和染液的配制

1. 路戈氏 Lugol 氏碘水溶液

碘	1g
碘化钾	2g
去离子水	300mL

先用碘化钾溶于 30mL 去离子水,再加入碘,待溶解后加入余下的去离子水。

2. 5% 的硫代硫酸钠水溶液

硫代硫酸钠	5g

去离子水加至	100 mL

3. 醛复红染液

碱性复红	0.5 g
70% 乙醇	99 mL
盐酸	1 mL
副醛	1 mL

将碱性复红完全溶于 70% 乙醇后再加入盐酸和副醛,室温静止 1 d 后待颜色变为深紫色即为成熟,过滤后放入小口径磨砂瓶中冰箱冷藏保存备用。

4. 橙黄 G 染液

橙黄 G	2 g
去离子水	100 mL
磷钨酸	5 g

混合后使其尽量溶解,用时吸取上清液滴染。此液室温保存。

（三）体会和说明

（1）醛复红染液可用小磨口瓶盛装,瓶口缠两层纱布使瓶子能略微透气即可。放置于 4℃冰箱内保存,此液可保存半年左右,染色时需加盖密封。如出现共染现象说明染液已接近失效。

（2）醛复红染液除能染弹力纤维外,也可染乙型肝炎表面抗原、胰岛 B 细胞核仁肥大细胞、强硫酸化的黏液成分和垂体的嗜碱颗粒。

（3）橙黄 G 淡染为宜,过染容易掩盖弹力纤维的深紫色。

第三节 网状纤维染色

网状纤维主要存在网状组织内,也分布于基膜的网板等处,直径 $0.5 \sim 2\,\mu m$,分枝多,交织成网,其化学成分是网织蛋白（网状蛋白）,是淋巴结、心、肝、脾、肾等实质脏器的网状支架。在苏木精－伊红染色中呈浅红色,故难与胶原纤维和弹力纤维区分,由于网状纤维在化学结构上与胶原纤维紧密相关,在某些病理条件下有可能转变为胶原纤维,网状纤维在 HE 染色切片上不易染出，VG 染色不显示或显示微粉红色，PAS 染色呈淡粉红色,嗜银染色则为黑色。显示网状纤维的主要染色方法是用银浸染色法,一般来说,氢氧化银氨溶液是银氨溶液中最易被还原的,容易和组织结合,故一般多采用。但该溶液较不稳定,对光的敏感性强,故配制后容易生成沉淀,不易保存。

一、Gordon-Sweets 氏银氨溶液浸染法

（一）染色步骤

（1）组织块经 10% 福尔马林固定,流水冲洗 2 h 左右,常规切片脱蜡至水。

（2）去离子水洗。

（3）入酸化的高锰酸钾水溶液氧化 5 min。

（4）去离子水洗去多余液体。

（5）2% 的草酸水溶液处理 1～2 min 左右,至切片无色为止。

（6）流水稍洗。

（7）入 2% 硫酸铁铵水溶液中媒染 5 min。

（8）流水稍洗,去离子水洗。

（9）擦拭切片周边,滴加 Gordon-Sweets 氏银氨溶液作用 1 min。

（10）去离子水速洗。

（11）10% 中性福尔马林水溶液还原 1 min,镜下观察网状纤维呈黑色为佳。

（12）流水冲洗 5 min 左右。

（13）核固红染液复染 5 min,或用 HE 复染。充分水洗。

（14）95% 的乙醇脱水,两次,每次大于 2 min。

（15）无水乙醇浸泡,两次,每次大于 2 min。

（16）二甲苯浸泡,两次,每次大于 2 min,中性树胶封固。

结果：网状纤维呈黑色,胶原纤维及其他组织呈浅棕黄色。细胞核呈红色（核固红复染）或蓝色（苏木精复染）,细胞质呈淡粉红色（伊红复染）。

（二）试剂和染液的配制

1. Gordon-Sweets 氏银氨溶液

取清洁的容量为 50 mL 小烧杯,加入 10% 硝酸银水溶液 2 mL,逐滴加入浓氨水,边加入边轻轻摇晃小烧杯,待滴加的氨水形成的沉淀物恰好溶解,

加入 3% 的氢氧化钠水溶液 2 mL,再次形成沉淀,继续滴加浓氨水至沉淀物临近全部溶解,仅存极少沉淀物时止。最后加入去离子水至 50 mL,将此液过滤倒入 100 mL 容量的洁净的棕色磨口瓶中冰箱冷藏保存,用前恢复至室温使用。

2. 酸化的高锰酸钾溶液

A 液:	高锰酸钾	0.5 g
	去离子水	100 mL
B 液:	硫酸	0.5 mL
	去离子水	99.5 mL

A、B 液临用前等量混合。

3. 2% 的草酸水溶液

草酸	2 g
去离子水	100 mL

4. 2% 的硫酸铁铵水溶液

硫酸铁铵	2 g
去离子水	100 mL

5. 10% 的中性福尔马林水溶液

甲醛	10 mL
去离子水	100 mL

碳酸钙加至饱和,用时取上清液。

6. 核固红染液

核固红	0.1 g
硫酸铝	5 g
去离子水	100 mL
麝香草酚(防腐可不加)	50 mg

先将硫酸铝溶于去离子水中然后加入核固红,水浴稍加温溶解,冷却后过滤再加入麝香草酚。

二、Gomori 氏银氨溶液浸染法

（一）染色步骤

（1）组织块经 10% 福尔马林固定,流水冲洗 2 h 左右,常规切片脱蜡至水。

（2）去离子水洗。

（3）入 0.25% 的高锰酸钾水溶液氧化 5 min。

（4）去离子水洗去多余液体。

（5）2% 的草酸水溶液处理 1～2 min 左右,至切片无色为止。

（6）流水稍洗。

（7）入 2% 硫酸铁铵水溶液中媒染 5 min。

（8）流水稍洗,去离子水洗。

（9）擦拭切片周边,滴加 Gomori 氏银氨溶液作用 3～5 min。

（10）去离子水速洗。

（11）10% 中性福尔马林水溶液还原 1 min,镜下观察网状纤维呈黑色为佳。

（12）流水冲洗 5 min 左右。

（13）95% 的乙醇脱水,两次,每次大于 2 min。

（14）无水乙醇浸泡,两次,每次大于 2 min。

（15）二甲苯浸泡,两次,每次大于 2 min,中性树胶封固。

结果:网状纤维呈黑色,胶原纤维及其他组织呈浅棕黄色。

（二）试剂和染液的配制

1. Gomori 氏银氨溶液

用 50 mL 容量的小量杯加入 10% 的硝酸银水溶液 3 mL,加入 10% 氢氧化钾水溶液 1 mL,即产生棕黑色颗粒状沉淀,观察此溶液的总量并标记好,加入 40 mL 去离子水洗涤沉淀物,然后倾去上层清澈液体,再加入去离子水,如此反复洗涤 3 次,最后加入去离子水到标记处,然后滴加氨水并不断摇晃,直至沉淀物完全溶解再一次加入 10% 的硝酸银水溶液数滴至溶液稍变浑浊,再加入氨水数滴至溶液变清,最后按原总量加去离子水 10 倍的量,此液倒入 100 mL 容量的棕色磨口瓶中冰箱冷藏保存,用前恢复至室温使用。

2. 0.25% 的高锰酸钾水溶液

高锰酸钾   0.25 g

去离子水   100 mL

三、Foot 氏网状纤维染色法

（一）染色步骤

（1）组织块经 10% 福尔马林固定，流水冲洗 2h 左右，常规切片脱蜡至水。

（2）去离子水洗。

（3）入 0.25% 的高锰酸钾水溶液氧化 5 min。

（4）去离子水洗去多余液体。

（5）2% 的草酸水溶液处理 1～2 min 左右，至切片无色为止。

（6）流水充分洗。去离子水充分洗两次。

（7）入 2% 硝酸银水溶液置于 37℃ 温箱内致敏 12～24 h。

（8）去离子水洗速洗两次。

（9）滴加 Foot 氏银氨溶液作用 20～40 min。

（10）去离子水速洗两次。

（11）滴加 5% 福尔马林水溶液还原 2 次，每次 5～10 min。

（12）自来水充分洗。

（13）0.2% 氯化金水溶液调色，需井下观察，以网状纤维呈黑色、背景呈灰白色为宜。

（14）自来水充分洗。

（15）5% 的硫代硫酸钠水溶液处理 1～5 min。

（16）自来水充分洗。

（17）核固红染液复染 5 min，充分水洗。

（18）95% 的乙醇脱水，两次，每次大于 2 min。

（19）无水乙醇浸泡，两次，每次大于 2 min。

（20）二甲苯浸泡，两次，每次大于 2 min，中性树胶封固。

结果：网状纤维呈黑色，细胞核呈红色。

（二）试剂和染液的配制

Gomori 氏银氨溶液

取清洁的容量为 50 mL 小烧杯,加入 10% 硝酸银水溶液 10 mL,加入 40% 氢氧化钠水溶液 5～10 滴,立即形成棕褐色的氢氧化银沉淀,然后加入 20 mL 左右的去离子水,充分搅拌沉淀物,待静置片刻后倾去上清液,再用同样方法洗涤沉淀物 3～4 次,再加入去离子水至 10 mL,然后逐滴加入浓氨水,边加入边轻轻摇晃小烧杯,待滴加的氨水形成的沉淀物临近全部溶解为止,大约需 20 滴左右,最后加去离子水至 50 mL,过滤后即可使用,过滤时能滤出一点未溶尽的沉淀物为宜。

四、Hortega 氏网状纤维染色法

（一）染色步骤

（1）组织块经 10% 福尔马林固定,流水冲洗 2 h 左右,常规切片脱蜡至水。

（2）去离子水洗。

（3）入 0.25% 的高锰酸钾水溶液氧化 5 min。

（4）去离子水洗去多余液体。

（5）2% 的草酸水溶液处理 1～2 min 左右,至切片无色为止。

（6）流水充分洗。去离子水充分洗两次。

（7）入 2% 硝酸银水溶液置于 37℃ 温箱内致敏 12～24 h。

（8）去离子水洗速洗两次。

（9）滴加 Hortega 氏碳酸氢银溶液作用 10～15 min。湿盒置于 37℃ 温箱内 1～2 h。

（10）去离子水速洗两次。

（11）滴加 5% 福尔马林水溶液还原 2 次,每次 3 min。

（12）自来水充分洗。

（13）0.2% 氯化金水溶液调色,需井下观察,以网状纤维呈黑色、背景呈灰白色为宜。

（14）自来水充分洗。

（15）5% 的硫代硫酸钠水溶液处理 1～5 min。

（16）自来水充分洗。根据需要可用 VG 复染。

（17）核固红染液复染 5 min，充分水洗。

（18）95% 的乙醇脱水，两次，每次大于 2 min。

（19）无水乙醇浸泡，两次，每次大于 2 min。

（20）二甲苯浸泡，两次，每次大于 2 min，中性树胶封固。

结果：网状纤维呈黑色，如 VG 复染胶原纤维呈红色。肌组织呈黄色。

（二）试剂和染液的配制

Hortega 氏碳酸氢银溶液

10% 硝酸银水溶液	10 mL
1.25% 碳酸锂水溶液	10 mL

将两液混合后产生乳白色沉淀，静置片刻后倾去上清液，用去离子水后加入 20 mL 左右的去离子水，充分搅拌沉淀物，待静置片刻后倾去上清液，再用同样方法洗涤沉淀物 3～4 次，再加入去离子水至 10 mL，然后逐滴加入浓氨水，边加入边轻轻摇晃小烧杯，待滴加的氨水形成的沉淀物临近全部溶解为止，大约滴加 10 滴左右即可将乳白色沉淀物溶解，然后加入 95% 乙醇至 100 mL，此时溶液又呈乳白色，再滴加浓氨水 4～5 滴使沉淀溶解溶液透明为止，过滤后即可使用。

（三）体会和说明

（1）必须保证所用玻璃器皿洁净，最好过酸处理。

（2）切片厚度以略薄为好，切片厚度掌握在 3～5 μm。

（3）网状纤维的各种浸银染色法，虽然染色步骤和染液的配制有所不同，但其染色原理都是大同小异的。网状纤维染色常用的银氨液多数为氨银液，氨银液中的银氨络合物较易被组织吸附，与组织的蛋白相结合，再经甲醛作用还原为金属银而沉淀于网状纤维内及其表面，因此得以着色。

（4）银染色前的处理作用：组织切片在浸银之前用高锰酸钾氧化及草酸还原适当，可使组织达到分化和漂白，从而使银的浸润均匀，背景清晰。

（5）氯化金的调色作用：组织经银浸染及甲醛还原后，经氯化金作用可使多余的银与氯作用产生氯化银，然后再用硫代硫酸钠洗去组织上尚未还原的银盐，从而使组织内各种成分显示得更为清晰，已与网状纤维结合的银盐被固定得更加牢固。

（6）配制银氨溶液时滴加氨水必须小心，不可马虎大意，这是染色成败的关键所在,氨水千万不能过量。

（7）控制高锰酸钾和草酸的氧化还原反应时间,长时间容易造成脱片。

第四节　肌纤维染色法

肌组织主要由肌细胞构成,有伸缩性,肌细胞之间有少量胶原纤维、血管、淋巴管和神经纤维。肌纤维因其形状呈细长纤维形,故又称肌纤维,其细胞质称肌浆,细胞膜称肌膜,肌组织分骨骼肌、心肌和平滑肌三种,骨骼肌和心肌有横纹,骨骼肌受躯体神经支配,属于随意肌；心肌和平滑肌受自主神经支配不属于随意。显示肌纤维常用的染色方法有苦味酸－酸性复红染色法和 Masson 三色染色法（见胶原纤维染色法）,此法多用于正常组织发生纤维化改变,如动物心肌纤维化和肝脏纤维化的研究,及肌源性和纤维源性肿瘤的鉴别。磷钨酸苏木精染色法主要显示骨骼肌的横纹,多用于证明横纹肌和横纹肌肉瘤。偶氮桃红－鞣酸法用于区分胶原纤维和肌纤维。

一、磷钨酸苏木精（PTH 或 PTAH）染色

PTH 染色时显示心肌和骨骼肌基本结构及病理改变的最常用、效果最好的一种特殊染色方法。发生颗粒变性和肌原纤维变性的心肌纤维横纹不清或消失,肌浆内出现深蓝黑色横带或团块。坏死和修复病灶内的胶原纤维、网状纤维呈棕红黄色（砖红色）,正常心肌呈蓝色。此染色对于诊断心肌损伤早期改变有一定参考价值,有早期缺氧缺血改变的肌纤维呈深蓝色,或有波状弯曲形成,纹理模糊。

（一）染色步骤

（1）组织块经 Zenker 固定,流水冲洗 2 h 左右,常规切片脱蜡至水 , 如10% 福尔马林水溶液固定,把切片置于 Zenker 氏固定液于 37℃孵箱处理 3 h或置于室温过夜。

（2）流水稍洗,此步进行脱汞盐处理,切片置于 0.5% 的碘酒精溶液中10 min,稍水洗, 5% 硫代硫酸钠水溶液脱碘 5 min,流水冲洗 5～10 min。

（3）入酸化的高锰酸钾水溶液氧化 5 min。

（4）去离子水洗去多余液体。

（5）2% 的草酸水溶液处理 1～3 min 左右，至切片无色为止。

（6）流水稍洗，去离子水洗。

（7）入 Mallory 磷钨酸苏木精水溶液中 4、8、12、24 h 或更长。

（8）95% 的乙醇迅速洗去多余染液。

（9）无水乙醇浸泡，两次，每次大于 2 min。

（10）二甲苯浸泡，两次，每次大于 2 min，中性树胶封固。

结果：骨骼肌、心肌、细胞核和弹力纤维呈蓝色，纤维素、线粒体、神经胶质纤维、黏液物质呈深蓝色，胶原纤维、网状纤维、骨、软骨基质呈砖红色，变性的肌纤维则深染呈蓝黑色。

（二）试剂和染液的配制

1. Mallory 磷钨酸苏木精水溶液

苏木精	0.1 g
去离子水	100 mL
磷钨酸	2 g

取 50 mL 容量小烧杯，加入苏木精，倒入 30 mL 去离子水，稍加温使苏木精完全溶解，取 100 mL 容量烧杯，加入磷钨酸，倒入 70 mL 去离子水，摇晃使其完全溶解，把冷却后的苏木精溶液和磷钨酸溶液混合，倒入 100 mL 容量的磨砂的玻璃瓶中置于明亮处 6 个月左右氧化成熟后使用。

2. 0.5% 碘酒精水溶液

碘	0.5 g
70% 乙醇	100 mL

3. 5% 的硫代硫酸钠水溶液

硫代硫酸钠	5 g
去离子水加至	100 mL

（三）体会和说明

（1）自然成熟的磷钨酸苏木精液应保存于容量 100 mL 的棕色小口磨砂瓶中，室温暗处存放。

（2）磷钨酸苏木精液染色是进行性的，因此不能过染，每隔一定时间镜下观察着色程度,满意即可终止反应。

（3）此法最大的优点是仅用一种染料,使不同正常组织、同一组织的正常和病变结构着色深浅不一或色调不一致。较少出现人为改变。

（4）磷钨酸苏木精需自然氧化成熟才能使用,一般放置六个月左右虽能用,但着色力不强,一年到四年间最好用,时间再长则染色能力会逐渐减弱,所以每隔一段时间应配制适量磷钨酸苏木精备用。

（5）用于全身性弥漫性小血管内凝血（DIC）小血管内的凝血物质中的纤维素会呈深蓝色,故可以证明血管内有凝血,为诊断或鉴别 DIC 提供依据。

（6）PTH 染色可用来诊断和鉴别某些肌源性肿瘤,肌源性肿瘤的瘤细胞有蓝色横纹。

二、偶氮桃红－鞣酸法

（一）染色步骤

（1）组织固定于 Carnoy 氏固定液 3～6 h,直接入 95% 乙醇中脱水,常规脱水包埋。

（2）切片脱蜡至水。

（3）Mayer 氏苏木精染 5 min。

（4）流水冲洗 5 min。

（5）5% 鞣酸水溶液作用 10 min。

（6）去离子水速洗 2 次,每次 2～3 s。

（7）1% 磷钼酸水溶液处理 10 min。

（8）去离子水洗 3 次,每次 2 min。

（9）偶氮桃红染液处理 4～5 min。

（10）甲醇冰乙酸液分化。

（11）直接无水乙醇脱水 3 次,每次 3 min。

（12）二甲苯脱乙醇 2 次,每次 3 min。中性树胶封固。

结果：横纹肌、平滑肌及肌上皮细胞呈红色,胶原纤维呈黄色,细胞核蓝色。

（二）试剂和染液的配制

1. 偶氮桃红染液

偶氮桃红	2 g
甲醇	90 mL
冰乙酸	10 mL

混合后静止一夜,用时取上清液。

2. 5% 的鞣酸水溶液

鞣酸	5 g
去离子水	100 mL

3. 1% 磷钼酸水溶液

磷钼酸	1 g
去离子水	100 mL

4. 甲醇冰乙酸溶液

甲醇	90 mL
冰乙酸	10 mL

（三）体会和说明

（1）Carnoy 固定染色效果好,但用 10% 福尔马林液固定的组织也可以,只是颜色较浅淡。其他固定液不理想。

（2）磷钼酸的处理时间要得当,偶氮桃红染液的染色时间 5 min 足够,若时间过长不利于胶原纤维着色。

（3）此法是肌纤维与胶原纤维的对比染色,不易褪色,又可显示肌上皮细胞,可用于乳腺和上皮等肌上皮细胞瘤的诊断。

第三章　病理性沉积物

第一节　纤维素染色

纤维素又称纤维蛋白，是一种可溶性的纤维蛋白原的聚合物。纤维蛋白原是血浆蛋白的正常成分。纤维蛋白原通过内源性凝血系统（心血管内）或外源性凝血系统（与损伤组织接触时）由溶胶状态转变成凝胶状态，形成弯曲细丝状的纤维素。纤维素的细丝多呈网状，有的形成较粗大的纤维素网，陈旧的纤维素可凝结成无定型的团块。

很多情况下都可产生纤维素，最常见的是在急性炎症反应及血管与心脏的血栓中。另外，在许多全身性结缔组织疾病时，结缔组织中出现的纤维蛋白病变（或叫纤维素样坏死），其染色性与纤维蛋白相似，也可用马休黄－酸性复红－苯胺蓝法显示出来。纤维蛋白样变可能是慢性过敏反应时的抗原抗体与由血管渗出的纤维蛋白共同沉淀的产物。

在结缔组织的各种三色染色法、VG 染色、PTAH 染色和显示心肌损伤早期改变的各种复红染色法内均能显示纤维素。尤其是 PTAH 染色和复红染色，对纤维素的显示比较清楚。当为了研究和特殊需要证明或区分纤维素时，可以应用主要显示纤维素的特殊染色法。

一、马休黄－酸性复红－苯胺蓝法

（一）染色步骤

（1）组织块经含氯化汞的固定液，流水冲洗 12 h 左右，常规切片脱蜡至水；如 10% 福尔马林水溶液固定,把切片置于含 3% 的氯化汞的苦味酸酒精饱和溶液中处理 30～60 min。

（2）流水稍洗,此步进行脱汞盐处理,切片置于 0.5% 的碘酒精溶液中 10 min,稍水洗,5% 硫代硫酸钠水溶液脱碘 5 min,流水冲洗 5～10 min。

（3）入天青石蓝 B5 染液 3～5 min。

（4）自来水速洗。

（5）入 Mayer 氏明矾苏木精染液 3～5 min。

（6）流水稍洗,必要时用 1% 盐酸酒精稍加分化。

（7）自来水充分洗。

（8）切片入 95% 的乙醇速洗。

（9）入马休黄染液 2 min。

（10）去离子水洗。

（11）入酸性复红染液 10 min。

（12）去离子水洗。

（13）1% 磷钨酸分化 3～5 min。

（14）去离子水洗

（15）入苯胺蓝染液 5～10 min。

（16）1% 乙酸水溶液洗去多余染液并分化。

（17）勿水洗,直接用滤纸吸干标本周围水分。

（18）入 95% 乙醇迅速脱水。

（19）无水乙醇浸泡,两次,每次大于 2 min。

（20）二甲苯浸泡,两次,每次大于 2 min,中性树胶封固。

结果：纤维素呈鲜红色,肌纤维呈红色,胞核呈蓝褐色,胶原纤维呈蓝色,红细胞呈黄色,陈旧的纤维素呈紫蓝色。

（二）试剂和染料配制

1. 天青石蓝 B 染液

硫酸铁铵	5 g
去离子水	100 mL
天青石蓝 B	0.5 g
甘油	14 mL

麝香草酚（防腐）　　　　50 mg

用三角烧瓶装入去离子水，加入硫酸铁铵，不断摇晃使其完全溶解，再加入天青石蓝 B，煮沸 2～3 min，煮沸过程中用玻璃棒不断搅拌使其尽量全部溶解，冷却后过滤，最后加入甘油和麝香草酚。

2. 迈耶（Mayer）氏苏木精染液

苏木精	1 g
去离子水	100 mL
硫酸铝钾	50 g
柠檬酸	1 g
水合氯醛	50 g
碘酸钠	0.2 g

将去离子水加热到 80℃左右溶解苏木精，加入硫酸铝钾和碘酸钠，充分搅拌至全部溶解，再加入水合氯醛和柠檬酸，继续加热，煮沸 5 min 后冷却，隔夜后过滤即可使用。

3. 马休黄染液

马休黄	0.5 g
95% 乙醇	100 mL
磷钨酸	2 g

先用 95% 乙醇溶解马休黄，再加入磷钨酸。

4. 酸性复红染液

酸性复红	1 g
去离子水	98 mL
冰乙酸	2 mL

5. 苯胺蓝染液

苯胺蓝	0.5 g
去离子水	99 mL
冰乙酸	1 mL

6. 1% 磷钨酸水溶液

磷钨酸	1 g
去离子水	100 mL

7.1% 乙酸水溶液

冰乙酸	1 mL
去离子水	99 mL

（三）体会和说明

（1）本法以 5% 氯化汞水溶液 9 份,甲醛 1 份混合固定为宜,单纯甲醛固定效果欠佳,需经含氯化汞的固定液处理切片,再脱汞,然后充分水洗。

（2）原法用亮结晶猩红 6R,因此染料很难购买,改用酸性复红或丽春红 2R 效果也不错。

（3）新鲜的纤维素染成红色,陈旧的纤维素和胶原纤维都染成蓝色,需进一步鉴别。

（4）切片在 1% 磷钨酸水溶液中处理 5 min,期间要镜下观察,以胶原纤维接近无色为止。

二、苯胺结晶紫法

（一）染色步骤

（1）组织固定于 10% 福尔马林水溶液,按常规脱水透明浸蜡包埋。

（2）切片厚度 5 μm,切片脱蜡至水。

（3）碳酸锂胭脂红液滴染 5～10 min。

（4）倾去余液,直接滴入 1% 盐酸酒精约 30 s。

（5）流水冲洗 2～5 min。

（6）苯胺结晶紫液滴染 5 min。

（7）倾去多余染液,滤纸吸干组织切片周围多余染液。

（8）入 Weigert 氏碘液中 1～2 min。

（9）稍水洗后,滤纸彻底吸干组织切片周围多余液体。

（10）切片滴入苯胺二甲苯分化,摇晃切片使液体分布均匀,必要时可更换新的苯胺二甲苯液,至切片无颜色脱出时立即倾去苯胺二甲苯液。

（11）滴入二甲苯,镜下观察,如果分化不足,可再次滴入苯胺二甲苯分化,直至切片清晰为止。

（12）擦拭切片背面及组织周围二甲苯,入封片前二甲苯透明,中性树胶封固。

结果:纤维素呈蓝紫色,胞核呈红色。革兰阳性细菌也呈蓝紫色。

(二)试剂和染料配制

1. 碳酸锂胭脂红液

胭脂红	2 g
碳酸锂饱和水溶液	100 mL
麝香草酚	100 mg

胭脂红溶于碳酸锂饱和水溶液中,慢火煮沸 10 min,冷却后加入麝香草酚,用前过滤。

2. 5% 的苯酚水溶液

苯酚	5 mL
去离子水	95 mL

3. 结晶紫酒精液

结晶紫	5 g
无水乙醇	100 mL

因无水乙醇容易挥发,故配制好后用小口磨砂瓶密封存放。

4. 苯酚结晶紫染液

结晶紫酒精液	1 份
5% 的苯酚水溶液	9 份

5. Weigert 氏碘液

碘	1 g
碘化钾	2 g
去离子水	100 mL

6. 苯胺二甲苯混合液

苯胺	1 份
二甲苯	3 份

因滴染依据切片张数和组织大小,酌量配制。

(三)体会和说明

(1)染完碳酸锂胭脂红后不用水洗,直接滴入 1% 的盐酸酒精分化,并起到固色作用。

(2)苯酚结晶紫液容易产生沉淀,染色前直接过滤到切片上。

（3）切片如残余苯胺，容易褪色，不利于长期保存。

三、磷钨酸苏木精（PTH 或 PTAH）染色

（一）染色步骤

（1）组织块经 Zenker 固定，流水冲洗 2 h 左右，常规切片脱蜡至水，如 10% 福尔马林水溶液固定，把切片置于 Zenker 氏固定液于 37℃孵箱处理 3 h 或置于室温过夜。

（2）流水稍洗，此步进行脱汞盐处理，切片置于 0.5% 的碘酒精溶液中 10 min，稍水洗，5% 硫代硫酸钠水溶液脱碘 5 min，流水冲洗 5～10 min。

（3）入酸化的高锰酸钾水溶液氧化 5 min。

（4）去离子水洗去多余液体。

（5）2% 的草酸水溶液处理 1～3 min 左右，至切片无色为止。

（6）流水稍洗，去离子水洗。

（7）入 Mallory 磷钨酸苏木精水溶液中 24 h 或更长。

（8）95% 的乙醇迅速洗去多余染液。

（9）无水乙醇浸泡，两次，每次大于 2 min。

（10）二甲苯浸泡，两次，每次大于 2 min，中性树胶封固。

结果：纤维素呈蓝色，横纹肌纤维、胞核也呈蓝色，胶原纤维、网状纤维和软骨基质呈棕红色，弹力纤维呈紫色。

（二）试剂和染液的配制

1. 0.5% 碘酒精水溶液

碘	0.5 g
70% 乙醇	100 mL

2. 5% 的硫代硫酸钠水溶液

硫代硫酸钠	5 g
去离子水加至	100 mL

第二节　淀粉样物染色法

组织和脏器发生淀粉样变化时,血管壁和组织成分之间有均质性透明物质沉着,这种物质在普通染色中嗜伊红呈淡红色,遇碘（加稀薄的 Lugol's 溶液）呈红褐色,再加稀硫酸则变为蓝色或蓝紫色,此点与淀粉反应相似,故被称为淀粉样物质或称为类淀粉。但它本质与淀粉无关,而是一种变性的蛋白。

淀粉样物质在化学结构上属于糖蛋白,其蛋白部分和球蛋白相近。由于淀粉样变性常见于慢性炎症,特别是有自身免疫反应的情况下,故现在多认为有淀粉样物质出现是抗原抗体免疫复合物的沉着。淀粉样变常见于脾、胰腺、肝、肾、心等实质性脏器等。

一、Bennhold 氏刚果红染色法

固定液选择含乙醇、升汞的固定液及普通福尔马林固定液均可。

（一）染色步骤

（1）切片按常规脱蜡至水。

（2）1% 刚果红水溶液 10～30min 或更长。

（3）碳酸锂饱和水溶液处理切片 1～5min。

（4）80% 乙醇速分化,洗至无红色从切片上滴下为止。

（5）去离子水速洗。

（6）用稀释一倍的苏木精浅染核 1min 左右,如过染可用 1% 的盐酸酒精分化及弱氨水水溶液反蓝。

（7）95% 的乙醇脱水,两次,每次大于 2min。

（8）无水乙醇浸泡,两次,每次大于 2min。

（9）二甲苯浸泡,两次,每次大于 2min,中性树胶封固。

结果:淀粉样物呈浅红色,细胞核浅蓝色。

（二）试剂和染料配制

1% 刚果红水溶液

刚果红	1 g
去离子水	100 mL

此染液可用磁力搅拌器低温加热溶解，用前过滤。

（三）体会和说明

（1）80% 乙醇速分化非常重要，分化过度易造成假阴性，分化不足易造成假阳性。

（2）染色后的切片时间久了会脱色，制作完后应该尽快观察及照相。

（3）切片厚度 4～5 μm。

（4）用 5% 的碳酸钠水溶液作为溶媒代替去离子水，并在染刚果红前，现将切片置于 10% 福尔马林液处理 10～15 min，有利于淀粉样物质着色。

二、改良的 Highman 氏甲醇刚果红法

（一）染色步骤

（1）组织经 10% 福尔马林固定，切片按常规脱蜡至水。

（2）甲醇刚果红水溶液 10 min，倾去余液。

（3）用碱性乙醇急速分化，约数秒钟，镜下观察控制。

（4）去离子水速洗

（5）流水冲洗 5 min。

（6）用稀释一倍的苏木精浅染核 1 min 左右，如过染可用 1% 的盐酸酒精分化及弱氨水水溶液反蓝。

（7）流水冲洗 5 min。

（8）95% 的乙醇脱水，两次，每次大于 2 min。

（9）无水乙醇浸泡，两次，每次大于 2 min。

（10）二甲苯浸泡，两次，每次大于 2 min，中性树胶封固。

结果：淀粉样蛋白呈红色，细胞核浅蓝色。偏光显微镜下观察淀粉样蛋白出现绿色的双折光现象。

（二）试剂和染料配制

1. 1% 刚果红水溶液

刚果红	0.5 g
甲醇	80 mL
甘油	20 mL

2. 碱性酒精分化液

氢氧化钾	0.2 g
80% 乙醇	100 mL

（三）体会和说明

（1）刚果红能使弹力纤维和淀粉样蛋白都着色,但二者相对好区分,必要时可先醛复红染色,再刚果红染色。

（2）甲醇比去离子水更能有效地溶解刚果红,甘油能防止甲醇挥发,同时使染液稳定,密封保存能长时间使用。

（3）碱性酒精分化要镜下把握,若分化不足,胶原纤维仍然着色,若分化过度,淀粉样蛋白也可脱色。

（4）染色后的切片时间久了会脱色,制作完后应该尽快观察及照相。

（5）切片厚度 4～5 μm。

三、区分 AL 蛋白和 AA 蛋白的刚果红染色法

淀粉样原纤维蛋白有两种,一种为淀粉样轻链蛋白,称 AL 蛋白,另一种是淀粉样相随蛋白,是一种来自血浆中的和免疫球蛋白毫不相关的蛋白质,称 AA 蛋白。由此可见, AL 蛋白可来源于原发性淀粉样变性或伴有多发性骨髓瘤及巨球蛋白血症。

（一）染色步骤

（1）组织经 10% 福尔马林固定,常规脱蜡包埋。

（2）取两张连续的切片,分别标注 A 和 B,脱蜡至水。A 片按顺序处理, B 片从第 7 步开始。

（3）酸性高锰酸钾液处理 3 min。

（4）稍水洗,洗去切片上浮色。

（5）5% 草酸液漂白至切片无色为止,一般 1 min 以上。

（6）6 流水冲洗 3～5 min。

（7）甲醇刚果红液染色 10 min,倾去余液。

（8）用碱性乙醇急速分化,约数秒钟,镜下观察控制。

（9）去离子水速洗。

（10）流水冲洗 5 min。

（11）用稀释一倍的苏木精浅染核 1 min 左右,如过染可用 1% 的盐酸酒精分化及弱氨水水溶液反蓝。

（12）流水冲洗 3～5 min。

（13）95% 的乙醇脱水,两次,每次大于 2 min。

（14）无水乙醇浸泡,两次,每次大于 2 min。

（15）二甲苯浸泡,两次,每次大于 2 min,中性树胶封固。

结果：若 2 张切片均阳性,则为 AL 蛋白,若 B 片阳性,A 片阴性则为 AA 蛋白。阳性蛋白呈红色,细胞核呈浅蓝色。

（二）试剂和染料配制

1. 酸性高锰酸钾溶液

甲液：5% 的高锰酸钾液

高锰酸钾	5 g
去离子水	100 mL

乙液：0.3% 硫酸水溶液

硫酸	0.3 mL
去离子水	99.7 mL

2. 2%～5% 的草酸水溶液

草酸	2～5 g
去离子水	100 mL

3. 1% 刚果红水溶液

刚果红	0.5 g
甲醇	80 mL
甘油	20 mL

4. 碱性酒精分化液

氢氧化钾	0.2 g

80% 乙醇   100 mL

（三）体会和说明

（1）刚果红能使弹力纤维和淀粉样蛋白都着色，但二者相对好区分，必要时可先醛复红染色，再刚果红染色。

（2）甲醇比去离子水更能有效地溶解刚果红，甘油能防止甲醇挥发，同时使染液稳定，密封保存能长时间使用。

（3）碱性酒精分化要镜下把握，若分化不足，胶原纤维仍然着色，若分化过度，淀粉样蛋白也可脱色。

（4）染色后的切片时间久了会脱色，制作完后应该尽快观察及照相。

（5）切片经高锰酸钾液氧化后，AA 蛋白失去了对刚果红的亲和力，因此刚果红染色呈阴性，与免疫球蛋白轻链无关，属继发性淀粉样蛋白；AL 蛋白不受高锰酸钾液氧化的影响，因此，刚果红染色呈阳性，与免疫球蛋白轻链有关，属原发性淀粉样蛋白。

四、硫酸钠阿利新蓝法

（一）染色步骤

（1）10% 福尔马林固定的新鲜组织，小块陈旧组织经 5% 氯化汞液处理 6～12 h，再经脱汞处理后包埋切片，切片厚度 4～5μm。

（2）常规脱蜡至水。

（3）乙酸酒精液稍洗。

（4）硫酸钠阿利新蓝染液染色 2 h 或更长。

（5）乙酸酒精液处理 1～2 min。

（6）流水稍洗。

（7）四硼酸钠酒精液处理 30 min。

（8）流水稍洗。

（9）天青石蓝液染色 2～3 min。

（10）稍水洗。

（11）Mayer 氏苏木精液染色 2～3 min。

（12）流水冲洗。

（13）苦味酸饱和酒精液分化 20～30 s。

（14）流水稍洗。

（15）Van Gieson(VG) 液染色 40～60 s。

（16）迅速水洗,去掉浮色。

（17）95% 的乙醇脱水,两次,每次大于 2 min。

（18）无水乙醇浸泡,两次,每次大于 2 min。

（19）二甲苯浸泡,两次,每次大于 2 min,中性树胶封固。

结果：新鲜的淀粉样蛋白呈鲜绿色,陈旧的淀粉样蛋白呈暗绿色,肥大细胞颗粒、某些黏液和胶质呈绿色,细胞核呈蓝褐色,胶原纤维呈红色。

（二）试剂和染料配制

1. 1% 阿利新蓝酒精液

阿利新蓝 8GX	1 g
95% 乙醇	100 mL

2. 1% 硫酸钠水溶液

硫酸钠	1 g
去离子水	100 mL

3. 硫酸钠阿利新蓝液

阿利新蓝酒精液	45 mL
硫酸钠水溶液	45 mL
冰乙酸	10 mL

4. 乙酸酒精液

95% 乙醇	45 mL
去离子水	45 mL
冰乙酸	10 mL

此液现用现配。

5. 四硼酸钠饱和酒精液

四硼酸钠	0.5 g
80% 酒精	100 mL

6. 苦味酸饱和酒精液

80% 酒精	100 mL
苦味酸	1 g 以上

7.Van Gieson 氏染液

| 1% 的酸性复红水溶液 | 1 份 |
| 苦味酸饱和水溶液 | 9 份 |

临用前按比例混合使用。

（三）体会和说明

（1）通常特殊染色液配制的容量大都控制在 100 mL 以内，一是因为不常用，二是因为长时间放置染色力减退。硫酸钠阿利新蓝也是如此，冰箱冷藏比室温存放染色能力可延长。

（2）淀粉样蛋白染色容易与其他组织共染，必要时要选两种以上染色法加以鉴别比较。

第三节　尿素结晶

尿毒症患者由于肾脏严重受损，肝脏合成的尿素经肾脏无法排出体外，大量的尿素只能通过血液堆积于各个脏器内，主要存在于脑、肺、皮肤、肝和肾脏等，常用检测方法如下。

一、染色步骤

（1）尿毒症的动物及人的脑组织，切取厚度 2～3 mm 的脑组织块，放入黄醇冰乙酸液中固定 6 h 以上。

（2）转入无水乙醇固定兼脱水 2 次，每次 6～12 h。

（3）二甲苯透明，浸蜡包埋。

（4）常规切片，切片厚度 4～6 μm。

（5）苏木精染核。

（6）稍水洗。

（7）1% 盐酸酒精稍分化。

（8）弱氨水液反蓝流水冲洗，或直接流水冲洗 3～5 min。

（9）0.5% 伊红染色。

（10）稍水洗。

（11）常规脱水透明，中性树胶封固。

结果：尿素结晶呈黄棕色的放射状梅花形结晶，胞核呈蓝色，其他组织呈红色。

二、试剂和染料配制

黄醇冰乙酸液：

黄醇	6 g
无水乙醇	35 mL
冰乙酸	65 mL

此液临用前现配，黄醇溶解于无水乙醇和冰乙酸的混合液中。

三、体会和说明

（1）黄醇又名黄嘌呤醇。

（2）黄醇冰乙酸液临用前现配，黄醇溶解于无水乙醇和冰乙酸的混合液中。待完全溶解方可使用。

（3）尿素结晶极易溶于水，故不能用水溶性的固定液固定可疑还有尿素结晶的组织。切取下来的组织厚度保持在 2～3 mm 并迅速置于黄醇冰乙酸固定液中。

第四章 组织内铁、钙和黑色素染色方法

第一节 铁染色

铁元素主要以含铁血黄素的方式存在于组织内,含铁血黄素是组织内出血、血红蛋白分解破坏的产物,在普通染色中,是一种粗细不等的黄褐色颗粒。其中三价铁的含铁血黄素多于二价铁的含铁血黄素,不同化合价的铁离子需用不同方法来显示。

一、显示三价铁的 Perls 氏普鲁士蓝反应

固定液的选择,原则以中性固定液或不含酸的固定液为首选,如乙醇。

(一)染色步骤

(1)新鲜组织经 80% 的乙醇固定或短时间经 10% 福尔马林固定,如福尔马林固定时间过久,甲醛被氧化成甲酸,则三价铁在酸性环境下被溶解,因此,需铁染色的组织在固定时应注意避免固定液内含有酸性化学试剂,更不应该含有铁质或铁离子等,常规脱蜡包埋。

(2)常规切片,厚度 4～5μm,脱蜡后去离子水浸洗。

(3)入 Perls 氏普鲁士蓝染液中 5～30min。

(4)去离子水充分浸洗。

(5)入 0.5% 伊红水溶液中复染 1～3min。

(6)95% 的乙醇脱色兼脱水,两次,每次大于 2min。

(7)无水乙醇浸泡,两次,每次大于 2min。

（8）二甲苯浸泡，两次，每次大于 2 min，中性树胶封固。

结果：组织内的三价铁呈蓝色，其他物质呈红色。

（二）试剂和染料配制

1. 2% 的亚铁氰化钾水溶液

亚铁氰化钾	2 g
去离子水	100 mL

2. 2% 的盐酸水溶液

盐酸	2 mL
去离子水	98 mL

上面两种液体分别配制贮存，临用前等量混合。

3. 0.1% 的核固红水溶液

核固红	0.1 g
硫酸铝	5 g
去离子水	100 mL
麝香草酚	50 mg

先用去离子水溶解硫酸铝，然后加入核固红，稍加温溶解，冷却后过滤，最后加麝香草酚防腐。

（三）体会和说明

（1）操作过程中所用容器要洁净，避免使用铁质器皿。

（2）在酸性条件下，三价铁与亚铁氰化钾反应生成亚铁氰化铁（普鲁士蓝反应）。

核固红染核，伊红染细胞质及结缔组织，视有利于观察而考虑染胞核还是胞质。

二、显示二价铁的铁氰化亚铁法

（一）染色步骤

（1）新鲜组织经 80% 的乙醇固定或短时间经 10% 福尔马林固定，常规脱蜡包埋。

（2）常规切片，厚度 4～5 μm，选 2 张连续切片 A 和 B，脱蜡后去离子水浸洗。

（3）B片入硫酸铵酒精液处理 1～2 h，A片绕过硫酸铵酒精液处理。

（4）去离子水充分浸洗。

（5）切片上滴 20% 的铁氰化钾水溶液和 2% 盐酸等量混合液，作用 10～20 min。

（6）去离子水充分浸洗。

（7）用 0.1% 核固红复染核或 0.5% 伊红复染。

（8）去离子水充分浸洗。

（9）95% 的乙醇脱水，两次，每次大于 2 min。

（10）无水乙醇浸泡，两次，每次大于 2 min。

（11）二甲苯浸泡，两次，每次大于 2 min，中性树胶封固。

结果：A片上的二价铁呈蓝色（三价铁盐无颜色反应），B片上的三价铁与硫酸铵反应生成二价铁也呈蓝色。核固红染胞核呈红色（或伊红染胞质及其他物质呈红色）。

（二）试剂和染料配制

1. 硫化铵乙醇液

硫化铵	10 mL
95% 乙醇	30 mL

2. 20% 铁氰化钾水溶液

铁氰化钾	20 g
去离子水加至	100 mL

3. 2% 的盐酸水溶液

盐酸	2 mL
去离子水	98 mL

4. 滕氏蓝反应液

20% 铁氰化钾水溶液和 2% 的盐酸水溶液临用前等量混合。

5. 0.1% 的核固红水溶液

核固红	0.1 g
硫酸铝	5 g
去离子水	100 mL
麝香草酚	50 mg

（三）体会和说明

（1）操作过程中所用容器要洁净，避免使用铁质器皿。

（2）在酸性条件下，三价铁与亚铁氰化钾反应生成亚铁氰化铁（普鲁士蓝反应）。

（3）核固红染核，伊红染细胞质及结缔组织，视有利于观察而考虑染胞核还是胞质。

（4）A 片单独显示二价铁盐，在酸性条件下二价铁和铁氰化钾反应生成铁氰化亚铁属于滕波尔蓝（滕氏蓝）反应，B 片同时显示二、三价铁盐是 Schmeltzer 氏改良的 Turnbull（滕氏蓝）氏法。

（5）组织中多含三价铁盐，故很少做滕氏蓝反应，而多做普鲁士蓝反应。

第二节　钙染色

在苏木精－伊红染色中，苏木精把钙盐染成紫蓝色，微量的钙盐沉积有时和细菌难以区分，病理组织切片中所见的钙盐沉着，多为结核、脂肪坏死、动脉硬化及各种坏死灶以及某些肿瘤组织内，多为磷酸钙和碳酸钙。沉着的钙盐呈颗粒状，也有呈团块状的。常用显示钙盐的方法有两种，一种是 Von Kossa 的硝酸银法，另一种是茜素红 S 法。

一、Von Kossa 的硝酸银法

（一）染色步骤

（1）新鲜组织经 80% 的乙醇固定或短时间经 10% 中性福尔马林固定，常规脱蜡包埋。

（2）常规切片，厚度 4～5 μm，脱蜡至水。

（3）去离子水稍浸洗。

（4）切片入 1% 的硝酸银水溶液中置于强阳光中作用 15～60 min。

（5）去离子水充分浸洗两次，每次 1～2 min。

（6）2% 的硫代硫酸钠水溶液处理 2 min。

（7）流水冲洗 3～5 min。

（8）苏木精液染色 1～2 min。

（9）稍水洗。

（10）1% 的盐酸酒精分化。

（11）稍水洗。

（12）弱氨水反蓝。

（13）稍水洗。

（14）去离子水稍浸洗。

（15）伊红液染 3～5 min。

（16）稍水洗。

（17）95% 的乙醇脱水，两次，每次大于 2 min。

（18）无水乙醇浸泡，两次，每次大于 2 min。

（19）二甲苯浸泡，两次，每次大于 2 min，中性树胶封固。

结果：钙盐呈褐黑至深黑色，细胞核呈蓝色，细胞质及其他呈红色。

（二）试剂和染料配制

1.1% 的硝酸银水溶液

硝酸银	1 g
去离子水	100 mL

2.2% 硫代硫酸钠水溶液

硫代硫酸钠	2 g
去离子水	100 mL

（三）体会和说明

（1）因为酸能溶解部分钙盐，故不能使用酸性固定液，酒精固定优于其他固定液。

（2）低于 10% 的硝酸银的浓度均可，建议用 1%～2% 的硝酸银，若暴露于强阳光下 10 min 便足够，若暴露于紫外灯下 5～10 min 即可。

（3）复染液除苏木精 - 伊红外，可用 Van Gieson 氏（VG）复染；也可用核固红复染细胞核。

二、改良的 Von Kossa 的硝酸银法

（一）染色步骤

（1）新鲜组织经 80% 的乙醇固定或短时间经 10% 中性福尔马林固定，常规脱蜡包埋。

（2）常规切片，厚度 4～5μm，选 2 张连续切片 A 和 B，脱蜡至水。

（3）去离子水稍浸洗。

（4）B 片入柠檬酸磷酸盐缓冲液处理 10～20min。

（5）流水冲洗 2～3min。

（6）去离子水稍浸洗。

（7）与 A 片一起入 1% 的硝酸银水溶液中置于强阳光中作用 15～60min。

（8）去离子水充分浸洗两次，每次 1～2min。

（9）2% 的硫代硫酸钠水溶液处理 2min。

（10）流水冲洗 3～5min。

（11）苏木精液染色 1～2min。

（12）稍水洗。

（13）1% 的盐酸酒精分化。

（14）稍水洗。

（15）弱氨水反蓝。

（16）稍水洗。

（17）去离子水稍浸洗。

（18）伊红液染 3～5min。

（19）稍水洗。

（20）95% 的乙醇脱水，两次，每次大于 2min。

（21）无水乙醇浸泡，两次，每次大于 2min。

（22）二甲苯浸泡，两次，每次大于 2min，中性树胶封固。

结果：A 片钙盐呈褐黑至深黑色，B 片呈阴性。细胞核呈蓝色，细胞质及其他呈红色。

（二）试剂和染料配制

1.1% 的硝酸银水溶液

硝酸银　　　　　　　　　1g

去离子水　　　　　　　　　100 mL

2. 2% 硫代硫酸钠水溶液

硫代硫酸钠　　　　　　　　2 g

去离子水　　　　　　　　　100 mL

3. 0.2 mol/L 磷酸氢二钠水溶液

磷酸氢二钠（12 水）　　　 7.164 g

去离子水　　　　　　　　　100 mL

4. 0.1 mol/L 柠檬酸水溶液

柠檬酸　　　　　　　　　　2.1 g

去离子水　　　　　　　　　100 mL

（三）体会和说明

（1）因为酸能溶解部分钙盐,故不能使用酸性固定液,酒精固定优于其他固定液。

（2）低于 10% 的硝酸银的浓度均可,建议用 1%～2% 的硝酸银,暴露于强阳光下 10 min 便足够,紫外灯照射下 5～10 min 即可。

（3）复染液除苏木精 - 伊红外,可用 Van Gieson 氏（VG）复染;也可用核固红复染细胞核。

三、茜素红 S 法显示钙盐沉积

（一）染色步骤

（1）新鲜组织经 80% 的乙醇固定或短时间经 10% 中性福尔马林固定,常规脱蜡包埋。

（2）常规切片,厚度 4～5 μm,脱蜡至水。

（3）去离子水稍浸洗。

（4）茜素红 S 染液滴染 3～5 min,湿盒内完成。

（5）滤纸吸干组织周围多余染液。

（6）入丙酮洗数秒钟。

（7）丙酮和二甲苯一比一混合液洗数秒钟。

（8）二甲苯浸泡,两次,每次大于 2 min,中性树胶封固。

结果:切片上的橘红色为钙盐沉积。

（二）试剂和染料配制

2% 的茜素红 S 水溶液：

茜素红 S	2 g
去离子水	100 mL

茜素红 S 溶于去离子水后，用新购买的氨水调整溶液的 pH 为 4.2（每 100 mL 茜素红水溶液加 4 滴，也可加一滴测一次 pH）。

（三）体会和说明

（1）茜素红 S 染色要在显微镜下观察控制染色时间，出现橘红色即可，不然由于过染可出现扩散现象。

（2）组织切片中如含钙盐较少，最适合应用此方法，因为橘红色极易镜下观察。

第三节　福尔马林色素去除染色法

一、染色步骤

（1）石蜡切片脱蜡至水。

（2）入苦味酸酒精饱和溶液中 5～30 min。

（3）流水冲洗 2～5 min。

（4）常规苏木精－伊红染色或其他染色。

结果：经苦味酸酒精饱和溶液处理的切片无色。未经苦味酸酒精饱和溶液处理的切片有深棕色颗粒。

二、试剂和染料配制

饱和的苦味酸酒精溶液：

苦味酸	25 g
95% 酒精	500 mL

第四节　黑色素

黑色素为棕黑色或黑色颗粒,正常情况下存在于皮肤复层扁平上皮的基底细胞内、毛发的毛球、眼球的巩膜脉络膜和睫状体以及中脑的黑质等处。病理情况下多见于黑色素瘤中。黑色素是含硫的色素,故十分稳定,不溶于水和有机溶剂。

一、硫酸亚铁法

染色原理:黑色素能吸附二价铁离子,形成黑色素亚铁复合物,在酸性条件下,该复合物的亚铁离子与铁氰化钾结合生成铁氰化亚铁即滕氏蓝反应。

(一)染色步骤

(1)组织固定于10%的福尔马林液或Carnoy液,按常规脱水透明浸蜡包埋。

(2)切片厚度4~6μm,切片脱蜡至水。

(3)去离子水稍洗。

(4)硫酸亚铁水溶液处理30~60min。

(5)去离子水洗3次,每次3min。

(6)铁氰化钾乙酸液处理30min。

(7)1%乙酸水溶液稍洗。

(8)Van Gieson氏液染色40s。

(9)自来水速洗。

(10)95%的乙醇脱水,两次,每次大于2min。

(11)无水乙醇浸泡,两次,每次大于2min。

(12)二甲苯浸泡,两次,每次大于2min,中性树胶封固。

结果:黑色素呈绿色或墨绿色,胶原纤维呈红色,肌纤维呈黄色。

（二）试剂和染料配制

1. 硫酸亚铁水溶液

硫酸亚铁	2.5 g
去离子水	100 mL

溶解后取上清液或过滤后使用。

2. 铁氰化钾乙酸液

铁氰化钾	1 g
去离子水	99 mL
冰乙酸	1 mL

3. 1% 冰乙酸水溶液

冰乙酸	1 mL
去离子水	99 mL

4. Van Gieson 氏染液

1% 的酸性复红水溶液	1 份
苦味酸饱和水溶液	9 份

临用前按比例混合使用。

5. 0.1% 的核固红水溶液

核固红	0.1 g
硫酸铝	5 g
去离子水	100 mL
麝香草酚	50 mg

先用去离子水溶解硫酸铝，然后加入核固红，稍加温溶解，冷却后过滤，最后加麝香草酚防腐。

（三）体会和说明

（1）硫酸铁液和铁氰化钾乙酸液视预染切片的数量配制液体，现用现配。

（2）含铁血黄素有时也呈绿色，必要时用铁反应法加以证明区分。

（3）Van Gieson 氏复染可改用核固红复染胞核。

二、银氨液浸银法

（一）染色步骤

（1）组织固定于 10% 的福尔马林液，按常规脱水透明浸蜡包埋。

（2）切片厚度 4～6μm，切片脱蜡至水。

（3）去离子水浸洗一次。

（4）入氢氧化银氨溶液内于室温暗处放置 12～24h。

（5）去离子水浸洗一次。

（6）0.2% 氯化金水溶液分化 2min。

（7）去离子水浸洗 2～3min。

（8）5% 硫代硫酸钠液处理 2～3min。

（9）流水冲洗 2～3min。

（10）Van Gieson 氏染液复染 40s。

（11）自来水速洗。

（12）95% 的乙醇脱水，两次，每次大于 2min。

（13）无水乙醇浸泡，两次，每次大于 2min。

（14）二甲苯浸泡，两次，每次大于 2min，中性树胶封固。

结果：黑色素、亲银颗粒、嗜铬细胞内颗粒呈黑色，某些脂褐素也呈黑色。肌纤维呈黄色，胶原纤维呈红色。

（二）试剂和染料配制

1. 氢氧化银氨溶液

取 10% 硝酸银水溶液 20mL，逐滴加入浓氨水至产生沉淀后，继续滴加浓氨水使生成的沉淀刚好溶解，再滴加 10% 硝酸银数滴致溶液稍呈浑浊状态，然后加入 20mL 去离子水，用时过滤。

2. 5% 硫代硫酸钠水溶液

硫代硫酸钠	5g
去离子水	100mL

3. 0.2% 氯化金水溶液

氯化金	1g
去离子水	100mL

4. Van Gieson 氏染液

1% 的酸性复红水溶液	1 份
苦味酸饱和水溶液	9 份

临用前按比例混合使用。混合液用后弃之。

（三）体会和说明

（1）涉及金属离子染色反应最好用 10% 福尔马林固定液,避开含铬酸盐的固定液。

（2）如把氢氧化银氨溶液置于 37℃温箱内,可大大缩短染色时间,一般作用 1 h 即可。

染色原理：黑色素具有还原性,能将氢氧化银氨溶液中的银离子还原成单质银而呈黑色。

三、Mansi 氏 Zim mernaum 变法（ZM 法）

（一）染色步骤

（1）组织固定于 10% 的福尔马林液,按常规脱水透明浸蜡包埋。

（2）切片厚度 4～6μm,切片脱蜡至水。

（3）去离子水浸洗一次。

（4）切片入 MZ 银溶液内处理 10～30 min,避光,置于 58℃烤箱中,每隔 5～10 min 拿出在显微镜下观察,以便掌握着色程度。入氢氧化银氨溶液内于室温暗处放置 12～24 h。

（5）3～5 次更换去离子水浸洗浸泡切片 5～10 min。

（6）切片入分化液内分化约 30 s。

（7）去离子水充分洗。

（8）分化液处理 2～3 min。

（9）流水冲洗 2～3 min。

（10）0.5% 伊红或 Van Gieson 氏染液复染 40 s。

（11）去离子水速洗。

（12）95% 的乙醇脱水,两次,每次大于 2 min。

（13）无水乙醇浸泡,两次,每次大于 2 min。

（14）二甲苯浸泡,两次,每次大于 2 min,中性树胶封固。

结果：黑色素呈黑色颗粒状，其他组织为复染的颜色。

（二）试剂和染料配制

1. MZ 氏银溶液

取 10% 硝酸银水溶液 50 mL，逐滴并缓慢加入浓氨水，初加入时有乳白色沉淀生成，继续加浓氨水，边加边搅拌则沉淀逐渐溶解，氨水的量大约 1～1.5 mL。至溶液变为微乳白色为止。注意氨水用量不能超，一旦过量溶液呈现透明状态时，需再加少许硝酸银溶液，使溶液稍呈浑浊状态，并保存在洁净的棕色瓶内，置于暗处静置一夜或 24 h 后再用，用前需过滤。

2. 6% 硫代硫酸钠水溶液

硫代硫酸钠	6 g
去离子水	100 mL

3. 6% 硫氢化铵水溶液

硫氢化铵	6 g
去离子水	100 mL

用前取 6% 硫代硫酸钠水溶液和 6% 硫氢化铵水溶液各 1 mL 混合，逐滴慢慢滴加 2% 氯化金水溶液并充分摇晃，使溶液呈桃黄色为止，总量约 2.5 mL。

（三）体会和说明

此法为浸银染色。

四、脱黑色素法

（一）染色步骤

（1）组织固定于 10% 的福尔马林液，按常规脱水透明浸蜡包埋。

（2）切片厚度 4～6 μm，取连续的两张切片 A 和 B，脱蜡至水。

（3）将 B 片置于酸化的高锰酸钾水溶液内 2～4 h。

（4）稍水洗。

（5）2% 的草酸漂白 1～2 min。

（6）流水冲洗 2～3 min 后显微镜下观察 A 片和 B 片有无差异，如 B 片色素减少证明脱掉的为黑色素。

（7）A 和 B 同时按常规苏木精－伊红染色。

结果：经酸化高锰酸钾水溶液氧化草酸漂白的 B 片与未经酸化高锰酸钾

水溶液氧化的 A 片比较,脱色的为黑色素。

（二）染液和试剂的配制

1. 酸化的高锰酸钾溶液

A 液： 高锰酸钾　　　　　0.5 g

　　　 去离子水　　　　　100 mL

B 液： 硫酸　　　　　　　0.5 mL

　　　 去离子水　　　　　99.5 mL

临用前 A 液、B 液等量混合。混合液用后弃之。

2. 2% 的草酸水溶液

　　　 草酸　　　　　　　2 g

　　　 去离子水　　　　　100 mL

（三）体会和说明

（1）酸化的高锰酸钾现用现配为宜。

（2）新鲜的皮肤组织,脱黑色素时氧化时间仅需 30 min。

（3）除酸化的高锰酸钾外,10% 的过氧化氢水溶液、5% 的铬酸水溶液、40% 的过氧乙酸水溶液、1% 的溴水都能氧化去除组织内的黑色素,但还是酸化的高锰酸钾常用,并且稳定可靠。

第五节　脂褐素

一、PAS（过碘酸雪夫试剂）法

（一）染色步骤

（1）切片按常规脱蜡水洗,去离子水洗。

（2）0.5% 高碘酸水溶液氧化 5～10 min。

（3）去离子水洗 3 次,每次至少 1 min。

（4）用 Schiff 氏染液滴染 10～30 min。

（5）倾去染液后,流水冲洗或直接用亚硫酸溶液浸泡切片 3 次,每次 2 min。

（6）流水冲洗 5 min。

（7）苏木精染液略浅染核,过染可 1% 盐酸酒精分化,流水充分洗至核呈淡淡的蓝色为止。

（8）95% 的乙醇脱水,两次,每次大于 2 min。

（9）无水乙醇浸泡,两次,每次大于 2 min。

（10）二甲苯浸泡,两次,每次大于 2 min,中性树胶封固。

结果:脂褐素呈大小不一的红色颗粒,胞核浅蓝色。

（二）试剂和染料配制

1. 雪夫试剂冷配法

1 g 碱性复红溶于 400 mL 去离子水中,用磁力搅拌器搅拌 1 h 或略长,待碱性复红完全充分溶解,再加入 1 mol/L 盐酸 40 mL,充分摇荡后溶液呈暗红色,加入 3 g 偏重亚硫酸钠充分摇荡,然后置室温阴凉处 12 h 左右,如果液体略有淡淡的红色,加 1 g 活性炭摇荡后过滤,此液冰箱冷藏保存。

碱性复红	1 g
1 mol/L 盐酸	40 mL
偏重亚硫酸钠（钾）	3 g
去离子水	400 mL
活性炭	1 g

2. 雪夫试剂热配法

取 1 g 碱性复红溶于 80℃ 的 200 mL 去离子水中,加热煮沸 20 s 左右,后用磁力搅拌器搅拌 5 min 或略长,待液体温度降至 50℃ 左右时过滤,再加入 20 mL 1 mol/L 盐酸,待降至室温加入 1 g 偏重亚硫酸钠（钾）,然后置室温阴凉处 12 h 左右,此时溶液略呈淡淡的土黄色,再加入 1～2 g 活性炭充分摇荡过滤,冷却后置于冰箱冷藏保存。

碱性复红	1 g
1 mol/L 盐酸	20 mL
偏重亚硫酸钠（钾）	1 g
去离子水	200 mL
活性炭	1～2 g

3. 高碘酸水溶液

高碘酸	0.5～1 g
去离子水	100 mL

4. 亚硫酸冲洗液

1 mol/L 盐酸	7.5 mL
10% 偏重亚硫酸钠（钾）	7.5 mL
去离子水	130 mL

（三）体会和说明

（1）新配制的高碘酸的氧化时间一般 5 min 即可。

（2）亚硫酸溶液现用现配，用后废弃。亚硫酸冲洗和流水冲洗在实际工作中未见明显差异，故亚硫酸溶液浸洗可省去。

（3）浓盐酸是 12 mol/L，1 mol/L 就是 1 mL 盐酸加 11 mL 去离子水中。

（4）雪夫试剂保存和使用尽量避光，加活性炭与否不影响染色。室温高可缩短染色时间，室温低可延长染色时间。

（5）多年经验以选择北化生产的碱性复红为佳，其他厂家碱性复红纯度低。

二、三氯化铁铁氰化钾法

（一）染色步骤

（1）组织经 10% 福尔马林固定，按常规脱水透明浸蜡包埋。

（2）切片厚度 4～6 μm，烘烤好的切片脱蜡至水。

（3）入高铁化物液作用 2～3 min。

（4）流水冲洗 2～3 min。

（5）0.1% 的核固红染液复染 5～10 min。

（6）稍水洗。

（7）95% 的乙醇脱水，两次，每次大于 2 min。

（8）无水乙醇浸泡，两次，每次大于 2 min。

（9）二甲苯浸泡，两次，每次大于 2 min，中性树胶封固。

结果：脂褐素和黑色素呈暗蓝色，亲银细胞颗粒呈蓝色，嗜铬细胞颗粒呈绿蓝色，胞核呈红色。

（二）试剂和染料配制

1. 高铁化物液

1% 三氯化铁	30 mL
1% 铁氰化钾	4 mL
去离子水	6 mL

此混合液临用时配制，用后弃之。

2. 核固红染色液

核固红	0.1 g
硫酸铝	5 g
去离子水	100 mL
麝香草酚（防腐剂）	50 mg

先将硫酸铝溶解于去离子水内，需稍加温，待溶解后加入核固红，摇晃，必要时玻璃棒搅拌使其尽量溶解，冷却后过滤，最后加入麝香草酚。

三、醛复红法

（一）染色步骤

（1）组织经 10% 福尔马林固定，按常规脱水透明浸蜡包埋。

（2）切片厚度 4 μm，烘烤好的切片脱蜡至水。

（3）酸化高锰酸钾水溶液处理 3～5 min。

（4）自来水稍洗。

（5）2% 的草酸水溶液漂白 2 min。

（6）流水冲洗 2 min。

（7）70% 酒精稍浸洗。

（8）入醛复红染色液 5～30 min。

（9）70% 酒精浸洗 2 次，每次 2 min 左右。直至切片上没有浮色脱出为止。

（10）稍水洗。

（11）橙黄 G 液复染 1～2 s。

（12）稍水洗。

（13）95% 的乙醇脱水，两次，每次大于 2 min。

（14）无水乙醇浸泡，两次，每次大于 2 min。

（15）二甲苯浸泡，两次，每次大于2 min，中性树胶封固。

结果：脂褐素呈大小不一的深紫色颗粒。其余组织为不同程度的黄色。

（二）试剂和染液的配制

1. 酸化的高锰酸钾溶液

A液：　高锰酸钾　　　　　0.5 g

　　　　去离子水　　　　　100 mL

B液：　硫酸　　　　　　　0.5 mL

　　　　去离子水　　　　　99.5 mL

临用前等量混合。

2. 2%的草酸水溶液

草酸　　　　　　　　　　2 g

去离子水　　　　　　　　100 mL

3. 醛复红染液

碱性复红　　　　　　　　0.5 g

70%乙醇　　　　　　　　99 mL

盐酸　　　　　　　　　　1 mL

副醛　　　　　　　　　　1 mL

待碱性复红完全溶于70%乙醇后再加入盐酸和副醛，室温静止1 d后待颜色变为深紫色即为成熟，过滤后放入小口径磨砂瓶中冰箱冷藏保存备用。

4. 橙黄G染液

橙黄G　　　　　　　　　2 g

去离子水　　　　　　　　100 mL

磷钨酸　　　　　　　　　5 g

混合后使其尽量溶解，用时吸取上清液滴染。此液室温保存。

（三）体会和说明

（1）酸化的高锰酸钾一定要现用现配，用后弃掉。

（2）成熟的醛复红染液呈深绛紫色，有黏性，常于冰箱冷藏。若失去黏性则表明染色能力已失效。

（3）此法多用于鉴别性诊断，鉴别是胆色素、含铁血黄素还是脂褐素多用此法。

第六节　胆色素

一、三氯醋酸三氯化铁法染色步骤

（1）组织经 10% 福尔马林固定，按常规脱水透明浸蜡包埋。

（2）切片厚度 4 μm，烘烤好的切片脱蜡至水。

（3）入 Fouchet 氏液中浸染 5 min。

（4）自来水稍洗。

（5）VG（Van Gieson 氏）染液复染 40 s。

（6）自来水速洗，95% 酒精速洗，更换新的 95% 酒精浸洗兼脱水。

（7）无水乙醇浸泡，两次，每次大于 2 min。

（8）二甲苯浸泡，两次，每次大于 2 min，中性树胶封固。

结果：胆色素可呈淡绿、翠绿或深绿色。肌纤维胞质呈黄色，胶原纤维呈红色。

二、试剂和染液的配制

1. Fouchet 氏液

25% 的三氯醋酸液（A 液）：

三氯醋酸	25 g
去离子水加至	100 mL

10% 的三氯化铁液（B 液）

三氯化铁	10 g
去离子水加至	100 mL

临用前取 A 液 30 mL，B 液 3 mL 混合即为 Fouchet 氏液。此液不能长期保存，用后弃之。

2. Van Gieson 氏染液

1% 的酸性复红水溶液	1 份
苦味酸饱和水溶液	9 份

临用前按比例混合使用。混合液用后弃之。

第五章　组织细胞内的病原体染色法

第一节　细菌

一、苯胺结晶紫法

（一）染色步骤

（1）组织经 10% 福尔马林固定，按常规脱水透明浸蜡包埋。

（2）切片厚度 4μm，烘烤好的切片脱蜡至水。

（3）苏木精浅染胞核。

（4）流水冲洗 10min 反蓝。

（5）1% 伊红浸染 30min。要比 HE 染色时红色更深，通过后面染色步骤处理后，红色能褪掉一点，而使红色正适合。

（6）自来水稍洗。

（7）过滤后的苯胺结晶紫液滴染在切片组织上，作用 10min。

（8）倾去染液，用滤纸擦拭吸干切片上组织周围染液。

（9）Weigert 氏碘液滴染在切片组织上，作用 2min。

（10）稍水洗，用滤纸擦拭吸干切片上组织周围染液。

（11）苯胺二甲苯分化，摇晃切片至切片上的液体无色脱出为止。

（12）切片上滴加二甲苯，反复洗涤，至苯胺彻底除去。

（13）二甲苯浸泡，大于 2min，中性树胶封固。

结果：革兰阳性细菌呈蓝紫色，纤维素也呈蓝紫色。胞核呈蓝黑色，其他组织呈粉红色。

（二）试剂和染液的配制

1.1% 的伊红水溶液

| 伊红 Y | 1 g |
| 去离子水加至 | 100 mL |

2. Stirling 氏苯胺结晶紫液

结晶紫	5 g
无水乙醇	10 mL
苯胺	2 mL
去离子水加至	88 mL

先将结晶紫溶于无水乙醇,苯胺溶于去离子水放入密封玻璃瓶中充分混合,过滤后再与溶入结晶紫的无水乙醇混合,用前过滤,此液室温可保存数月。

3. Weigert 氏碘液

碘	1 g
碘化钾	2 g
去离子水加至	300 mL

4. 苯胺二甲苯液

| 苯胺 | 1 份 |
| 二甲苯 | 2 份 |

（三）体会和说明

（1）苯胺二甲苯分化时切片上的水分要彻底吸干,不然容易造成分化不均。

（2）苯胺二甲苯分化一定要在显微镜下把握,分化不足或过度均影响结果判定。

（3）二甲苯要多次洗涤切片,以保证彻底除去苯胺,不然标本容易褪色。

二、结晶紫 – 中性红法

（一）染色步骤

（1）组织经 10% 福尔马林固定,按常规脱水透明浸蜡包埋。

（2）切片厚度 4 μm，烘烤好的切片脱蜡至水。

（3）结晶紫酒精液滴染 3～5 min。

（4）流水冲洗。

（5）Weigert 氏碘液处理 3 min。

（6）流水冲洗，用吸水纸或滤纸吸干切片组织周围多余液体。

（7）预先把乙酸酒精液倒入立体染色缸内置于 56℃孵箱内预热，温度达到后将切片置于立体染色缸内直至切片无颜色脱出，约 10 min 左右。

（8）流水稍洗。

（9）Twort 氏复染液染色 5 min。

（10）流水稍洗。

（11）用室温的乙酸酒精液分化直至切片没有红色脱出为止，此步时间约数秒钟。

（12）新无水乙醇脱水。

（13）无水乙醇浸泡，两次，每次大于 2 min。

（14）二甲苯浸泡，两次，每次大于 2 min，中性树胶封固。

结果：革兰阳性细菌呈蓝紫色，革兰阴性细菌呈红色，红细胞和有核细胞胞质呈绿色，胞核呈红色。

（二）试剂和染液的配制

1. 结晶紫染液

结晶紫	0.5 g
25% 乙醇	100 mL

2. Weigert 氏碘液

碘	1 g
碘化钾	2 g
去离子水加至	300 mL

3. 乙酸酒精液

冰乙酸	2 mL
无水乙醇	98 mL

4. 0.2% 中性红酒精液

中性红	0.2 g

无水乙醇加至　　　　　　　100 mL

5. 0.2% 固绿酒精液

固绿 FCF　　　　　　　　　0.2 g

无水乙醇加至　　　　　　　100 mL

6. Twort 氏复染液

0.2% 中性红酒精液　　　　　9 mL

0.2% 固绿酒精液　　　　　　1 mL

去离子水　　　　　　　　　30 mL

（三）体会和说明

（1）结晶紫酒精液也可用苯胺结晶紫或苯酚结晶紫替代。

（2）第 11 步的乙酸酒精液脱色时要不断摇晃切片使切片脱色均匀，见切片上没有颜色脱出为止，此时切片上组织的颜色为淡棕色或稻草黄色。

（3）要以已知的革兰阳性菌的切片作为阳性对照。

（4）光绿可以代替固绿，但光绿易褪色。

三、革兰阴性细菌染色法

（一）染色步骤

（1）组织经 10% 福尔马林固定，按常规脱水透明浸蜡包埋。

（2）切片厚度 4 μm，烘烤好的切片脱蜡至水。

（3）去离子水稍洗。

（4）用过滤的亚甲蓝染液滴染 2～5 min。

（5）用吸水纸或滤纸吸干切片组织周围水分，此步可直接镜检。

（6）95% 的乙醇脱水，两次，每次大于 2 min。

（7）无水乙醇浸泡，两次，每次大于 2 min。

（8）二甲苯浸泡，两次，每次大于 2 min，中性树胶封固。

结果：革兰阴性细菌呈深蓝色，其他组织呈浅蓝色。

（二）试剂和染液的配制

1. 亚甲蓝酒精溶液

亚甲蓝　　　　　　　　　　2 g

95% 酒精　　　　　　　　　100 mL

2.氢氧化钾水溶液

氢氧化钾　　　　　　　　　0.01 g

去离子水　　　　　　　　　100 mL

3.1% 亚甲蓝染液

亚甲蓝酒精溶液、氢氧化钾水溶液等量混合。

（三）体会和说明

此法也适用于细菌涂片染色。

四、Goodpasure 氏改良的革兰细菌染色法

染色步骤：

（1）组织经 10% 福尔马林固定，按常规脱水透明浸蜡包埋。

（2）切片厚度 4 μm，烘烤好的切片脱蜡至水。

（3）去离子水稍洗。

（4）入过滤的本案件幸福红液内 10～30 min。

（5）去离子水浸洗 2～3 次，每次 2～3 min。

（6）将切片浸入新开瓶的甲醛原液中数秒钟分化，使切片由深红色变成暗红色。

（7）自来水洗 3 次，每次 1～2 min。

（8）入苦味酸饱和水溶液中 2～3 min，至切片的组织颜色变成紫黄色为止。

（9）自来水洗 3 次，每次 1～2 min。

（10）95% 酒精分化，镜下观察红色显现，黄色脱去为止。

（11）自来水洗 3 次，每次 1～2 min。

（12）入 Stirling 氏结晶紫液内染色 5 min，有时可延长至 30 min。

（13）自来水洗 3 次，每次 1～2 min。

（14）入 Gram 氏碘液中处理切片 1 min。

（15）用滤纸或吸水纸吸干切片上组织周围液体，再放置 1、2 min 使切片干燥。

（16）切片上滴入苯胺二甲苯脱色兼透明，至切片上无浑浊为止。

（17）滴入二甲苯洗去苯胺。

（18）二甲苯浸泡，两次，每次大于 2 min，中性树胶封固。

结果：革兰阴性细菌呈紫蓝色，革兰阴性细菌呈红色。其他组织呈紫色和浅红色。

五、抗酸杆菌的苯酚碱性复红法

抗酸杆菌，顾名思义，就是染色后，经酸液处理也不易掉色，包括麻风杆菌和结核杆菌。所以此染色又称抗酸染色。

（一）染色步骤

（1）组织经 10% 福尔马林固定，其他固定液均可，按常规脱水透明浸蜡包埋。

（2）切片厚度 4 μm，烘烤好的切片脱蜡至水。

（3）加热切片滴加苯酚复红液从出现蒸汽计时 15～30 min。

（4）去离子水稍洗。

（5）1% 的盐酸酒精分化，至切片上颜色呈浅粉红色为止，大约 1～2 min。

（6）去离子水稍洗。

（7）1% 的亚甲蓝水溶液浅染 1 min 或略短。

（8）自来水洗 2 次，每次 1～2 min。

（9）95% 的乙醇脱水，两次，每次大于 2 min。

（10）无水乙醇浸泡，两次，每次大于 2 min。

（11）二甲苯浸泡，两次，每次大于 2 min，中性树胶封固。

结果：结核杆菌和麻风杆菌呈亮红色，其他组织呈浅蓝色。

（二）试剂和染液的配制

1. 苯酚复红染液

碱性复红无水乙醇饱和液（约 6%）　　5～10 mL

5% 的苯酚水溶液　　95～90 mL

混合后摇匀，小磨口玻璃瓶中冷藏保存，用前过滤。

2. 苯酚复红染液的另一种配法

碱性复红　　　　　　　　2 g

无水乙醇　　　　　　　　50 mL

苯酚　　　　　　　　　　25 g

混合后孵箱内充分溶解后,室温保存,用前 1:6 稀释过滤后使用。

3. 亚甲蓝酒精溶液

亚甲蓝	2g
95% 酒精	100 mL

4. 氢氧化钾水溶液

氢氧化钾	0.01 g
去离子水	100 mL

5. 1% 亚甲蓝染液

亚甲蓝酒精溶液、氢氧化钾水溶液等量混合。

(三)体会和说明

(1)必须用已知的阳性切片作为对照。

(2)亚甲蓝染色一定要浅染,不能过深,否则蓝色遮住红色,不便于观察菌体。

(3)加热的方法:将铜板一边加热,切片放到铜板的未加热一侧,并滴加苯酚复红染液覆盖整张切片,待温度升高并产生气泡计算时间,避免切片干涸,要不断滴加染液。

(4)也可将切片放入立式染色缸内置于 60℃的孵箱中 1～2h。

六、抗酸杆菌的荧光染色法

(一)染色步骤

(1)组织经 10% 福尔马林固定,其他固定液均可,按常规脱水透明浸蜡包埋。

(2)切片厚度 4μm,烘烤好的切片脱蜡至水。

(3)入金胺 O 若丹明 B 溶液中,置于 60℃的孵箱中 10 min。

(4)1% 的盐酸酒精分化,大约 1～2 min。

(5)自来水洗 2 次,每次 1～2 min。

(6)入 0.5% 高锰酸钾水溶液中处理 2 min。

(7)自来水速洗。

(8)用吸水纸或滤纸吸干切片组织周围液体,80% 酒精急速分化。

(9)甩掉多余液体,入无水乙醇脱水两次,每次大于 2 min。

（10）二甲苯浸泡，两次，每次大于2min，DPX Mountant for histology 封固。

结果：结核杆菌呈明亮的黄色荧光。

（二）试剂和染液的配制

金胺O	1.5g
若丹明B	0.75g
甘油	75mL
酚（50℃）	10mL
去离子水	100mL

七、Wade Fite 改良的苯酚碱性复红法

（一）染色步骤

（1）组织经10%福尔马林固定，其他固定液均可，按常规脱水透明浸蜡包埋。

（2）切片厚度4μm，烘烤好的切片入汽油松节油脱蜡2次，每次5～10min。

（3）不经酒精脱汽油松节油混合液，用滤纸或纱布吸干切片上组织周围液体。

（4）流水稍冲洗。

（5）滴入苯酚碱性复红液与室温作用15～30min。

（6）流水洗去多余液体。

（7）用20%硫酸水溶液分化至切片上无浮色脱出，一般需1～5min。

（8）流水充分洗。

（9）苏木精浅染核。

（10）流水冲洗3～5min使胞核反蓝。

（11）风干切片，待切、切片彻底干燥，即用二甲苯透明。

（12）二甲苯浸泡，大于2min，中性树胶封固。

结果：抗酸杆菌呈鲜红色，细胞核呈浅蓝色。

（二）试剂和染液的配制

1.碱性复红酒精液

碱性复红	5g
无水乙醇	100mL

2.5% 的苯酚水溶液

苯酚（稍加热即溶）	5 mL
去离子水	100 mL

3. 苯酚碱性复红液

碱性复红酒精液	1 份
5% 的苯酚水溶液	9 份

4. 20% 的硫酸水溶液

硫酸	20 mL
去离子水	80 mL

5. 汽油松节油混合液

汽油	1 份
松节油	1 份

（三）体会和说明

（1）苯酚碱性复红液有沉淀析出，滴染前过滤或小心洗去上清液，室温低可适当延长染色时间。

（2）汽油松节油混合液要密闭保存，使用次数多要及时更换新的混合液。

（3）烧瓶注入水后再将硫酸沿玻璃棒慢慢加入水中，注意散热。

八、胃的螺旋杆菌染色法

（一）染色步骤

（1）组织经 10% 福尔马林固定，其他固定液均可，按常规脱水透明浸蜡包埋。

（2）切片厚度 4 μm，切片脱蜡至水。

（3）乙酸缓冲液洗涤 2 次，每次约数秒钟。

（4）将切片置于预先加热的 1% 硝酸银内，于 56℃孵箱或水浴中 1 h。

（5）余 5 min 前将明胶对苯二酚液和 2% 的硝酸银混合即为显影液。也一并放入 56℃孵箱或水浴中。

（6）切片不经水洗，直接滴入显影液，肉眼观察切片上组织呈金黄色或黄棕色时止，大概为 2～3 min。

（7）倾去显影液，于 56℃自来水浸泡 1～2 min。

（8）95%的乙醇脱水，两次，每次大于2 min。

（9）无水乙醇浸泡，两次，每次大于2 min。

（10）二甲苯浸泡，两次，每次大于2 min，中性树胶封固。

结果：胃幽门螺旋杆菌呈棕黑色至黑色，其他组织呈灰黄色或棕黄色。

（二）试剂和染液的配制

1. 醋酸缓冲贮备液，pH 3.6

0.2 mol/L 醋酸缓冲液，pH 3.6	10 mL
去离子水	240 mL

以下各液均用此贮备液配制。

2. 1% 硝酸银液

硝酸银	1 g
醋酸缓冲贮备液加至	100 mL

3. 2% 硝酸银液

硝酸银	0.2 g
醋酸缓冲贮备液加至	10 mL

4. 5% 明胶液

明胶	5 g
醋酸缓冲贮备液加至	100 mL

现将明胶放入烧杯加醋酸缓冲贮备液至100 mL，放置于37℃温箱内慢慢溶解，必要时可略升高温度并用玻璃棒不断搅拌。

5. 3% 对苯二酚液

对苯二酚	0.3 g
醋酸缓冲贮备液加至	100 mL

6. 明胶对苯二酚液

3% 对苯二酚液	1 mL
5% 明胶液	15 mL

现将5%明胶液置于水浴中加温，再加入对苯二酚液，混合后保存于56℃水浴箱内。

7. 显影液

明胶对苯二酚液	16 mL

2% 硝酸银液 3 mL

（三）体会和说明

（1）所用玻璃器皿要过酸处理，保持洁净。

（2）显影液在切片放入 1% 的硝酸银水溶液中配制，随后与切片一起加温。显影时以肉眼观察为宜。

第二节 真菌

一、高碘酸－无色品红（PAS）染色法

（一）染色步骤

（1）切片按常规脱蜡水洗，去离子水洗。

（2）0.5% 高碘酸水溶液氧化 5～10 min。

（3）去离子水洗 3 次，每次至少 1 min。

（4）用 Schiff 氏（雪夫试剂或无色品红液）染液滴染 10～30 min。

（5）倾去染液后，流水冲洗或直接用亚硫酸溶液浸泡切片 3 次，每次 2 min。

（6）流水冲洗 5 min。

（7）苏木精染液略浅染核，过染可 1% 盐酸酒精分化，流水充分洗至核呈淡淡的蓝色为止。

（8）95% 的乙醇脱水，两次，每次大于 2 min。

（9）无水乙醇浸泡，两次，每次大于 2 min。

（10）二甲苯浸泡，两次，每次大于 2 min，中性树胶封固。

结果：霉菌呈品红色，细胞核浅蓝色。

（二）试剂和染料配制

1. 雪夫试剂冷配法

1 g 碱性复红溶于 400 mL 去离子水中，用磁力搅拌器搅拌 1 h 或略长，待碱性复红完全充分溶解，再加入 1 mol/L 盐酸 40 mL，充分摇荡后溶液呈暗红

色,加入 3 g 偏重亚硫酸钠充分摇荡,然后置室温阴凉处 12 h 左右,如果液体略有淡淡的红色,加 1 g 活性炭摇荡后过滤,此液冰箱冷藏保存。

碱性复红	1 g
1 mol/L 盐酸	40 mL
偏重亚硫酸钠(钾)	3 g
去离子水	400 mL
活性炭	1 g

2. 雪夫试剂热配法

取 1 g 碱性复红溶于 80℃的 200 mL 去离子水中,加热煮沸 20 s 左右,后用磁力搅拌器搅拌 5 min 或略长,待液体温度降至 50℃左右时过滤,再加入 20 mL 1 mol/L 盐酸,待降至室温加入 1 g 偏重亚硫酸钠(钾),然后置室温阴凉处 12 h 左右,此时溶液略呈淡淡的土黄色,再加入 1 ~ 2 g 活性炭充分摇荡过滤,冷却后置于冰箱冷藏保存。

碱性复红	1 g
1 mol/L 盐酸	20 mL
偏重亚硫酸钠(钾)	1 g
去离子水	200 mL
活性炭	1 ~ 2 g

3. 高碘酸水溶液

高碘酸	0.5 ~ 1 g
去离子水	100 mL

4. 偏重亚硫酸钠冲洗液

偏重亚硫酸钠(钾)	0.5 g
去离子水	100 mL

(三)注意事项

(1)新配制的高碘酸的氧化时间一般 5 min 即可。

(2)亚硫酸溶液现用现配,用后废弃。亚硫酸冲洗和流水冲洗在实际工作中未见明显差异,故亚硫酸溶液浸洗可省去。

(3)浓盐酸是 12 mol/L,1 mol/L 就是 1 mL 盐酸加 11 mL 去离子水中。

(4)雪夫试剂保存和使用尽量避光,加活性炭与否不影响染色。室温高可缩短染色时间,室温低可延长染色时间。

(5)多年经验以选择北化生产的碱性复红为佳,其他厂家碱性复红纯度低。

二、无色品红－醛复红染色法

(一)染色步骤

(1)组织经 10% 福尔马林固定,按常规脱水透明浸蜡包埋。

(2)切片厚度 4μm,切片脱蜡至水。

(3)8% 的铬酸水溶液氧化 20min。

(4)自来水冲洗 2～3min,去离子水浸洗 1min。

(5)置于无色品红液于暗处作用 10～30min。

(6)0.5% 的偏重亚硫酸钠水溶液滴洗 2 次,每次 1min 左右。

(7)自来水冲洗 2～3min。

(8)70% 酒精浸洗 1～2min。

(9)入醛复红染液 30min。

(10)70% 酒精洗掉多余染液。

(11)自来水稍洗。

(12)马休黄液复染数秒钟。

(13)95% 的乙醇脱水,两次,每次大于 2min。

(14)无水乙醇浸泡,两次,每次大于 2min。

(15)二甲苯浸泡,两次,每次大于 2min,中性树胶封固。

结果:菌丝、孢子呈紫红色至深紫色,弹性纤维和黏液也呈深紫色,背景呈黄色。

(二)试剂和染料配制

1.8% 的铬酸水溶液

铬酸	8g
去离子水	100mL

2.无色品红液又称雪夫试剂

(1)冷配法:1g 碱性复红溶于 400mL 去离子水中,用磁力搅拌器搅拌 1h 或略长,待碱性复红完全充分溶解,再加入 1mol/L 盐酸 40mL,充分摇荡后溶液呈暗红色,加入 3 g 偏重亚硫酸钠充分摇荡,然后置室温阴凉处 12 h 左右,如果液体略有淡淡的红色,加 1 g 活性炭摇荡后过滤,此液冰箱冷藏保存。

碱性复红	1 g
1 mol/L 盐酸	40 mL
偏重亚硫酸钠(钾)	3 g
去离子水	400 mL
活性炭	1 g

(2)热配法:取 1 g 碱性复红溶于 80℃ 的 200 mL 去离子水中,加热煮沸 20 s 左右,后用磁力搅拌器搅拌 5 min 或略长,待液体温度降至 50℃ 左右时过滤,再加入 20 mL 1 mol/L 盐酸,待降至室温加入 1 g 偏重亚硫酸钠(钾),然后置室温阴凉处 12 h 左右,此时溶液略呈淡淡的土黄色,再加入 1~2 g 活性炭充分摇荡过滤,冷却后置于冰箱冷藏保存。

碱性复红	1 g
1 mol/L 盐酸	20 mL
偏重亚硫酸钠(钾)	1 g
去离子水	200 mL
活性炭	1~2 g

3. 0.5% 偏重亚硫酸钠冲洗液

偏重亚硫酸钠(钾)	0.5 g
去离子水	100 mL

4. 醛复红染液

碱性复红	0.5 g
70% 乙醇	99 mL
盐酸	1 mL
副醛	1 mL

待碱性复红完全溶于 70% 乙醇后再加入盐酸和副醛,室温静止 1 d 后待颜色变为深紫色即为成熟,过滤后放入小口径磨砂瓶中冰箱冷藏保存备用。

5. 马休黄液

马休黄	0.5 g
95% 酒精	100 mL

磷钨酸	2g

先用 95% 酒精溶解马休黄,再加入磷钨酸。

三、Grocott 氏六胺银染色法

(一)染色步骤

（1）组织经 10% 福尔马林固定,按常规脱水透明浸蜡包埋。

（2）切片厚度 4μm,切片脱蜡至水。

（3）8% 的铬酸水溶液氧化 20min。

（4）自来水稍洗。

（5）0.5% 的偏重亚硫酸钠水溶液处理切片 1min。

（6）自来水洗 2～3min,去离子水浸洗 2 次,每次 1min。

（7）将切片置于预先加热的六胺银工作液于 60℃孵箱或水浴中 60～90min,肉眼见切片呈黄褐色,镜下见真菌等呈黑褐色为止。

（8）去离子水洗。

（9）0.1% 氯化金滴染调色 1～2min。

（10）自来水稍洗。

（11）2% 的硫代硫酸钠水溶液反色 2～5min。

（12）自来水冲洗 3～5min。

（13）淡绿 SF 复染 30s 左右,或橙黄 G 复染 1～2s,或伊红液复染 1min。

（14）快速水洗。

（15）95% 的乙醇脱水,两次,每次大于 2min。

（16）无水乙醇浸泡,两次,每次大于 2min。

（17）二甲苯浸泡,两次,每次大于 2min,中性树胶封固。

结果：菌丝和孢子呈黑褐色,抗酸杆菌也呈黑褐色。背景呈淡绿色（淡绿 SF）,或呈橙黄色（橙黄 G）,或呈红色（伊红）

(二)试剂和染料配制

1.8% 的铬酸水溶液

铬酸	8g
去离子水	100mL

2. 0.5% 偏重亚硫酸钠冲洗液

偏重亚硫酸钠（钾）	0.5 g
去离子水加至	100 mL

3. 5% 硝酸银水溶液

硝酸银	250 mg
去离子水	5 mL

4. 3% 六次甲基四胺水溶液

六次甲基四胺	3 g
去离子水加至	100 mL

5. 5% 四硼酸钠水溶液

四硼酸钠	5 g
去离子水加至	100 mL

6. 六胺银储备液：

5% 硝酸银水溶液	5 mL
3% 六次甲基四胺水溶液	100 mL

两者混合即产生沉淀,摇匀后沉淀溶解,冷藏保存可使用数月。

7. 六胺银工作液

六胺银储备液	10 mL
去离子水	25 mL
5% 四硼酸钠水溶液	2 mL

将 5% 四硼酸钠水溶液溶入去离子水中混匀,再加入六胺银储备液,摇匀即可。

8. 1% 的氯化金水溶液

氯化金	1 g
去离子水加至	100 mL

此液要密闭,可长期存放,用时取 1 份加 9 份去离子水,即为 0.1% 的氯化金水溶液,分化柔和利于镜下控制。

9. 2% 的硫代硫酸钠水溶液

硫代硫酸钠	2 g
去离子水加至	100 mL

10. 淡绿 SF 染液

淡绿 SF	0.2 g
冰乙酸	0.2 mL
去离子水	100 mL

先用去离子水溶解冰乙酸,最后加入淡绿 SF。

11. 橙黄 G 染液

橙黄 G	2 g
去离子水	100 mL
磷钨酸	5 g

（三）体会和说明

（1）六胺银工作液作用 60 min 左右,切片经水洗显微镜观察着色情况,着色不佳可继续浸染。

（2）所用玻璃器皿要过酸处理,保持洁净。

（3）原则上不提倡反复使用,现用现配最好。

（4）此法也能显示抗酸杆菌,网状纤维和纤维素也呈黑色细丝状,勿混淆。

四、阿利新蓝（pH 2.5）染色法

（一）染色步骤

（1）组织经 10% 福尔马林固定,按常规脱水透明浸蜡包埋。

（2）切片厚度 4 μm,切片脱蜡至水。

（3）1% 的阿利新蓝染液染色 10～20 min。

（4）自来水稍洗。

（5）核固红复染 5～10 min。

（6）自来水稍洗。

（7）95% 的乙醇脱水,两次,每次大于 2 min。

（8）无水乙醇浸泡,两次,每次大于 2 min。

（9）二甲苯浸泡,两次,每次大于 2 min,中性树胶封固。

结果:新型隐球菌的荚膜呈蓝色,胞核呈红色。

（二）试剂和染料配制

1. 1% 阿利新蓝水溶液

阿利新蓝 8GX	1 g
去离子水	97 mL
冰乙酸	3 mL
麝香草酚	50 mg

2. 0.1% 核固红染液

核固红	0.1 g
去离子水	100 mL
硫酸铝	5 g
麝香草酚	50 mg

去离子水溶解硫酸铝,然后加核固红,少加温溶解,冷却后过滤,加入麝香草酚防止腐败变质。

五、黏液胭脂红染色法

（一）染色步骤

（1）组织经 10% 福尔马林固定,按常规脱水透明浸蜡包埋。

（2）切片厚度 4 μm,切片脱蜡至水。

（3）苏木精染核。

（4）自来水稍洗。

（5）1% 的盐酸酒精分化。

（6）自来水冲洗 5 min。

（7）入 Southgate 黏液胭脂红稀释液染色 20～30 min。

（8）流水洗去多余染液。

（9）95% 的乙醇脱水,两次,每次大于 2 min。

（10）无水乙醇浸泡,两次,每次大于 2 min。

（11）二甲苯浸泡,两次,每次大于 2 min,中性树胶封固。

结果:新型隐球菌的荚膜呈红色,胞核呈蓝色。

（二）试剂和染料配制

Southgate 黏液胭脂红储备液：

胭脂红	1 g
无水乙醇	50 mL
去离子水	50 mL
氢氧化铝	1 g
无水氯化铝	0.5 g

将无水乙醇和去离子水倒入三角烧瓶中，将烧瓶放到加热磁力搅拌器上加入胭脂红，加温搅拌，再加入氢氧化铝，最后加入无水氯化铝，移至电陶炉上煮沸 3 min。冷却至室温过滤后备用。如液体减少，用 50% 乙醇补充到 100 mL。临用时取 Southgate 黏液胭脂红储备液 1 份加 4 份去离子水。

（三）体会和说明

（1）胭脂红贮备液较稳定，冰箱冷藏可保存 3～6 个月。稀释液用后弃之。

（2）马休黄液复染镜下控制，过染会遮盖红色，此步也可省去。

（3）无水氯化铝要注意密封保存。

（4）苏木精染核不宜过深，避开深染核的 Ehrlich 氏苏木精等。

六、Neisser 氏白喉杆菌染色法

（一）染色步骤

（1）组织经 10% 福尔马林固定，按常规脱水透明浸蜡包埋。

（2）切片厚度 4 μm，切片脱蜡至水。

（3）入奈瑟（Neisser）氏染液浸染 3 min。

（4）去离子水洗 2 次，每次 2 min。

（5）入 Lugol 氏碘液处理 30～60 s。

（6）去离子水洗 2 次，每次 2 min。

（7）入 1% 藏红花红染液染色 1 min。

（8）自来水稍洗。

（9）95% 的乙醇脱水，两次，每次大于 2 min。

（10）无水乙醇浸泡，两次，每次大于 2 min。

（11）二甲苯浸泡，两次，每次大于 2 min，中性树胶封固。

结果:白喉杆菌的菌体呈淡红色,异染颗粒呈深蓝色。

(二)试剂和染料配制

1. 奈瑟(Neisser)氏染液

亚甲蓝(美兰)	0.1g
95% 乙醇	2mL
去离子水	93mL
冰乙酸	5mL

依次混合,用前过滤。

2. Weigert 氏碘液

碘	1g
碘化钾	2g
去离子水加至	300mL

3.1% 藏红花红(番红)O 染液

藏红花红	5g
95% 乙醇	50mL
苯胺	20mL
去离子水	450mL

(三)体会和说明

最好用已知阳性片多对照同步染色。

七、螺旋体染色法

(一)染色步骤

(1)组织经 10% 福尔马林固定,按常规脱水透明浸蜡包埋。

(2)切片厚度 4μm,切片脱蜡至水。

(3)入乙酸盐缓冲液内充分浸洗。

(4)入预热 60℃的硝酸银水溶液置孵箱内 1h。

(5)配制显色液,在孵箱内加温至 60℃。同时加温去离子水于孵箱内备用。

(6)从硝酸银水溶液中取出切片,吸水纸或滤纸擦干多余液体,放入 60℃的显影液内 3min。

(7)在 60℃的去离子水内浸洗,1～2min。

（8）乙酸盐缓冲液内浸洗，1 min

（9）95% 的乙醇脱水，两次，每次大于 2 min。

（10）无水乙醇浸泡，两次，每次大于 2 min。

（11）二甲苯浸泡，两次，每次大于 2 min，中性树胶封固。

结果：梅毒螺旋体和钩端螺旋体均呈黑色，背景黄褐色。

（二）试剂和染料配制

1. 乙酸盐缓冲液

乙酸钠	1.64 g
冰乙酸	2.5 g
去离子水	200 mL

2. 10% 硝酸银乙酸盐溶液

硝酸银	0.5 g
乙酸盐缓冲液	50 mL

3. 对苯二酚乙酸盐溶液

对苯二酚	300 mL
乙酸盐缓冲液	10 mL

4. 5% 苏格兰胶

苏格兰胶	5 g
去离子水	100 mL

5. 显色贮备液

对苯二酚乙酸盐溶液	1 mL
5% 苏格兰胶	15 mL

临用前取显色贮备液 1 mL 与 5% 苏格兰胶 15 mL 混合，倒入立式染色缸中于 60℃ 的孵箱内贮存备用。

6. 2% 的硝酸银水溶液

硝酸银	1 g
去离子水	50 mL

于 60℃ 的孵箱内贮存备用。

7. 显色液

临用前取 3 mL 60℃ 硝酸银倒入装有显色贮备液的立式染色缸。

（三）体会和说明

（1）所用玻璃器皿要过酸处理,保持洁净。

（2）显色是关键,若显色不足则螺旋体模糊不清,过染则螺旋体又粗又黑,最好同时染 3 片以确定显色程度。

八、立克次体染色法

（一）染色步骤

（1）组织经 Regand 氏固定,按常规脱水透明浸蜡包埋。

（2）切片厚度 4 μm,切片脱蜡至水。

（3）去离子水洗。

（4）入 Giemsa 染液中 1 h。

（5）倾去染液,用去离子水等量稀释 Giemsa 染液再染 12 h。

（6）去离子水稍洗,用去离子水浸泡至切片组织呈淡红色为止,大约 10～20 min。

（7）95% 乙醇内滴入数滴松香,起到分化左右,此步需在显微镜下观察控制分化程度。

（8）无水乙醇浸泡,两次,每次大于 2 min。

（9）二甲苯浸泡,两次,每次大于 2 min,中性树胶封固。

结果：立克次体或其他细菌呈紫红色,胞核蓝色,胞浆呈淡蓝色,胶原纤维呈淡红色,红细胞呈黄色或淡红色。

（二）体会和说明

一般肉眼观切片呈紫红色时分化即可终止。

九、病毒包涵体染色法

（一）Maun 氏亚甲蓝伊红染色

1. 染色步骤

（1）组织经 10% 福尔马林固定,按常规脱水透明浸蜡包埋。

（2）切片厚度 4 μm,切片脱蜡至水。

（3）去离子水浸洗。

（4）入 Maun 氏染液中 12～24 h。

（5）去离子水浸洗 3 次，每次 2min。

（6）碱性酒精分化 30s。镜下控制。

（7）丙酮或无水乙醇急速脱水，两次每次数秒钟。

（8）二甲苯浸泡，两次，每次大于 2min，中性树胶封固。

结果：狂犬病的 Negri 氏小体和天花的 Guarnieri 氏小体呈红色，红细胞呈红色，胞核及背景呈蓝色。

2. 试剂和染料配制

（1）1% 亚甲蓝水溶液：

亚甲蓝（美蓝）	1g
去离子水	100mL

（2）1% 伊红水溶液：

伊红	1g
去离子水	100mL

（3）Maun 氏亚甲蓝伊红液：

1% 美蓝水溶液	3.5mL
1% 伊红水溶液	4.5mL
去离子水	10mL

（4）碱性酒精溶液：

无水乙醇	100mL
1mol/L 氢氧化钠	2滴

（二）Macchiavllo 氏碱性复红亚甲蓝染色法

1. 染色步骤

（1）组织经 10% 福尔马林固定，按常规脱水透明浸蜡包埋。

（2）切片厚度 4μm，切片脱蜡至水。

（3）去离子水浸洗。

（4）入 0.25% 碱性复红水溶液染色 30min。

（5）0.5% 柠檬酸水溶液迅速分化，1～3s。

（6）自来水洗 2 次，每次 2min。

（7）1% 亚甲蓝水溶液复染 15～30min。

（8）自来水洗 2 次，每次 2min。

（9）95% 的乙醇脱水，两次，每次大于 2 min。

（10）无水乙醇浸泡，两次，每次大于 2 min。

（11）二甲苯浸泡，两次，每次大于 2 min，中性树胶封固。

结果：立克次体及病毒包涵体呈红色，背景呈蓝色。

2. 试剂和染料配制

（1）0.25% 碱性复红水溶液：

碱性复红	0.25 g
去离子水	100 mL

（2）0.5% 柠檬酸水溶液：

柠檬酸	0.5 g
去离子水	100 mL

（3）1% 亚甲蓝水溶液：

亚甲蓝（美蓝）	1 g
去离子水	100 mL

（三）荧光桃红 - 酒石黄染色法

1. 染色步骤

（1）组织经 10% 福尔马林固定，按常规脱水透明浸蜡包埋。

（2）切片厚度 4 μm，切片脱蜡至水。

（3）去离子水浸洗。

（4）入天青石蓝染液染色 3～5 min。

（5）自来水浸洗，去离子水浸洗。

（6）入 Mayer 氏苏木精染液染色 3～5 min。

（7）自来水稍洗。

（8）1% 盐酸酒精分化 20～30 s。

（9）流水冲洗 2 min 以上。

（10）荧光桃红染液染色 20～30 min。

（11）稍水洗，滤纸或吸水纸吸干组织周围余液。

（12）酒石黄分化兼复染 3～8 min，镜下观察控制。

（13）95% 的乙醇脱水，两次，每次大于 2 min。

（14）无水乙醇浸泡，两次，每次大于 2 min。

（15）二甲苯浸泡，两次，每次大于 2 min，中性树胶封固。

结果：病毒包涵体呈亮红色，胞核呈蓝色，背景呈黄色。

2. 试剂和染料配制

（1）天青石蓝 B 染液：

硫酸铁铵	5 g
去离子水	100 mL
天青石蓝 B	0.5 g
甘油	14 mL
麝香草酚（防腐）	50 mg

用三角烧瓶装入去离子水，加入硫酸铁铵，不断摇晃使其完全溶解，再加入天青石蓝 B，煮沸 2～3 min，煮沸过程中用玻璃棒不断搅拌使其尽量全部溶解，冷却后过滤，最后加入甘油和麝香草酚。

（2）迈耶（Meyer）氏苏木精染液：

苏木精	1 g
去离子水	100 mL
硫酸铝钾	50 g
柠檬酸	1 g
水合氯醛	50 g
碘酸钠	0.2 g

在加热磁力搅拌器上把注入去离子水的三角烧瓶加热到 60℃左右溶解苏木精，加入硫酸铝钾，充分搅拌至全部溶解，再加入水合氯醛和柠檬酸，充分搅拌溶解后，加入碘酸钠充分搅拌溶解，此时，液体颜色为深棕色，冷却后过滤即可使用。

（3）荧光桃红染液：

荧光桃红	0.5 g
去离子水	100 mL
氯化钙	0.5 g

去离子水溶解氯化钙后再放入荧光桃红。

（4）酒石黄液：

酒石黄	2.5 g

乙二醇单甲醚　　　　　　　　100 mL

3. 体会和说明

（1）小肠的潘氏细胞颗粒、浆细胞的 Russell 氏小体和纤维素染成浅红色。

（2）酒石黄分化很重要，镜下观察以病毒包涵体呈亮红色而背景呈黄色即可。

十、乙肝病毒染色法

（一）乙肝病毒的地衣红染色法

1. 染色步骤

（1）组织经 10% 福尔马林固定，按常规脱水透明浸蜡包埋。

（2）切片厚度 4μm，切片脱蜡至水。

（3）去离子水浸洗。

（4）酸化的高锰酸钾水溶液氧化 5 min。

（5）流水稍洗。

（6）2% 的草酸漂白 1～2 min。

（7）自来水冲洗 2～3 min。

（8）70% 酒精稍浸洗。

（9）入酸化的地衣红酒精液内染色 3～5 h。

（10）70% 酒精浸洗 2 次，每次 15 s 左右，直至切片上无染液脱出为止。

（11）95% 的乙醇脱水，两次，每次大于 2 min。

（12）无水乙醇浸泡，两次，每次大于 2 min。

（13）二甲苯浸泡，两次，每次大于 2 min，中性树胶封固。

结果：肝细胞内的乙型肝炎表面抗原呈微细颗粒状或均质状的棕色至深棕色。背景呈浅棕色。

2. 试剂和染料配制

（1）0.5% 高锰酸钾水溶液

高锰酸钾　　　　　　　　　　0.5 g

去离子水加至　　　　　　　　100 mL

（2）0.5% 硫酸水溶液

硫酸　　　　　　　　　　　　0.5 mL

去离子水加至　　　　　　　　100 mL

（3）酸化的高锰酸钾水溶液

0.5% 高锰酸钾水溶液　　　　1 份

0.5% 硫酸水溶液　　　　　　1 份

临用前等量混合,滴染即可,按切片的量配制,用后弃之。

（4）2% 的草酸水溶液

草酸　　　　　　　　　　　2 g

去离子水加至　　　　　　　100 mL

（5）酸化的地衣红酒精溶液

地衣红　　　　　　　　　　1 g

70% 酒精　　　　　　　　　99 mL

盐酸　　　　　　　　　　　1 mL

先配制酸化的酒精溶液再加入地衣红粉末,混合后磁力搅拌器搅拌,使其尽量溶解,隔夜后即可使用。

3. 体会和说明

（1）酸化的高锰酸钾现用现配,用后弃之。

（2）酸化的地衣红液冰箱冷藏可长时间存放,泛染时可能 pH 变大了,可适当加几滴盐酸即可使用。

（3）脂褐素也呈棕红色,但细胞质内的阳性颗粒大小均匀一致。

（二）乙肝病毒的醛复红染色法

1. 染色步骤

（1）组织经 10% 福尔马林固定,按常规脱水透明浸蜡包埋。

（2）切片厚度 4μm,切片脱蜡至水。

（3）去离子水浸洗。

（4）酸化的高锰酸钾水溶液氧化 5 min。

（5）流水稍洗。

（6）2% 的草酸漂白 1～2 min。

（7）自来水冲洗 2～3 min。

（8）70% 酒精稍浸洗。

（9）入醛复红液内染色 5～10 min。

（10）70%酒精浸洗 2 次，每次 15 s 左右，直至切片上无染液脱出为止。

（11）95% 的乙醇脱水，两次，每次大于 2 min。

（12）无水乙醇浸泡，两次，每次大于 2 min。

（13）二甲苯浸泡，两次，每次大于 2 min，中性树胶封固。

结果：肝细胞内的乙型肝炎表面抗原呈紫色至深紫色，弹性纤维呈深紫色。背景呈浅紫色。

2. 试剂和染料配制

（1）0.5% 高锰酸钾水溶液：

高锰酸钾	0.5 g
去离子水加至	100 mL

（2）0.5% 硫酸水溶液：

硫酸	0.5 mL
去离子水加至	100 mL

（3）酸化的高锰酸钾水溶液：

0.5% 高锰酸钾水溶液	1 份
0.5% 硫酸水溶液	1 份

临用前等量混合，滴染即可，按切片的量配制，用后弃之。

（4）2% 的草酸水溶液：

草酸	2 g
去离子水加至	100 mL

（5）醛复红染液：

碱性复红	0.5 g
70% 乙醇	99 mL
盐酸	1 mL
副醛	1 mL

待碱性复红完全溶于 70% 乙醇后再加入盐酸和副醛，室温静置 1 d 后待颜色变为深紫色即为成熟，过滤后放入小口径磨砂瓶中冰箱冷藏保存备用。

（三）乙肝病毒的维多利亚蓝染色法

1. 染色步骤

（1）组织经 10% 福尔马林固定，按常规脱水透明浸蜡包埋。

（2）切片厚度 4μm，切片脱蜡至水。

（3）去离子水浸洗。

（4）酸化的高锰酸钾水溶液氧化 5min。

（5）流水稍洗。

（6）2% 的草酸漂白 1～2min。

（7）自来水冲洗 2～3min。

（8）70% 酒精稍浸洗。

（9）入维多利亚蓝染液内染色 24～48h。

（10）70% 酒精浸洗 2 次，每次 15s 左右，直至切片上无染液脱出为止。

（11）自来水稍冲洗，核固红液染核 50～10min。

（12）95% 乙醇脱水，两次，每次大于 2min。

（13）无水乙醇浸泡，两次，每次大于 2min。

（14）二甲苯浸泡，两次，每次大于 2min，中性树胶封固。

结果：肝细胞内的乙型肝炎表面抗原呈蓝色，弹性纤维和胶原纤维也呈蓝色，胞核红色。

2. 试剂配制

维多利亚蓝染液：

维多利亚蓝	2g
糊精	0.5g
间苯二酚	4g
去离子水	200mL

取 500mL 的烧杯，加入去离子水，再加入维多利亚蓝、糊精和间苯二酚，在慢火中煮沸，再加入 30% 的三氯化铁水溶液，继续煮沸 3min。冷却后过滤。将沉淀物和滤纸一并放入 60℃烤箱中烤干，该沉淀物为蓝绿色，取一只新烧杯盛入 400mL 70% 乙醇溶解该沉淀物，然后加入浓盐酸 4mL 和苯酚（石碳酸）6g（为防腐剂），放置一周成熟后使用。

3. 体会和说明

（1）维多利亚蓝液不过染，可反复使用，染色时加盖染液勿挥发。

（2）肥大细胞、胶原纤维、弹力纤维和某些黏液也呈蓝色。

（3）操作过程简单无明显异味，而且红蓝对比分明，更有利于镜下观察。

第六章　黏多糖、糖原染色

　　糖类的分类及含义,在组织化学和有机化学不尽相同。有机化学中所指的糖类通常仅包括单糖、双糖及多糖(淀粉、糖原、黏多糖),而从组织化学角度,则常把黏多糖、糖蛋白以及糖脂类都涵盖在糖类的概念中,因为这些物质中都含有在组织切片中可以发生染色反应的多糖或单糖。在一般病理工作中要标明与区分的主要是糖原和黏液(黏蛋白)。

　　糖原主要贮存在肝细胞和肌细胞的胞浆内,其形态为大小不等的圆形颗粒,是产生能量的重要物质,糖原遇碘则变成褐色,易溶于水。机体死后 1 h 糖原含量即发生明显变化,因此,必须采集新鲜标本并及时固定。低浓度对糖原有明显的溶解作用,故常用含高浓度乙醇的固定液,如 AAF 固定液、Carnoy 氏固定液、Gendre 氏固定液较理想,福尔马林生理盐水固定液亦能获得比较满意的结果。

　　黏液是一种含有黏多糖的黏蛋白,正常时主要存在于消化道、呼吸道及其他部位的黏液性的分泌物中,黏蛋白也较广泛地存在于结缔组织、软骨的基质内。

第一节　多糖类

　　多糖类常用染色方法 PAS(过碘酸－雪夫试剂)法,PAS 是过碘酸雪夫氏剂(Periodic Acid Schiff)的英文缩写。过碘酸即高碘酸($HIO_4 \cdot 2H_2O$)是一种氧化剂,它能氧化糖类及有关物质中的 1, 2- 乙二醇基(或其氧化产物 CH·OHCO 相应的氨基或烷基氨基衍生物），使之变为二醛（CHO·CHO），醛与 Schiff 氏试剂结合，形成红色的取代色素而得到定位。

一、PAS（过碘酸－雪夫试剂）法染色步骤

（1）切片按常规脱蜡水洗，去离子水洗。

（2）0.5% 过碘酸水溶液氧化 5～10 min。

（3）去离子水洗 3 次，每次至少 1 min。

（4）用 Schiff 氏染液滴染 10～30 min。此步在暗处湿盒中操作。

（5）倾去染液后，流水冲洗或直接用亚硫酸溶液浸泡切片 3 次，每次 2 min。

（6）流水冲洗 5 min。

（7）苏木精染液略浅染核，过染可 1% 盐酸酒精分化，流水充分洗至核呈淡淡的蓝色为止。

（8）95% 的乙醇脱水，两次，每次大于 2 min。

（9）无水乙醇浸泡，两次，每次大于 2 min。

（10）二甲苯浸泡，两次，每次大于 2 min，中性树胶封固。

结果：PAS 阳性物质呈鲜艳的紫红色，阳性物质包括：糖原，呼吸道、消化道和唾液腺的黏液，甲状腺胶质，脂褐素，垂体嗜碱细胞，软骨基质，基底膜，霉菌，纤维蛋白等。其他组织淡粉红色，胞核浅蓝色。

二、PAS 法常用试剂和染料配制

1. 雪夫试剂冷配法（常用）

1 g 碱性复红溶于 400 mL 去离子水中，用磁力搅拌器搅拌 1 h 或略长，待碱性复红完全充分溶解，再加入 1 mol/L 盐酸 40 mL，充分摇荡后溶液呈暗红色，加入 3 g 偏重亚硫酸钠充分摇荡，然后置室温阴凉处 12 h 左右，如果液体略有淡淡的红色，加 1 g 活性炭摇荡后过滤，此液冰箱冷藏保存。

碱性复红	1 g
1 mol/L 盐酸	40 mL
偏重亚硫酸钠（钾）	3 g
去离子水	400 mL
活性炭	1 g

2. 雪夫试剂热配法

取 1 g 碱性复红溶于 80℃的 200 mL 去离子水中,加热煮沸 20 s 左右,后用磁力搅拌器搅拌 5 min 或略长,待液体温度降至 50℃ 左右时过滤,再加入 20 mL 1 mol/L 盐酸,待降至室温加入 1 g 偏重亚硫酸钠(钾),然后置室温阴凉处 12 h 左右,此时溶液略呈淡淡的土黄色,再加入 1～2 g 活性炭充分摇荡过滤,冷却后置于冰箱冷藏保存。

碱性复红	1 g
1 mol/L 盐酸	20 mL
偏重亚硫酸钠(钾)	1 g
去离子水	200 mL
活性炭	1～2 g

3. 高碘酸水溶液

高碘酸	0.5～1 g
去离子水	100 mL

4. 亚硫酸冲洗液

1 mol/L 盐酸	7.5 mL
10% 偏重亚硫酸钠(钾)	7.5 mL
去离子水	130 mL

亚硫酸冲洗液现用现配。用后弃之。

三、体会和说明

(1)新配制的过碘酸的氧化时间一般 5 min 即可。平时小磨口瓶存放冰箱冷藏。

(2)亚硫酸溶液现用现配,用后废弃。亚硫酸冲洗和流水冲洗在实际工作中未见明显差异,故亚硫酸溶液浸洗可省去。

(3)浓盐酸是 12 mol/L,1 mol/L 就是 1 mL 盐酸加入 11 mL 去离子水中。

(4)雪夫试剂最好冰箱内冷藏,只要液体保持无色即可长期使用。加活性炭与否不影响染色。

(5)多年经验以选择北化生产的碱性复红为佳。

(6)可以显示多糖、中性黏液物质和某些酸性黏液物质,而且还能显示软骨、垂体、霉菌和基底膜等。

第二节 糖原

一、高碘酸–雪夫试剂法

（一）染色步骤

（1）取新鲜组织切薄片，固定于 Gander 液 6 h 或 Carnoy 液 6 h，直接 95% 乙醇脱水两次过夜。

（2）无水乙醇脱水两次，二甲苯透明两次，石蜡包埋常规切片，切片厚度 4～5 μm。

（3）连续切片 2 张，分别标记为 A 和 B，脱蜡至水。

（4）取 B 片置于 37℃ 1% 的淀粉酶液中 1 h 或置于稀释的唾液中 0.5 h。

（5）取出 B 片稍水洗，去离子水洗。

（6）A、B 片滴入 0.5% 高碘酸水溶液 5～10 min。

（7）流水冲洗 2 min，去离子水洗 4 次，每次 1 min。

（8）用 Schiff 氏染液滴染 10～30 min。此步在暗处湿盒中操作。

倾去染液后，流水冲洗或直接用亚硫酸溶液浸泡切片 3 次，每次 2 min。

（9）流水冲洗 5 min。

（10）1% 甲基绿水溶液复染细胞核 3 min 或 Mayer 氏苏木精浅染细胞核，过染可盐酸酒精分化，流水冲洗。

（11）常规脱水透明，中性树胶封固。

结果：

A 片上如有亮红色颗粒即为糖原，B 片无亮红色颗粒。甲基绿染核，核呈绿色，苏木精染核，核呈浅蓝色。

（二）试剂和染料配制

1. 1% 甲基绿水溶液

甲基绿	1 g
去离子水	100 mL

用前三氯甲烷萃取。

2. 1% 淀粉酶水溶液

淀粉酶   1 g

去离子水   100 mL

3. 稀释的唾液

清水漱口 2 次,新生成的唾液置于小烧杯中,加 5～10 倍的去离子水,摇匀,如有沉淀物可用双层纱布过滤。

（三）体会和说明

（1）用 Gander 氏固定液固定的组织,糖原呈亮红色的粗颗粒状,用 Carnoy 氏固定液固定的组织,糖原呈亮红色的细颗粒状。

（2）淀粉酶现用现配,久放易污染,酶活性降低,影响结果判定,唾液中含有淀粉酶,现用现取,染色效果理想。

二、胭脂红法

（一）染色步骤

（1）取新鲜组织切薄片,固定于 Gander 液 6 h 或 Carnoy 液 6 h,直接 95% 乙醇脱水两次过夜。

（2）无水乙醇脱水两次,二甲苯透明两次,石蜡包埋常规切片,切片厚度 4～5 μm。

（3）切片脱蜡至水,去离子水稍洗。

（4）哈瑞氏（Harris）苏木精染核 3～5 min。

（5）自来水稍洗。

（6）1% 的盐酸酒精分化,40 s 钟左右。

（7）流水冲洗 3～5 min。

（8）去离子水稍洗。

（9）Best 胭脂红染液染色 20～30 min。

（10）直接用 Best 氏分化液浸洗 2 次,每次 1～3 s。

（11）95% 的乙醇脱水,两次,每次大于 2 min。

（12）无水乙醇浸泡,两次,每次大于 2 min。

（13）二甲苯浸泡,两次,每次大于 2 min,中性树胶封固。

结果:糖原呈鲜红色,胞核呈蓝色。

(二)试剂和染料配制

1. Best 胭脂红贮备液

胭脂红	2 g
碳酸钾	1 g
氯化钾	5 g
去离子水	60 mL

取 200 mL 三角烧瓶,一次加入上述试剂,用玻璃棒搅拌混合,小火煮沸至颜色变为深红色,冷却后过滤,加入浓氨水 20 mL,于小口磨砂塞瓶密封冷藏于冰箱内。

2. Best 胭脂红染色液

Best 胭脂红贮备液	10 mL
浓氨水	15 mL
甲醇	15 mL

3. Best 氏分化液

无水乙醇	20 mL
甲醇	10 mL
去离子水	25 mL

(三)体会和说明

(1)可用唾液消化的切片作为对照阴性染色。

(2)Best 胭脂红的贮备液密封冰箱冷藏保存可达数月。染色液用后弃之。

(3)切片从 Best 胭脂红染液中取出,要立即入 Best 氏分化液分化。

第三节 中性、酸性黏液物质的 AB+PAS 法

一、中性、酸性黏液物质的 AB+PAS 法染色步骤

（1）切片按常规脱蜡水洗，去离子水洗。

（2）0.3%～1% 阿利新蓝 8GX 乙酸溶液 10～30 min。

（3）去离子水洗，至少 4 次，每次 2 min。

（4）0.5% 高碘酸水溶液氧化 5～10 min。

（5）去离子水洗 4 次，每次至少 1 min。

（6）用 Schiff 氏染液滴染 10～30 min。

（7）倾去染液后，流水冲洗或直接用亚硫酸溶液浸泡切片 3 次，每次 2 min。

（8）流水冲洗 5 min。

（9）苏木精染液略浅染核，过染可 1% 盐酸酒精分化，流水充分洗至核呈淡淡的蓝色为止。

（10）95% 的乙醇脱水，两次，每次大于 2 min。

（11）无水乙醇浸泡，两次，每次大于 2 min。

（12）二甲苯浸泡，两次，每次大于 2 min，中性树胶封固。

结果：酸性黏多糖呈靛蓝色，中性黏多糖呈紫红色，中性、酸性混合黏多糖呈紫红色，稳定性糖原也呈红色，由于分布不同，容易与黏液区分。胞核浅蓝色。

二、试剂和染料配制

0.3%～1% 阿利新蓝 8GX	0.3～1 g
去离子水	100 mL
冰乙酸	3 mL

三、体会和说明

AB 就是阿利新蓝 8GX 的英文缩写，PAS 就是高碘酸－雪夫试剂的英文缩写。

第四节　酸性黏液物质

一、黏液胭脂红法

（一）染色步骤

（1）组织经 10% 福尔马林固定,按常规脱水透明浸蜡包埋。

（2）切片厚度 4μm,切片脱蜡至水。

（3）去离子水浸洗。

（4）Weigert 氏铁苏木精液染色 1min。

（5）流水稍洗。

（6）1% 盐酸酒精分化 1～2min。

（7）流水冲洗 2～3min。

（8）Southgate 氏稀释液浸染 30min。

（9）自来水稍洗。

（10）马休黄液复染 30～60s。

（11）自来水稍洗。

（12）95% 的乙醇脱水,两次,每次大于 2min。

（13）无水乙醇浸泡,两次,每次大于 2min。

（14）二甲苯浸泡,两次,每次大于 2min,中性树胶封固。

结果：酸性黏液物质呈红至玫瑰红色,新型因球菌荚膜也呈红至玫瑰红色,胞核呈蓝褐色,背景呈黄色。

（二）试剂和染料配制

1.Southgate 氏贮备液

胭脂红　　　　　　　　　　1g

无水乙醇	50 mL
去离子水	50 mL
氢氧化铝	1 g
无水氯化铝	0.5 g

将无水乙醇和去离子水倒入三角烧瓶中,将烧瓶放到加热磁力搅拌器上加入胭脂红,加温搅拌,再加入氢氧化铝,最后加入无水氯化铝,移至电陶炉上煮沸 3 min。冷却至室温过滤后备用。如液体减少,用 50% 酒精补充到 100 mL。临用时取 Southgate 黏液胭脂红储备液 1 份加 4 份去离子水。

2. Southgate 氏贮备液

Southgate 氏贮备液	1 份
去离子水	4 份

现用现配,用后弃之。

3. Weigert 氏铁苏木精染液

A 液: 苏木精	1 g
无水乙醇	100 mL

将苏木精放入 100 mL 棕色广口瓶中,再倒入 100 mL 无水乙醇,一个月后部分氧化成熟即可使用。

B 液: 29% 三氯化铁水溶液	4 mL
去离子水	95 mL
盐酸	1 mL

临用时 A、B 液等量混合,用后弃之。

4. 马休黄液

马休黄	0.5 g
95% 酒精	100 mL
磷钨酸	2 g

95% 酒精溶解马休黄,搅拌均匀,待溶解后加入磷钨酸。

(三)体会和说明

(1)胭脂红贮备液较稳定,冰箱冷藏可保存 3～6 个月。稀释液用后弃之。

(2)马休黄液复染镜下控制,过染会遮盖红色,此步也可省去。

(3)无水氯化铝要注意密封保存。

（4）苏木精染核不宜过深，避开深染核的 Ehrlich 氏苏木精等。

二、阿利新蓝（pH 2.5）法

（一）染色步骤

（1）组织经 10% 福尔马林固定，按常规脱水透明浸蜡包埋。

（2）切片厚度 4 μm，切片脱蜡至水。去离子水稍洗。

（3）1% 的阿利新蓝染液染色 10～20 min。

（4）自来水稍洗。

（5）核固红复染 5～10 min，或沙红染液复染 2～3 s。

（6）自来水稍洗。

（7）95% 的乙醇脱水，两次，每次大于 2 min。

（8）无水乙醇浸泡，两次，每次大于 2 min。

（9）二甲苯浸泡，两次，每次大于 2 min，中性树胶封固。

结果：唾液酸及若硫酸化黏液物质以及一般黏液物质呈蓝色，各种强酸化黏液物质不着色或淡淡的蓝色，胞核呈红色。

（二）试剂和染料配制

1. 1% 阿利新蓝水溶液（pH 2.5）

阿利新蓝 8GX	1 g
去离子水	97 mL
冰乙酸	3 mL
麝香草酚	50 mg

去离子水溶解冰乙酸，然后加阿利新蓝 8GX，搅拌溶解后，加入麝香草酚防止腐败变质。

2. 0.1% 核固红染液

核固红	0.1 g
去离子水	100 mL
硫酸铝	5 g
麝香草酚	50 mg

去离子水溶解硫酸铝，然后加核固红，稍加温溶解，冷却后过滤，加入麝香草酚防止腐败变质。

3. 0.1% 沙红染液

沙红	0.1 g
去离子水	99 mL
冰乙酸	1 mL

三、阿利新蓝（pH 1.0）法

（一）染色步骤

（1）组织经 10% 福尔马林固定，按常规脱水透明浸蜡包埋。

（2）切片厚度 4μm，切片脱蜡至水。去离子水稍洗。

（3）阿利新蓝 8GX 染液（pH 1.0）染 20～30 min。

（4）0.1 mol/L 盐酸 稍洗。

（5）95% 的乙醇脱水，两次，每次大于 2 min。

（6）无水乙醇浸泡，两次，每次大于 2 min。

（7）二甲苯浸泡，两次，每次大于 2 min，中性树胶封固。

结果：含硫酸化黏液物质呈蓝色，不含硫酸的黏液物质不着色。

（二）试剂和染料配制

1. 0.1 mol/L 盐酸

盐酸	0.84 mL
去离子水加至	100 mL

2. 1% 阿利新蓝水溶液

阿利新蓝 8GX	1 g
0.1 mol/L 盐酸	100 mL

四、醛复红 - 阿利新蓝染色法

（一）染色步骤

（1）组织经 10% 福尔马林固定，按常规脱水透明浸蜡包埋。

（2）切片厚度 4μm，切片脱蜡至水。去离子水稍洗。

（3）70% 酒精稍浸洗。

（4）入醛复红染液中加盖浸染 10～20 min。

（5）70% 酒精洗去切片上多余染液，直至无颜色脱出。

（6）自来水稍洗。

（7）阿利新蓝（pH2.5）染色10～20min。

（8）自来水稍洗。

（9）95%的乙醇脱水，两次，每次大于2min。

（10）无水乙醇浸泡，两次，每次大于2min。

（11）二甲苯浸泡，两次，每次大于2min，中性树胶封固。

结果：强硫酸化酸性黏液物质呈深紫色，若硫酸化酸性黏液物质呈紫色，羧基化酸性黏液物质呈蓝色。

（二）试剂和染料配制

1. 醛复红染液

碱性复红	0.5g
70%乙醇	99mL
盐酸	1mL
副醛	1mL

待碱性复红完全溶于70%乙醇后再加入盐酸和副醛，室温静止1d后待颜色变为深紫色即为成熟，过滤后放入小口径磨砂瓶中冰箱冷藏保存备用。

2. 1%阿利新蓝水溶液（pH2.5）

阿利新蓝8GX	1g
去离子水	97mL
冰乙酸	3mL
麝香草酚	50mg

去离子水溶解冰乙酸，然后加阿利新蓝8GX，搅拌溶解后，加入麝香草酚防止腐败变质。

五、阿利新蓝－阿利新黄染色法

（一）染色步骤

（1）组织经10%福尔马林固定，按常规脱水透明浸蜡包埋。

（2）切片厚度4μm，切片脱蜡至水。去离子水稍洗。

（3）0.2mol/L盐酸稍洗。

（4）阿利新蓝染液（pH0.5）染30min。

（5）0.2 mol/L 盐酸 稍洗。

（6）自来水稍洗。

（7）阿利新黄染液（pH 2.5）染色 30 min。

（8）核固红复染 5～10 min。

（9）自来水稍洗。

（10）95% 的乙醇脱水，两次，每次大于 2 min。

（11）无水乙醇浸泡，两次，每次大于 2 min。

（12）二甲苯浸泡，两次，每次大于 2 min，中性树胶封固。

结果：硫酸化酸性黏液物质呈深蓝色，羧基化酸性黏液物质呈黄色，硫酸化和羧基化的混合酸性黏液物质呈绿色。胞核呈红色。

（二）试剂和染料配制

1. 0.2 mol/L 盐酸 水溶液

盐酸	1.68 mL
去离子水加至	100 mL

2. 阿利新蓝染液（pH 0.5）

阿利新蓝 8GX	1 g
0.2 mol/L 盐酸	100 mL

3. 阿利新黄染液（pH 2.5）

阿利新黄 GXS	1 g
去离子水	97 mL
冰乙酸	3 mL
麝香草酚	50 mg

去离子水溶解冰乙酸，然后加阿利新黄 GXS，搅拌溶解后，加入麝香草酚防止腐败变质。

4. 核固红染液

核固红	0.1 g
去离子水	100 mL
硫酸铝	5 g
麝香草酚	50 mg

去离子水溶解硫酸铝，然后加核固红，少加温溶解，冷却后过滤，加入麝

香草酚防止腐败变质。

六、高铁二胺－阿利新蓝染色法

（一）染色步骤

（1）组织经 10% 福尔马林固定，按常规脱水透明浸蜡包埋。

（2）切片厚度 4μm，切片脱蜡至水。去离子水稍洗。

（3）入高铁二胺液室温作用 16～24h。

（4）自来水冲洗。

（5）阿利新蓝水溶液（pH2.5）10～20min。

（6）自来水稍洗（必要时可核固红复染胞核）。

（7）95% 的乙醇脱水，两次，每次大于 2min。

（8）无水乙醇浸泡，两次，每次大于 2min。

（9）二甲苯浸泡，两次，每次大于 2min，中性树胶封固。

结果：硫酸化酸性黏液物质呈紫棕色到棕黑色，羧基化酸性黏液物质呈蓝色，硫酸化和羧基化的混合酸性黏液物质呈绿色（核固红复染胞核呈红色）。

（二）试剂和染料配制

1. 高铁二胺液

N,N- 二甲基－间－苯二胺二盐酸盐	120g
N,N- 二甲基－对－苯二胺二盐酸盐	20g
去离子水	50mL
60% 三氯化铁水溶液	1.5mL

将两种二胺同时溶于去离子水中，彻底溶解后加入 60% 三氯化铁水溶液，玻璃棒轻轻搅拌溶解，此时溶液的 PH 值在 1.4～1.5 左右。

2. 1% 阿利新蓝水溶液（pH2.5）

阿利新蓝 8GX	1g
去离子水	97mL
冰乙酸	3mL
麝香草酚	50mg

去离子水溶解冰乙酸，然后加阿利新蓝 8GX，搅拌溶解后，加入麝香草酚

防止腐败变质。

3. 核固红染液

核固红	0.1 g
去离子水	100 mL
硫酸铝	5 g
麝香草酚	50 mg

去离子水溶解硫酸铝,然后加核固红,少加温溶解,冷却后过滤,加入麝香草酚防止腐败变质。

(三) 体会和说明

高铁二胺有毒性,应戴一次性乳胶手套操作,避免接触皮肤。

七、高碘酸 – 硼氢化钠 – 氢氧化钾 –PAS 染色法

(一) 染色步骤

(1) 组织经 10% 福尔马林固定,按常规脱水透明浸蜡包埋。

(2) 切片厚度 4μm,切片脱蜡至水。去离子水稍洗。

(3) 1% 高碘酸液氧化 15～30 min。

(4) 自来水冲洗 2 min。

(5) 于磷酸氢二钠 – 硼氢化钠混合液内还原 30～60 min。

(6) 自来水冲洗 5～10 min。

(7) 0.5% 氢氧化钾酒精溶液处理 20～30 min。

(8) 70% 酒精浸洗切片。

(9) 去离子水稍洗。

(10) 0.5% 高碘酸水溶液氧化 5～10 min。

(11) 自来水冲洗 2 min。

(12) 去离子水洗,两次,每次 2 min。

(13) 滴加雪夫试剂于湿盒内暗处作用 5～10 min。

(14) 0.5% 偏重亚硫酸钠水溶液或亚硫酸冲洗液洗 2 次,每次 2 min。

(15) 自来水冲洗 5～10 min。

(16) 苏木精染液略浅染核,过染可 1% 盐酸酒精分化,流水充分洗至核呈淡淡的蓝色为止。

（17）95% 的乙醇脱水，两次，每次大于 2 min。

（18）无水乙醇浸泡，两次，每次大于 2 min。

（19）二甲苯浸泡，两次，每次大于 2 min，中性树胶封固。

结果：氧化酰化唾液酸黏性物质呈红色，其他黏液物质不着色。

（二）试剂和染料配制

1. 1% 高碘酸（过碘酸）水溶液

高碘酸	1 g
去离子水加至	100 mL

溶解后无色小磨口瓶中，冰箱冷藏保存，可长期使用。

2. 2.45% 硼酸水溶液

硼酸	2.45 g
去离子水加至	100 mL

溶解后无色小磨口瓶中，冰箱冷藏保存，可长期使用。

3. 磷酸氢二钠 - 硼氢化钠混合液

磷酸氢二钠	1 g
硼氢化钠	0.1 g
去离子水加至	100 mL

此液临用前现配。

4. 0.5% 氢氧化钾酒精溶液

氢氧化钾	0.5 g
70% 酒精	100 mL

5. 0.5% 高碘酸水溶液

高碘酸	0.5 g
去离子水加至	100 mL

溶解后无色小磨口瓶中，冰箱冷藏保存，可长期使用。

6. 雪夫试剂冷配法：1 g 碱性复红溶于 400 mL 去离子水中，用磁力搅拌器搅拌 1 h 或略长，待碱性复红完全充分溶解，再加入 1 mol/L 盐酸 40 mL，充分摇荡后溶液呈暗红色，加入 3 g 偏重亚硫酸钠充分摇荡，然后置室温阴凉处 12 h 左右，如果液体略有淡淡的红色，加 1 g 活性炭摇荡后过滤，此液冰箱冷藏保存。

碱性复红	1 g
1 mol/L 盐酸	40 mL
偏重亚硫酸钠（钾）	3 g
去离子水	400 mL
活性炭	1 g

7. 雪夫试剂热配法

取 1 g 碱性复红溶于 80℃ 的 200 mL 去离子水中，加热煮沸 20 s 左右，后用磁力搅拌器搅拌 5 min 或略长，待液体温度降至 50℃ 左右时过滤，再加入 20 mL 1 mol/L 盐酸，待降至室温加入 1 g 偏重亚硫酸钠（钾），然后置室温阴凉处 12 h 左右，此时溶液略呈淡淡的土黄色，再加入 1 ～ 2 g 活性炭充分摇荡过滤，冷却后置于冰箱冷藏保存。

碱性复红	1 g
1 mol/L 盐酸	20 mL
偏重亚硫酸钠（钾）	1 g
去离子水	200 mL
活性炭	1 ～ 2 g

8. 1mol/L 盐酸 水溶液

盐酸	0.86 g
去离子水加至	100 mL

9. 10% 偏重亚硫酸钠（钾）水溶液

偏重亚硫酸钠（钾）	10 g
去离子水加至	100 mL

10. 亚硫酸冲洗液

1 mol/L 盐酸	7.5 mL
10% 偏重亚硫酸钠（钾）	7.5 mL
去离子水	130 mL

此液临用前现配。

11. 0.5% 偏重亚硫酸钠水溶液

偏重亚硫酸钠	0.5 g
去离子水加至	100 mL

八、藻红 – 阿利新绿染色法

（一）染色步骤

（1）组织经 10% 福尔马林固定，按常规脱水透明浸蜡包埋。

（2）切片厚度 4μm，切片脱蜡至水。去离子水稍洗。

（3）天青石蓝染液染色 2～3min。

（4）去离子水稍洗。

（5）Mayer 氏苏木精染液染色 2～3min。

（6）自来水冲洗 1min。过染 1% 盐酸酒精分化，自来水冲洗 3～5min。

（7）去离子水稍洗。

（8）1% 藻红染液染色 5min 左右。

（9）甩掉染液 95% 酒精速分化 10～20s。

（10）阿利新绿 2GX 染液染色 10～20min。

（11）去离子水洗掉浮色。

（12）稀释一倍的橙黄 G 复染 1～2s。

（13）急速甩掉多余液体，95% 酒精速分化。

（14）无水乙醇浸泡，两次，每次大于 2min。

（15）二甲苯浸泡，两次，每次大于 2min，中性树胶封固。

结果：黏液物质呈青绿色到绿色，角蛋白呈红色，红细胞呈红色，胞核呈蓝色，背景呈浅黄色。

（二）试剂和染料配制

1. 天青石蓝 B 染液

硫酸铁铵	5g
去离子水	100mL
天青石蓝 B	0.5g
甘油	14mL
麝香草酚（防腐）	50mg

用三角烧瓶装入去离子水，加入硫酸铁铵，不断摇晃使其完全溶解，再加入天青石蓝 B，煮沸 2～3min，煮沸过程中用玻璃棒不断搅拌使其尽量全部溶解，冷却后过滤，最后加入甘油和麝香草酚。

2. 迈耶（Mayer）氏苏木精染液

苏木精	1 g
去离子水	100 mL
硫酸铝钾	50 g
柠檬酸	1 g
水合氯醛	50 g
碘酸钠	0.2 g

将去离子水加热到 80℃左右溶解苏木精，加入硫酸铝钾和碘酸钠，充分搅拌至全部溶解，再加入水合氯醛和柠檬酸，继续加热，煮沸后 5 min 冷却后，隔夜后过滤即可使用。

3. 1% 的藻红液

藻红	1 g
去离子水加至	100 mL

4. 阿利新绿 2GX 染色液

阿利新绿 2GX	1 g
去离子水	97 mL
冰乙酸	3 mL
麝香草酚	50 mg

去离子水溶解冰乙酸，然后加阿利新绿 2GX，搅拌溶解后，加入麝香草酚防止腐败变质。

5. 橙黄 G 染液

橙黄 G	2 g
去离子水	100 mL
磷钨酸	5 g

去离子水溶解橙黄 G，搅拌溶解后，最后加入磷钨酸搅拌溶解后放置备用。

第七章　脂类的染色

第一节　中性脂肪

脂质是构成人体组织细胞的正常成分,除脂肪组织及其他某些含类脂质丰富的细胞外,正常组织细胞内很少出现可染色的脂肪滴。脂类物质通常不溶于水,易溶于有机溶剂,如乙醇、丙酮等,因此需要做脂肪染色的组织,最适合的固定剂是福尔马林固定液,不能用乙醇或含有乙醇等其他有机溶剂的固定液。除锇酸固定与染色外,不能用石蜡或火棉胶切片,而只能用冰冻切片。

在病理工作中,脂肪染色主要应用于组织细胞的脂肪变性和类脂质的异常沉积。脂肪染色一般常用脂溶性色素,如苏丹Ⅲ、苏丹Ⅳ、油红O等。此类染料既能溶于有机溶剂,如乙醇、丙酮内,又能溶于脂肪内。由于该类染料在脂质中溶解度大,染色时染料便于从染液中转移到被染的脂质中去,使脂质呈染液的颜色。因此,配制染料的溶剂必须能溶解染料而不溶解被染组织切片内的脂质,50%~70%乙醇和丙酮,基本符合上述要求,而60%的磷酸三乙酯水溶液的效果最好。用于染脂肪的苏丹类染料,以油红O染中性脂肪颜色最深,其次是苏丹Ⅳ(猩红),而苏丹Ⅲ则染成橙黄色。苏丹黑B能将细小的脂滴显示出来。用此类染料染脂肪组织时,一般都适用于冰冻切片。

锇酸染脂肪是利用锇酸与脂肪结合成不溶于乙醇及二甲苯的氢氧化锇的原理,所以经过锇酸染色后的组织块可以进行石蜡切片。

一、苏丹Ⅲ染色法

（一）染色步骤

（1）新鲜组织冰冻切片，厚度 10～20 μm，经 10% 福尔马林固定 10 min 以上，70% 乙醇浸洗 5～10 s。

（2）切片入苏丹Ⅲ染液加盖 3～15 min 或延长至 30 min。

（3）用 50%～70% 乙醇洗去切片上多余染液。

（4）去离子水洗。

（5）用稀释一倍的明矾苏木精浅染核 1 min 左右，如过染可 1% 的盐酸酒精分化及弱氨水水溶液反蓝。

（6）甩掉切片上多余液体，并吸干切片上组织周围的水分。

（7）甘油或甘油明胶封固即可。

结果：脂肪呈橘黄色或橘红色，细胞核呈浅蓝色。

（二）试剂和染料配制

苏丹Ⅲ	1 g
丙酮	50 mL
50%～70% 乙醇	50 mL

现将苏丹Ⅲ溶于丙酮中，加盖摇晃溶解然后加入乙醇，继续加盖摇晃溶解，用时攫取上清液。

（三）体会和说明

（1）丙酮和乙醇属于挥发性液体，用丙酮配制染料的瓶子一定要加盖，用时过滤或攫取上清液。

（2）染色后的切片时间久了会脱色，制作完后应该尽快观察及照相。

（3）苏丹Ⅱ和苏丹Ⅳ也可用于脂肪染色，染液的配法与苏丹Ⅲ一样，只是结果的颜色不同，苏丹Ⅱ染色脂肪呈橙黄或橙红色，苏丹Ⅳ染色脂肪呈猩红色。

（4）固定液避开脂溶性的有机溶剂。

（5）苏丹Ⅳ染脂肪及类脂体比苏丹Ⅲ好，故常用苏丹Ⅳ代替苏丹Ⅲ或苏丹Ⅱ，而且苏丹Ⅳ染液着色也快，2～5 min 即可。

（6）染色时加盖，防止染液中丙酮挥发色素析出，使不该有脂肪的地方出现色素颗粒,造成假阳性。

二、苏丹黑 B 染色法

(一)染色步骤

(1)新鲜组织冰冻切片,厚度 10～20 μm,70% 乙醇浸洗 30 s 以内。

(2)切片入苏丹黑 B 染液 3～10 min 或稍长。

(3)用 70% 乙醇或 80% 的异丙醇稍分化。

(4)去离子水洗。

(5)用稀释一倍的苏木精浅染核 1 min 左右,如过染可用 1% 的盐酸酒精分化及弱氨水水溶液反蓝。

(6)甩掉切片上多余液体,并吸干切片上组织周围的水分。

(7)甘油封固即可。

结果:脂肪呈黑色,细胞核浅蓝色。

(二)试剂和染料配制

苏丹黑 B   1 g

60% 磷酸三脂或 70% 乙醇   100 mL

苏丹黑 B 溶于 70% 乙醇中,充分摇晃溶解,过滤后使用。

三、油红 O 染色法

(一)染色步骤

(1)新鲜组织冰冻切片,厚度 10 μm 左右,60%～70% 异丙醇稍洗。

(2)切片入油红 O 染液 5～10 min。

(3)用 60%～70% 异丙醇洗去切片上多余染液。

(4)去离子水洗。

(5)用稀释一倍的苏木精浅染核 1 min 左右,如过染可用 1% 的盐酸酒精分化及弱氨水水溶液反蓝。

(6)甩掉切片上多余液体,并吸干切片上组织周围的水分。

(7)甘油封固即可。

结果:脂肪呈深橘红色,细胞核呈浅蓝色。

（二）试剂和染料配制

油红O储备液：

油红O	0.5 g
异丙醇	100 mL

油红O溶于异丙醇中，磁力搅拌器上低温加热溶解，冷却后过滤，保存于小口磨砂瓶中备用。用时取6 mL加去离子水4 mL，充分混合后放置10 min后，过滤后滴染加盖。

四、锇酸染色法

（一）染色步骤

（1）将福尔马林液固定的组织，切取1～2 mm厚度的块，经流水充分冲洗2 h以上，再经3～5次去离子水浸泡时间不小于1 h。

（2）经组织块浸泡于棕色瓶的锇酸溶液中24～72 h，并置于暗处避光处置。

（3）取出组织块，用去离子水浸泡3次，每次10～20 min。

（4）组织块按常规脱水透明浸蜡包埋。

（5）切片，厚度5～7 μm。

（6）烘烤好的切片经两次二甲苯脱蜡，不入乙醇及水，直接入封片前的二甲苯透明，中性树胶封固。

结果：脂肪呈黑色，其他组织呈黄褐色。

（二）体会和说明

锇酸属于强氧化剂，配制锇酸时所用玻璃器皿必须清洁，勿使用金属器具，装锇酸的安瓿最好在瓶壁厚一点的棕色瓶中捣碎，加入去离子水后置于冰箱内冷冻保存。此法能显示细胞内的微小的脂肪滴，较适用于科研工作和实验教学的切片标本的制作。

第二节　胆固醇及胆固醇酯染色法

一、硫酸铁铵法

（一）染色步骤

（1）新鲜组织冰冻切片，厚度 $10\sim20\,\mu m$，经 10% 福尔马林固定 10 min 以上。

（2）切片入 2）5% 硫酸铁铵中作用 $24\sim48\,h$ 或更长。

（3）去离子水洗 2 次，每次 2 min。

（4）擦拭组织周围多余液体，风扇吹干。

（5）冰乙酸硫酸混合液滴染切片上，盖玻片封盖，显微镜下观察。

结果：待切片上有绿色出现，才表明有胆固醇和胆固醇酯存在，时间推移，颜色逐渐加深，约 20 min 后绿色逐渐消退而变成褐色。

（二）试剂和染料配制

1. 2.5% 硫酸铁铵溶液

硫酸铁铵	2.5 g
去离子水加至	100 mL

2. 冰乙酸硫酸混合液

冰乙酸	10 mL
硫酸	10 mL

事先把 50 mL 三角烧瓶埋入碎冰中，加入 10 mL 冰乙酸，再将硫酸沿玻璃棒慢慢倒入三角烧瓶中，待降到室温后移入带盖密封的玻璃瓶中，冰箱冷藏备用。

经福尔马林固定的陈旧组织，经蔗糖液脱水，行冰冻切片，切片厚度 10 μm。

（三）体会和说明

（1）每次可取一张肾上腺皮质切片做对照。

（2）操作过程中手勿接触切片组织，戴手套操作。

（3）经福尔马林固定的陈旧组织，经蔗糖液脱水，行冰冻切片，切片厚度 10μm。

二、高氯酸萘醌法

（一）染色步骤

（1）新鲜组织冰冻切片，厚度 10～20μm，经甲醛钙液固定 10min 以上。

（2）去离子水洗 2 次，每次 2min。

（3）擦拭组织周围多余液体，风扇吹干。

（4）在已干燥的切片上滴加预先加热到 70℃的高氯酸萘醌液约 1～5min。直至切片显色。此步于 70℃干燥箱内进行。

（5）取出切片甩掉余液，迅速滴加一滴 60% 高氯酸，然后倒置切片去黏附准备好的盖玻片，正置切片后显微镜下观察。

结果：胆固醇和胆固醇酯呈深蓝灰色或红色。

（二）试剂和染料配制

高氯酸萘醌液：

1，2－萘醌－4－磺酸	10mg
95% 酒精	5mL
60% 高氯酸	2.5mL
甲醛	0.25mL
去离子水	2.5mL

现将 1，2－萘醌－4－磺酸溶于 95% 酒精中，待完全溶解后，依次加入其余试剂，混合液用后弃之。1，2－萘醌－4－磺酸钠可代替 1，2－萘醌－4－磺酸，配制混合液顺序为 1，2－萘醌－4－磺酸钠溶于去离子水后依次加入其余试剂。

（三）体会和说明

经福尔马林固定的陈旧组织，经蔗糖液脱水，行冰冻切片，切片厚度 10μm。

第三节　中性脂肪和脂肪酸

一、硫酸耐尔蓝法染色步骤

（1）新鲜组织冰冻切片，厚度 10～20μm，经甲醛钙液固定 10min 以上。

（2）自来水稍洗，去离子水洗。

（3）滴加硫酸耐尔蓝液，置于 60℃孵箱内 10min。

（4）取出切片直接用预先预热到 60℃的 1% 冰乙酸分化。

（5）去离子水洗。

（6）甘油明胶或阿拉伯糖胶封固。

结果：中性脂肪呈红色或淡红色，脂肪酸呈蓝色，复合脂类可染成紫色，颜色或浓或淡，胞核呈蓝色，细胞质及其他组织成分呈淡蓝色。

二、试剂和染料配制

1. 硫酸耐尔蓝染液

耐尔蓝	0.5g
去离子水	100mL
硫酸	0.5mL

按次序混合与洁净的三角烧瓶中，慢火煮沸 1～2h，冷却后过滤，煮后的溶液约余 50～60mL。

2. 1% 冰乙酸水溶液

冰乙酸	1mL
去离子水	100mL

三、体会和说明

（1）硫酸耐尔蓝需室温保存。

（2）硫酸耐尔蓝染色液和 1% 冰乙酸分化液需保持在 60℃。

第四节　磷脂

一、酸性苏木红法

（一）染色步骤

（1）小块组织固定于 10% 福尔马林钙液固定 6～24h。

（2）直接入铬化液于室温下媒染 18h 左右。

（3）更换新的铬化液于 60℃ 孵箱中媒染 24h 左右。

（4）流水冲洗 12h 以上。

（5）冰冻切片，切片厚度 10μm。

（6）切片再入铬化液于 60℃ 孵箱中媒染 1h 左右。

（7）流水稍洗，去离子水洗。

（8）切片入酸性苏木红液，37℃ 染色 5h。

（9）流水冲洗。

（10）入分化液于 37℃ 处理 18h。

（11）甘油明胶封固或经脱水二甲苯中性树胶封固。

结果：磷脂呈暗蓝色或蓝黑色，核蛋白也呈深蓝色或蓝黑色。

（二）试剂和染料配制

1. 铬化液

重铬酸钾	5g
氯化钙	1g
去离子水	100mL

2. 酸性苏木红染色液

苏木精	50mg
1% 碘酸钠	1mL
去离子水	48mL
冰乙酸	1mL

取一洁净三角烧瓶盛入去离子水,倒入苏木精和碘酸钠,慢慢加热溶解,待完全溶解冷却后,最后加入冰乙酸。

3.分化液

四硼酸钠	0.25 g
铁氰化钾	0.25 g
去离子水	100 mL

（三）体会和说明

此法反应的阳性结果,必须同时进行吡啶提取法做对照。

二、吡啶提取法

（一）染色步骤

（1）小块组织固定于稀 Bouin 氏液一天。

（2）转入 70% 酒精 1 h。

（3）入 50% 酒精 30 min。

（4）自来水冲洗 1 h,去离子水稍洗,用滤纸或吸水纸吸干。

（5）入吡啶,两次,每次 1 h。

（6）再入第三个吡啶于 60℃孵箱处理 24 h。

（7）自来水冲洗 2 h。

（8）直接入铬化液于室温下媒染 18 h 左右。

（9）更换新的铬化液于 60℃孵箱中媒染 24 h 左右。

（10）流水冲洗 12 h 以上。

（11）冰冻切片,切片厚度 10 μm。

（12）切片再入铬化液于 60℃孵箱中媒染 1 h 左右。

（13）流水稍洗,去离子水洗。

（14）切片入酸性苏木红液，37℃染色 5 h。

（15）流水冲洗。

（16）入分化液于 37℃处理 18 h。

（17）甘油明胶封固或经脱水二甲苯中性树胶封固。

结果:磷脂被吡啶提取呈阴性。

（二）试剂和染料配制

1.稀Bouin氏液

苦味酸饱和水溶液	50 mL
甲醛	10 mL
冰乙酸	5 mL
去离子水	35 mL

2.铬化液

重铬酸钾	5 g
氯化钙	1 g
去离子水	100 mL

3.酸性苏木红染色液

苏木精	50 mg
1%碘酸钠	1 mL
去离子水	48 mL
冰乙酸	1 mL

取一洁净三角烧瓶盛入去离子水,倒入苏木精和碘酸钠,慢慢加热溶解,待完全溶解冷却后,最后加入冰乙酸。用后弃之。

4.分化液

四硼酸钠	0.25 g
铁氰化钾	0.25 g
去离子水	100 mL

（三）体会和说明

（1）铬化液和分化液都相对稳定,盛入棕色小磨口瓶于室内暗处存放。

（2）酸性苏木红染色液现用现配,用后弃之。

（3）分化液分化时要定时取出切片镜下观察,直至达到理想效果。

第八章 神经组织染色法

神经组织在常规的苏木精-伊红染色中,虽然可观察到组织细胞的全貌,但不易看清某些微细结构。如各种神经细胞或胶质细胞的突起、神经纤维轴突与髓鞘的区别,各种胶质细胞的鉴别等,仅依靠 HE 染色常常难以辨认,因此要借助特色染色方法。

一、尼氏小体染色

尼氏小体是神经细胞细胞质内的一种正常成分,可被碱性染料染成深色的颗粒、斑块,故又称虎斑。尼氏小体可作为观察神经细胞损伤的一种很灵敏的指标,当神经细胞受损时,其细胞质中的尼氏小体可能消失溶解,但此种现象也有可能是死后没及时固定所致,故必须尽早固定组织。尼氏小体的固定液以 10% 福尔马林液即可,无须特殊固定液。石蜡切片厚度 6 ～ 8μm,冰冻切片厚度 10 ～ 15μm。

(一)硫堇或甲苯胺蓝染色法

1. 染色方法

(1)石蜡切片按常规脱蜡水洗并去离子水洗。

(2)用 0.25% ～ 0.5% 的硫堇(或甲苯胺蓝)水溶液立式染色缸置于 50℃温箱染色 10 ～ 30min 或更长。

(3)在 80% 乙醇(或 95% 乙醇以下均可)迅速脱色水洗。

(4)无水乙醇脱水,二甲苯透明,中性树胶封固。

结果:尼氏小体呈蓝色斑块状,细胞核呈清晰的蓝色,黏液呈紫红色(硫堇)。

2. 试剂和染料配制

0.25% ~ 0.5% 的硫堇水溶液

硫堇	0.25 ~ 0.5 g
去离子水	100 mL

3. 体会和说明

（1）预先将盛有染液的立式染色缸置于 50℃温箱内，切片要轻轻插入到染色液内，以免有沉淀物上浮。

（2）硫堇或甲苯胺蓝液可用 1% 浓度的，根据经验，稀的浓度不容易产生沉淀，0.1% 的硫堇水溶液染 40 min 效果更好。

（二）焦油紫染色法

1. 染色方法

（1）石蜡切片按常规脱蜡水洗并去离子水洗。

（2）切片入焦油紫稀释液内染色 1 h 或更长，最好加温，以微火加温至液面冒气（不是煮沸冒气泡）为好。

（3）冷却后去离子水洗 2 ~ 3 次。

（4）70% 乙醇分化，在显微镜下观察，以尼氏小体呈紫色，其他组织无色为度。

（5）95% 乙醇脱水、无水乙醇脱水。

（6）二甲苯透明，中性树胶封固。

结果：尼氏小体呈紫色，其他组织无色或呈浅紫色。

2. 试剂和染料配制

（1）焦油紫贮备液

焦油紫	1 g
5% 的石碳酸水溶液	80 mL
95% 乙醇	20 mL

（2）染色液

焦油紫贮备液	5 mL
20% 乙醇	95 mL

3. 体会和说明

（1）焦油紫的感光作用敏感，暴露于强光下很容易褪色，染色后的切片应避光保存。

（2）此染色液不易保存，需临用前配制，用后弃之。

二、神经纤维染色法

（一）染色方法

（1）石蜡切片按常规脱蜡水洗并去离子水洗。

（2）切片入 2% 的硝酸银水溶液处理 30 min 或更长，置于 37℃温箱内并避光。

（3）去离子水洗 2～3 次。

（4）入 10% 的中性福尔马林水溶液内还原，更换两次，每次 10 s 左右。

（5）去离子水洗 2～3 次。

（6）滴染银氨溶液 30 s。

（7）不经水洗直接入 10% 的中性福尔马林水溶液内还原，更换两次，每次 1 min。

（8）去离子水充分洗。

（9）0.25% 氯化金水溶液调色，显微镜下观察，以神经组织呈清晰的黑色为止，其他组织呈棕色或略呈浅棕色。

（10）入 5% 的硫代硫酸钠水溶液处理 1 min。

（11）水洗后用滤纸吸干切片上组织周围的水分，直接入无水乙醇脱水，二甲苯透明，中性树胶封固。

结果：轴突、树突和神经细胞内的神经元纤维均呈黑色。

（二）试剂和染料配制

氨性银溶液：取 20% 硝酸银水溶液 30 mL，加入无水乙醇 20 mL，逐滴加入浓氨水，即产生沉淀，继续增加浓氨水并不停搅拌溶液，至沉淀刚好溶解，再加 5 滴浓氨水。过滤后使用。

（三）体会和说明

（1）多加几滴碱性溶液，是使溶液偏碱，胶原纤维不便着色。

（2）20% 的硝酸银可长期避光贮存在棕色瓶中。

（3）所用玻璃器皿必须洁净。

三、髓鞘染色法

有髓神经纤维在轴突外面有一层较厚的髓鞘包裹,其化学成分是类脂质和蛋白质。神经纤维受到损伤时,髓鞘可出现肿胀、断裂甚至消失(脱髓鞘)等改变。髓鞘在普通染色中不易着色,故在正常及异常情况下都需要借助特殊染色才能显现出来。

(一)Weil 氏染色法

1. 染色方法

(1)石蜡切片按常规脱蜡水洗并去离子水洗。

(2)切片入 Weil 氏铁苏木精水溶液置于 50℃温箱内处理 30 min,如室温可调整为 1 h。

(3)自来水充分洗,入 4% 的硫酸铁铵水溶液内分化,显微镜下观察切片,白质呈白色、灰质呈深灰色为止,大约 2～3 钟左右。

(4)自来水充分洗,Loyez 氏分化液再次分化 1～3 min。

(5)自来水充分洗。去离子水充分洗。

(6)1% 的中性红或 VG 复染,去离子水速洗。

(7)95% 乙醇脱水,无水乙醇脱水,二甲苯透明,中性树胶封固。

结果:髓鞘呈蓝黑色,其他组织呈灰白色或呈复染的颜色。

2. 试剂和染料配制

(1)Weil 氏苏木精溶液:

1% 苏木精无水乙醇液(半年以上)	20 mL
4% 铁明矾水溶液	20 mL

(2)Loyez 氏分化液(四硼酸钠铁氰化钾水溶液):

四硼酸钠	1 g
铁氰化钾	1.25 g
去离子水	100 mL

3. 体会和说明

(1)该染色法中两次分化是关键,需要在显微镜下观察控制分化程度,在 4% 铁明矾水溶液内不要分化过度,因在四硼酸钠铁氰化钾水溶液中还要继续分化。

（2）苏木精染色最好在湿盒中进行，避免染液挥发。

（二）Loyez 氏碳酸锂苏木精法

组织固定于 10% 福尔马林液或福尔马林钙液中不少于 3d。

1. 染色方法

（1）石蜡切片按常规脱蜡水洗并去离子水洗。

（2）切片入 La Manna 氏铬化液于 37℃温箱内处理 0.5～1h。

（3）自来水充分洗，入 4% 的硫酸铁铵水溶液媒染 0.5～1h。

（4）去离子水稍洗 2 次，碳酸锂苏木精液染色 2h。

（5）自来水洗去多余液体，入 4% 的硫酸铁铵水溶液初步分化，此时要经常拿出切片，去离子水洗，显微镜下观察切片，至其他组织呈淡灰黄色，而髓鞘呈深蓝色。

（6）自来水洗 2min，入 Loyez 氏分化液再次分化，约 2min。

（7）自来水充分洗，入 95% 乙醇脱水，无水乙醇脱水，二甲苯透明，中性树胶封固。

结果：髓鞘及红细胞呈蓝黑色，其他组织呈淡黄色至灰黄色。

2. 试剂和染料配制

（1）La Manna 氏铬化液：

重铬酸钾	9.5g
氯化钾	4.5g
去离子水	100mL

（2）10% 苏木精无水乙醇溶液：

苏木精	10g
无水乙醇	100mL

小口磨砂塞瓶盛装，放置 3 个月虽能用，但不如半年以上好用。

（3）Loyez 氏分化液（四硼酸钠铁氰化钾水溶液）：

四硼酸钠	1g
铁氰化钾	1.25g
去离子水	100mL

（4）4% 的硫酸铁铵水溶液：

硫酸铁铵（铁明矾）	4g

去离子水	100 mL

（5）碳酸锂苏木精染液：

10%苏木精无水乙醇溶液	10 mL
碳酸锂饱和水溶液	2 mL
去离子水	88 mL

3. 体会和说明

（1）该染色法中两次分化是关键，需要在显微镜下观察控制分化程度，在4%铁明矾水溶液内不要分化过度，便于控制可调整浓度为2%的硫酸铁铵水溶液，因在四硼酸钠铁氰化钾水溶液中还要继续分化。

（2）此法染色时间长溶液脱片，切片前最好涂蛋白甘油，或直接用黏附载玻片。

（3）切片厚度 4～6 μm。

（三）砂罗铬花青法

标本组织常规固定于10%福尔马林液，不少于24 h，常规脱水包埋、切片厚度 4～6 μm。

1. 染色方法

（1）组织切片常规脱蜡至水，去离子水洗。

（2）滴加砂罗铬花青染色液于组织切片上，于湿盒内室温染色15～20 min。

（3）倾去多余染色液，流水冲洗 1～2 min。

（4）10%硫酸铁铵水溶液分化 1～5 min，至胶原纤维和肌纤维接近无色或呈淡灰色，髓鞘呈清晰的蓝色为止，此时段内要经常取出切片，水洗后显微镜下观察控制染色程度。

（5）流水冲洗 3～5 min，入荧光桃花染色液复染数秒钟。

（6）稍水洗后，各级乙醇脱水，二甲苯透明，中性树胶封固。

结果：髓鞘呈鲜蓝色，红细胞深蓝色，神经细胞质、肌纤维及胶原纤维呈鲜红色。细胞核、核仁呈蓝色。

2. 试剂和染料配制

（1）10%硫酸铁铵水溶液：

硫酸铁铵	10 g

去离子水加至　　　　　　　　100 mL

（2）砂罗铬花青染色液：

砂罗铬花青R　　　　　　　0.2 g

去离子水　　　　　　　　　96 mL

浓硫酸　　　　　　　　　　4 mL

先用烧瓶装入去离子水溶解砂罗铬花青R，待溶解后徐徐加入浓硫酸，冷却后，用砂塞瓶盛装于室温保存。

（3）荧光桃花染色液：

荧光桃花B　　　　　　　　0.5 g

0.5% 氯化钙水溶液　　　　100 mL

3. 体会和说明

（1）避开含铬盐的固定液，否则染色不良。

（2）砂罗铬花青R染色液稳定，适合长期保存使用。

（3）10% 硫酸铁铵水溶液的分化不易掌握，可改用低浓度的硫酸铁铵水溶液分化，但作用时间会略长。

第三篇　组织化学染色方法

　　组织化学方法又称细胞化学方法，它是应用化学、免疫学、物理学及分子生物学等实验技术及原理，利用化学试剂与组织、细胞内的生物化学成分或酶成分呈现特异性化学反应，在组织或细胞内局部形成有色沉淀物，从而对其进行定位、定性和定量研究的一门科学。以往传统意义上的组织化学染色法仅通过物理或化学法显示组织或细胞内染色形成的特定成分，达到对其定位、定性和定量的研究，比如苏丹黑、油红 O 染色能特定显示组织或细胞内的脂类物质，PAS 反应能特定显示组织或细胞内的糖原及黏多糖。随着医学实验技术水平，比如免疫学、分子生物学、电镜学等的发展，就逐渐形成了更为广义的组织化学方法，它又涵盖了免疫组织化学、电镜组织化学、免疫电镜组织化学及原位杂交组织化学等。

　　不论是传统意义的组织化学方法还是广义的组织化学方法，在样本染色之前都需要正确的样本制备，样本制备包含石蜡切片、冰冻切片及电镜切片，依据不同染色不同组织样本制备方法有所不同，组织或细胞中待检物质显示的准确性及定位性与样本制备质量密切相关，因此，熟悉掌握不同组织染色的样本制备技术是关键，取材、固定、包埋、切片见前面章节介绍，具体需要特殊处理的方法在下面各章节中详细介绍。

第一章　传统的组织化学染色方法

传统的组织化学方法或细胞化学方法,应用化学、物理学实验技术及原理,使得组织、细胞内的特定成分呈现特异性化学反应,同时在局部形成有色沉淀物,从而完成对其进行定位、定性和定量的研究。

第一节　酶组织化学染色法

酶组织化学染色法原理:酶是具有催化功能的生物体内特有的蛋白质,有些酶是单纯的蛋白质仅由氨基酸组成,有些酶是结合蛋白质由氨基酸和金属离子或其他小分子有机物组成,它们存在于生物体内各部位的组织细胞内,生物体内的一切新陈代谢均在酶的催化作用下完成,离开酶新陈代谢就会停止,也就意味着生命的停止。酶本身在生物内不具有直接可见性,酶组织化学染色显示的是酶的活性也就是酶的催化作用而不是酶本身,它是在一定条件下某些组织通过化学方法将酶作用于底物,在原部位进一步发生反应形成显微镜下可见反应物(反应物如果无色就需要使用置换剂处理,至显示有色为止)的过程,这种显示酶催化活性从而对其进行定位、定性和定量研究的方法就称为酶组织化学染色法。

酶组织化学染色法鉴别:在进行酶组织化学染色时,如果底物只能被一种酶分解称为底物特异性;但有时底物可以同时发生几种酶反应,这种底物就是非特异性底物,发生获得性特异酶反应,这时需要使用酶抑制剂或者酶激活剂用以区别鉴定。

酶组织化学染色法处理组织细胞的基本要求:基于影响酶活性的几个

方面,做酶组织化学染色法首先要选择适宜的温度、pH及缓冲液;其次组织细胞不经过固定液固定(组织采用冰冻切片,适宜厚度8～40μm,最佳8～12μm);最后是选择适宜的捕捉剂、激活剂和抑制剂,同时配制对照试验。

一、磷酸酶染色法

(一)碱性磷酸酶(alkaline phosphatase, ALP)染色法

碱性磷酸酶不但具有催化作用还具有磷酸转移作用,通常存在于肾近端小管刷状缘、小肠微绒毛、胆小管上皮、神经元突触及毛细血管内皮这些运输作用较为活跃的部位。原理是磷酸酯酶能分解作为底物的磷酸酯,其分解后释放的磷酸基与钙盐结合形成磷酸钙,磷酸钙无色镜下不可见,因此,使用置换剂硝酸钴和硫化铵将其转化为镜下可见的黑色沉淀物硫化钴。

1. 钙钴染色法

(1)样品制备:新鲜组织直接冰冻切片或OCT包埋后切片,切片厚度7～10μm,不固定晾干1～2h后直接染色或4℃可以保存1周或-20℃可以保存30d。

(2)染色液配制:

A液:2%氯化钙   2g氯化钙加100mL蒸馏水(4℃保存备用)

B液:2%巴比妥钠   2g巴比妥钠加100mL蒸馏水(4℃保存备用)

C液:3%β-甘油磷酸钠   3gβ-甘油磷酸钠加100mL蒸馏水(4℃保存备用)

D液:5%硫酸镁   5g硫酸镁加100mL蒸馏水(4℃保存备用)

E液:2%硝酸钴   2g硝酸钴加100mL蒸馏水(4℃保存备用)

F液:1%硫化铵   一般试剂是8%的浓度,现用现配取1mL加7mL蒸馏水

孵育液配制:分别取A、B、C、D液各20mL、10mL、10mL、5mL按顺序混合然后加入5mL蒸馏水,调pH值为9.2～9.8,现用现配,孵育液要事先预温30min。

(3)染色步骤:

①切片室温放置干燥后入孵育液37℃ 10min或37℃ 60min,不同组织

染色时间需要摸索，一般 37℃ 10min 可以；②切片流水冲洗 5min；③切片入 2% 硝酸钴溶液染色 2min；④蒸馏水浸洗 5min；⑤切片入 1% 硫化铵溶液染色 1min；⑥蒸馏水浸洗 5min；⑦用甘油明胶或水溶性封片剂或经梯度酒精脱水、透明中性树胶封片，镜下观察；以上染色步骤均可进行滴染。

（4）对照实验：可用不加 3%β－甘油磷酸钠的孵育液孵育或使用抑制剂 L－四咪唑或作用前孵育液加温 80℃ 以上酶失活。

（5）染色结果：碱性磷酸酶呈灰色、灰黑色或黑色，颜色深表示酶含量高。

2. 过碘酸－Schiff 试剂结合染色法

（1）样品制备：同钙钴染色法。

（2）染色液配制：A 液、B 液、C 液、D 液、E 液、F 液配制同钙钴染色法。

G 液：0.5% 过碘酸水溶液　　　见第十四章节

H 液：Schiff 试剂　　　　　　见第十四章节

I 液：亚硫酸水　　　　　　　见第十四章节

孵育液配制：同钙钴染色法

（3）染色步骤：①切片室温放置干燥后入孵育液 37℃ 10min 或 37℃ 60min，不同组织染色时间需要摸索，一般 37℃ 10min 可以；②切片流水冲洗 5min；③切片入 2% 硝酸钴溶液染色 2min；④蒸馏水浸洗 5min，切片入 1% 硫化铵溶液染色 1min；⑤蒸馏水浸洗 5min，入 0.5% 过碘酸水溶液染色 3～5min；⑥蒸馏水浸洗 5min，入 Schiff 试剂染色 10min；⑦亚硫酸水洗涤 2min/3 次；⑧经 95%、100% 酒精脱水，二甲苯透明后中性树胶封片，镜下观察；以上染色步骤均可进行滴染。

（4）对照实验：同钙钴染色法

（5）染色结果：碱性磷酸酶呈灰色、灰黑色或黑色，PAS 阳性物质呈红色。

（二）酸性磷酸酶（acid phosphatase, ACP）铅沉淀染色法

此方法也称为金属盐－铅法，酸性磷酸酶广泛地分布于溶酶体、内质网及细胞质，通常是溶酶体的标志物，当组织发生退行性变或机体代谢活动增加时，其活性明显增强，能反映机体的免疫功能及细胞的损伤和修复。

原理是磷酸酯酶能分解作为底物的磷酸酯，其分解后释放的磷酸基与铅盐结合形成磷酸铅，然后使用置换剂硫化铵将其转化为镜下可见的黑色沉淀物硫化钴。

（1）样品制备：同钙钴染色法

（2）染色液配制：

A 液：1.36% 醋酸钠水溶液　　1.36 g 醋酸钠加蒸馏水 100 mL（4℃保存备用）

B 液：6% 醋酸　　取 6 mL 醋酸加 94 mL 蒸馏水（4℃保存备用）

C 液：5% 醋酸铅水溶液　　5 g 醋酸铅加蒸馏水 100 mL（4℃保存备用）

D 液：2% β- 甘油磷酸钠　　2 g β- 甘油磷酸钠加 100 mL 蒸馏水（4℃保存备用）

E 液：2% 醋酸　　取 2 mL 醋酸加 98 mL 蒸馏水（4℃保存备用）

F 液：1% 硫化铵　　一般试剂是 8% 的浓度，现用现配取 1 mL 加 7 mL 蒸馏水

孵育液配制：分别取 A、B、C、D 液各 20 mL、10 mL、10 mL、30 mL 按顺序混合然后加入 60 mL 蒸馏水，调 pH 为 5，混合静置数小时 4℃保存备用，用前过滤以蒸馏水稀释 2~3 倍使用。

（3）染色步骤：①切片室温放置干燥后，入孵育液 37℃ 2 ～ 4 h，不同组织染色时间需要摸索；②切片流水冲洗 5 min；③切片入 2% 醋酸水短暂洗涤；④蒸馏水浸洗 5 min，切片入 1% 硫化铵溶液染色 2 min；⑤蒸馏水浸洗 5 min，经梯度酒精脱水，二甲苯透明后中性树胶封片或水溶封片剂封片，镜下观察；以上染色步骤均可进行滴染。

（4）对照实验：同钙钴染色法

（5）染色结果：酸性磷酸酶呈灰色、灰黑色或黑色。

（三）葡萄糖 –6– 磷酸酶（G–6–P）铅染色法

常用于糖尿病检测判断糖原合成情况，通常定位于肝、肾、肠 黏膜的微体和内质网。原理是体内葡萄糖 -6- 磷酸钠在葡萄糖 -6- 磷酸酶的作用下释放磷酸，被硝酸铅捕获，后经硫化铵处理形成黑色沉淀物硫化铅。

（1）样品制备：同钙 - 钴染色法。

（2）染色液配制（4℃保存备用）。

A 液：0.125% 葡萄糖 -6- 磷酸钠　　0.125 g 葡萄糖 -6- 磷酸钠加蒸馏水 100 mL

B 液：0.2 mol/L Tris（三羟甲基氨基甲烷）缓冲液　　取 60.57 g Tris 加

500 mL 蒸馏水使其溶解,然后加 1 mol/L HCl 420 mL,使用 HCl 或 NaOH 调 pH 至 7.6 后加蒸馏水至 1 000 mL,配制成 0.5 mol/L Tris-HCl 缓冲液,用时取 0.5 mol/L Tris-HCl 缓冲液稀释 2.5 倍即可。

C 液:2.5% 硝酸铅　　2.5 g 硝酸铅加蒸馏水 100 mL

D 液 : 1% 硫化铵　　一般试剂是 8% 的浓度,现用现配取 1 mL 加 7 mL 蒸馏水

E 液:3% 甲醛水溶液　　取 3 mL 醋酸加 97 mL 蒸馏水

孵育液配制 : 分别取 A、B、C 液各 20 mL、20 mL、3 mL 按顺序混合然后加入 7 mL 蒸馏水,4℃ 保存备用。

(3)染色步骤:①切片室温放置干燥后,入孵育液 37℃ 20 min,不同组织染色时间需要摸索;②切片流水冲洗 5 min;③切片入 1% 硫化铵溶液染色 1 min;④蒸馏水浸洗 5 min,入 3% 甲醛水溶液后固定 10 min;⑤蒸馏水浸洗 5 min,水溶封片剂封片,镜下观察;以上染色步骤均可进行滴染。

(4)对照实验:可以去除底物或加抑制剂 0.01 mol/L 氟化钠。

(5)染色结果:葡萄糖 -6- 磷酸酶呈棕色。

二、三磷酸腺苷酶(adenosine triphosphatase , ATPase)染色法

三磷酸腺苷酶主要表达在细胞膜上,通常多见于心、肝、肺、肾、脑、骨骼肌和胰腺,它是肝损伤的敏感指标。根据作用液 pH 的不同分为酸性三磷酸腺苷酶和碱性三磷酸腺苷酶,其原理基本相同,都是利用 ATP 酶作用于 ATP 释放磷酸基,磷酸基再与钙盐结合形成磷酸钙,利用置换剂硫化铵处理形成棕色或黑色可见硫化铅,此即为 ATP 酶活性部位。

(一)酸性三磷酸腺苷酶染色法

(1)样品制备:同碱性磷酸酶钙钴染色法。

(2)染色液配制(4℃保存备用)。

A. 中性 ATP 作用液:0.1 mol/L 盐酸 0.5 mL 加入 5 mg ATP 钡盐使其溶解,再加 0.1 mL 1.11% 硫酸钠水溶液,充分混合然后离心 15 min/1 500 转,取上清液加 0.1 mol/L 氢氧化钠调制 pH 7.0(如果 ATP 是钙盐或者钠盐,可以直接配制成 1% ATP 水溶液代替中性 ATP 作用液)。

B. 0.1 mol/L 醋酸水溶液　　5 mL

C. 0.1 mol/L 醋酸铅水溶液　　2.5 mL

D. 0.1 mol/L 氯化钙水溶液　　1 mL

E. 0.1 mol/L 醋酸钠水溶液　　15 mL

F. 2% 醋酸水溶液　　　　取 2 mL 醋酸加 98 mL 蒸馏水

G. 1% 硫化铵　　　　　一般试剂是 8% 的浓度,现用现配取 1 mL 加 7 mL 蒸馏水

孵育液配制:分别取 A、B、C、D、E 液各 2.5 mL、5 mL、2.5 mL、1 mL、15 mL 按顺序混合,现用现配,pH 5.1。

(3)染色步骤:①切片室温放置干燥后,入孵育液 37℃ 14～24 h,不同组织染色时间需要摸索;②切片流水冲洗 5 min;③切片入 2% 醋酸水溶液迅速洗涤;④自来水冲洗 15 min,蒸馏水浸洗 5 min,入 1% 硫化铵溶液染色 1 min;⑤蒸馏水浸洗 5 min,水溶封片剂封片,镜下观察;以上染色步骤均可进行滴染。

(4)对照实验:孵育液中不加中性 ATP 作用液。

(5)染色结果:酸性三磷酸腺苷酶(酸性 ATP 酶)呈棕黑色沉淀。

(二)碱性三磷酸腺苷酶染色法

(1)样品制备:同碱性磷酸酶钙钴染色法。

2.染色液配制(4℃保存备用)。

A.中性 ATP 作用液:

ATP 钡盐中性 ATP 作用液:0.1 mol/L 盐酸 0.5 mL 加入 5 mg ATP 钡盐使其溶解,再加 0.1 mL 1.11% 硫酸钠水溶液,充分混合然后离心 15 min/1 500 转,取上清液加 0.1 mol/L 氢氧化钠调制 pH 7.0。

ATP 钙盐或者钠盐中性 ATP 作用液:0.1 mol/L 巴比妥钠溶液 1 mL 和 0.18 mol/L 氯化钙溶液 0.5 mL 依次加入到 30 mL 蒸馏水中,然后加入 ATP 钙盐或者钠盐 7.5 mg 充分溶解,调制 pH 7.0 备用。

B. 0.1 mol/L 巴比妥钠 – 盐酸混合液:需要 0.5 mL

配制方法:0.1 mol/L 巴比妥钠 9.36 mL 加 0.1 mol/L 盐酸 0.64 mL

C. 0.1 mol/L 氯化钙　　需要 0.05 mL

D. 2% 氯化钙水溶液　　2 g 氯化钙加 100 mL 蒸馏水

E. 2% 氯化钴水溶液　　2 g 氯化钴加 100 mL 蒸馏水

F. 1% 硫化铵　　一般试剂是 8% 的浓度,现用现配取 1 mL 加 7 mL 蒸馏水

孵育液配制:分别取 A、B、C 液各 0.75 mL、0.5 mL、0.05 mL 按顺序混合,现用现配 pH 9。

(3)染色步骤:①切片室温放置干燥后,入孵育液 37℃ 2～24 h,不同组织染色时间需要摸索;②切片流水冲洗 5 min;③切片入 2% 氯化钙水溶液洗涤 3 次,每次 5 min;④蒸馏水浸洗 5 min,2% 氯化钴水溶液染色 2 min;⑤蒸馏水浸洗 5 min,入 1% 硫化铵溶液染色 1 min,蒸馏水浸洗 5 min,水溶封片剂封片,镜下观察。以上染色步骤均可进行滴染。

(4)对照实验:孵育液中不加中性 ATP 作用液。

(5)染色结果:碱性三磷酸腺苷酶（碱性 ATP 酶）呈灰黑色沉淀。

三、羧酸酯水解酶也称酯酶染色法

酯酶（esterase）是一类水解酯类的酶,根据其作用底物有无特异性将其分为非特异性酯酶和特异性酯酶。

（一）非特异性酯酶 α-醋酸萘酚坚牢蓝染色法

非特异性酯酶主要参与酯类和蛋白质代谢,主要位于内质网、线粒体和溶酶体内。非特异性酯酶在胰腺外分泌部腺细胞、横纹肌运动终板及小肠上皮呈强阳性表达,肝细胞、肾小管上皮细胞和结肠上皮表达也较强。α-醋酸萘酚坚牢蓝染色法是一种偶氮色素法,其原理是非特异性酯酶作用于底物释放 α-萘酚,α-萘酚与重氮盐偶联形成偶氮色素,偶氮色素沉积部位就是酶存在部位,能反映酶的位置和含量。

依据重氮盐,比如固红 TR、固红 RC、固蓝 RR 等使用的不同,最终显色有所区别。

(1)样品制备:同碱性磷酸酶钙钴染色法

(2)染色液配制（4℃保存备用）。

A. 孵育液配制:α-醋酸萘酚 10 mg 加入 0.25 mL 的丙酮中充分溶解后加 20 mL 的 0.1 mol/L PBS（pH 7.4）缓冲液混匀,再加坚牢蓝 B（Fast blue B）30 mg,临用前配制。

B. 4% 甲醛水溶液　　4 mL 甲醛加 96 mL 蒸馏水

（3）染色步骤：①切片室温放置干燥后，入孵育液37℃ 15 min 或室温60 min，不同组织染色时间需要摸索；②切片蒸馏水浸洗5 min；③入4%甲醛水溶液室温浸泡10 min；④自来水冲洗后蒸馏水浸洗5 min；⑤水溶封片剂封片，镜下观察；以上染色步骤均可进行滴染。

（4）对照实验：孵育液中不加 α－醋酸萘酚。

（5）染色结果：非特异性酯酶呈粉棕色或砖红色沉淀，细胞核呈红色。

（二）特异性酯酶染色法

特异性酯酶主要有乙酰胆碱酯酶（AchE）和胆碱酯酶（ChE）。前者广泛存在于神经系统，在肝、肌肉、运动终板和红细胞内亦存在；后者主要分布在胰腺、血清、唾液腺。

1. 乙酰胆碱酯酶（AchE）显示法

其原理是乙酰胆碱酯酶（AchE）作用于底物水解乙酰胆碱，将孵育液中硫胆碱释放出来和铜离子结合形成白色的铜硫胆碱，再通过置换剂硫化铵变为可见的硫铜棕色沉淀。

（1）样品制备：同碱性磷酸酶钙钴染色法。

（2）染色液配制（4℃保存备用）。

A液：硫酸铜0.3 g、甘氨酸0.375 g、氯化镁1 g、顺丁烯二酸1.75 g 依次加入30 mL 的4%氢氧化钠溶液（4 g 氢氧化钠加100 mL 蒸馏水）中充分混匀，共30 mL。

B液：硫酸钠饱和水溶液170 mL。

C液：饱和硫酸铜酒精溶液（无水酒精加6～8滴硫化铵，然后滴加0.1 mol/L 硫酸铜至不再产生沉淀为止，过滤后使用）。

孵育液配制：取A液1.5 mL 加B液8.5 mL，充分混合，然后加0.02 g 乙酰硫代胆碱碘盐或乙酰硫代胆碱醋酸盐，再加0.5 mL 蒸馏水，现用现配。

（3）染色步骤：①切片室温放置干燥后，入孵育液37℃ 20 min 至2 h，不同组织染色时间需要摸索；②入硫酸钠饱和水溶液洗两次，每次1 min；③入80%酒精和90%酒精各2 min；④入饱和硫酸铜酒精溶液20 min；⑤水溶封片剂封片，镜下观察；以上染色步骤均可进行滴染。

（4）对照实验：孵育液中加抑制剂4 mmol/L 四异丙基焦磷酰胺（ISO－OMPA）0.2 mL 或孵育液不加乙酰硫代胆碱。

（5）染色结果：乙酰胆碱酯酶呈棕色或红褐色沉淀。

2. 胆碱酯酶（ChE）显示法——硫代胆碱酯酶法

（1）样品制备：同碱性磷酸酶钙钴染色法。

（2）染色液配制（4℃保存备用）。

A 液：0.1 mol/L 醋酸缓冲液（pH 5～6.2）50 mL 加蒸馏水 14 mL，加乙酰硫代胆碱碘盐 0.02 g 和硫酸铜 70 mg，混匀后离心 15 min/1 000 转，用时取上清液。

B 液：3.75% 甘油水溶液。

C 液：2.5% 硫酸铜水溶液　　2.5 g 硫酸铜加 100 mL 蒸馏水

D 液：1% 硫化铵　　一般试剂是 8% 的浓度，现用现配取 1 mL 加 7 mL 蒸馏水

孵育液配制：取 A 液 8 mL 加 B 液 2 mL、C 液 2 mL，充分混合，然后加 38 mL 蒸馏水，现用现配，根据酶含量和组织的不同，酶活性强用 pH 5.0，其他用 pH 6.2。

（3）染色步骤：①切片室温放置干燥后，入孵育液 37℃ 10～90 min，不同组织染色时间需要摸索；②入蒸馏水洗两次，每次 5 min；③入 1% 硫化铵染色 1 min；④水溶封片剂封片，镜下观察；以上染色步骤均可进行滴染。

（4）对照实验：孵育液中不加乙酰硫代胆碱碘盐。

（5）染色结果：胆碱酯酶呈褐色沉淀。

四、氧化酶染色法（oxidase）

（一）细胞色素氧化酶 —— 二氨基联苯胺显示法（DAB 法）

细胞色素氧化酶是线粒体标志酶，是细胞内氧化代谢的指标，线粒体丰富说明细胞色素氧化酶活性高。原理细胞色素氧化酶作用于底物 3,3'- 二氨基联苯胺（DAB），使其侧链氧化并进一步反复氧化性的聚合及环化，从而形成不溶性褐色聚合物，镜下可见。

（1）样品制备：同碱性磷酸酶钙钴染色法，切片 5～10 μm。

（2）孵育液配制：蒸馏水 5 mL 加入 5 mg 3,3'- 二氨基联苯胺 -4- 盐酸盐，充分溶解后加入 0.2 mol/L 磷酸缓冲液（pH 7.4）5 mL，然后依次加入 1 mg 过氧化氢 C-100、10 mg 细胞色素 C Ⅲ型，现用现配。

（3）染色步骤：①切片室温放置干燥后，入孵育液 37℃ 40～60 min，不同组织染色时间需要摸索；②入蒸馏水洗三次，每次 5 min；③入苏木精复染细胞核 1 min；④自来水洗，入 1% 盐酸酒精分化数秒，自来水充分洗再蒸馏水洗；⑤水溶封片剂封片或树胶封片，镜下观察；以上染色步骤均可进行滴染。

（4）对照实验：孵育液中加 1 mmol/L 的 KCN 或 10 mmol/L 的 NaN_3。

（5）染色结果：细胞色素氧化酶呈棕褐色沉淀，细胞核呈蓝色。

（二）过氧化物酶染色法

过氧化物酶广泛存在于甲状腺、乳腺、唾液腺、肥大细胞及血细胞等。原理是过氧化物酶能作用于底物分解过氧化氢产生氧，其能将 3,3'- 二氨基联苯胺（DAB）和四甲基联苯胺（TMB）氧化，形成多聚体有色沉淀物，前者沉淀物呈棕褐色，后者沉淀物呈深蓝色。

1. 3,3'- 二氨基联苯胺（DAB）显色法

（1）样品制备：同碱性磷酸酶钙钴染色法，切片 5～15 μm。

（2）试剂配制

预孵育液配制：将 3,3'- 二氨基联苯胺 10 mg 溶于 5 mL 蒸馏水中，再加入 0.2 mol/L 的 PBS（pH 6.5～7.0）5 mL，现用现配。

孵育液配制：10 mL 的 0.05 mol/L Tris-HCl 缓冲液（pH 7.6）依次加入 0.1 mL 过氧化氢和 5 mg 3,3'- 二氨基联苯胺，现用现配。

（3）染色步骤：①切片室温放置干燥后，入 0.1 mol/L 的 PBS 反复浸洗 3 次，每次 5 min；②入预孵育液室温孵育 10～30 min，不同组织染色时间需要摸索；③入孵育液室温孵育 5～10 min，不同组织染色时间需要摸索；④入蒸馏水洗三次，每次 5 min；⑤入苏木精复染细胞核 1 min；⑥自来水洗，入 1% 盐酸酒精分化数秒，自来水充分洗再蒸馏水洗；⑦水溶封片剂封片或树胶封片，镜下观察；以上染色步骤均可进行滴染。

（4）对照实验：孵育液中加 1 mmol/L 的 KCN 或 10 mmol/L 的 NaN_3。

（5）染色结果：过氧化物酶呈棕褐色沉淀，细胞核呈蓝色。

2. 四甲基联苯胺（TMB）显色法

（1）样品制备：同碱性磷酸酶钙钴染色法，切片 5～15 μm。

（2）试剂配制

预孵育液配制：临用时将 A 液和 B 液混合

A 液将 100 mg 硝普钠（亚硝基铁氰化钠）加到 92.5 mL 蒸馏水中充分溶解，然后加 0.2 mol/L 醋酸缓冲液（pH 3.3）5 mL。

B 液 5 mg 四甲基联苯胺（TMB）溶于 2～4 mL 的无水乙醇。

孵育液配制：每 10 mL 预孵育液中加入 0.1～0.5 mL 的 0.3% 过氧化氢，现用现配。

（3）染色步骤：①切片室温放置干燥后，入 0.1 mol/L 的 PBS 反复浸洗 3 次，每次 5 min；②入预孵育液避光摇床室温孵育 20 min，不同组织染色时间需要摸索；③入孵育液避光摇床室温孵育 10～20 min，不同组织染色时间需要摸索；④入 0.2 mol/L 的 PBS 浸洗 6 次，每次 15 min；⑤自来水洗水溶封片剂封片，镜下观察；以上染色步骤均可进行滴染。

（4）对照实验：孵育液中加 1 mmol/L 的 KCN 或 10 mmol/L 的 NaN$_3$。

（5）染色结果：过氧化物酶呈深蓝色沉淀。

五、脱氢酶染色法（dehydrogenase）

脱氢酶虽然种类繁多，但其均可通过四唑盐显示活性。原理脱氢酶作用于底物释放氢，四唑氮结合氢形成沉积于酶所在位的有色甲䐀呈蓝色。

（一）琥珀酸脱氢酶 – 硝基蓝四唑盐法（SDH–NBT）

琥珀酸脱氢酶是线粒体的标志酶之一。原理是琥珀酸脱氢酶能使得底物释放氢，然后与硝基蓝四唑结合形成还原的甲䐀呈蓝色。

（1）样品制备：同碱性磷酸酶钙钴染色法，切片 5～40 μm。

（2）试剂配制：

孵育液配制：二甲基亚砜（DMSO）5 mL 将硝基蓝四唑盐（NBT）充分溶解后，依次加入 0.1 mol/L 琥珀酸钠 5 mL 和 0.1 mol/L 的 PBS（pH 7.6）5 mL，现用现配。

（3）染色步骤：①切片室温放置干燥后，入 0.1 mol/L 的 PBS 反复浸洗 3 次，每次 5 min；②入孵育液避光室温孵育 0.5～2 h，不同组织染色时间需要摸索；③入蒸馏水洗三次，每次 5 min；④水溶封片剂封片或树胶封片，镜下观察；以上染色步骤均可进行滴染。

（4）对照实验：孵育液中加 0.1 mol/L 的丙二酸盐或孵育液中去除琥珀酸钠。

（5）染色结果：琥珀酸脱氢酶呈紫蓝色沉淀位于细胞质。

（二）乳酸脱氢酶 – 硝基蓝四唑盐法（LDH–NBT）

乳酸脱氢酶是无氧糖酵解途径的标志酶之一也是辅酶Ⅰ（NAD）依赖性脱氢酶。原理是乳酸脱氢酶能使得底物释放氢，然后与 NAD 结合成还原性辅酶Ⅰ（NADH），再传递给硝基蓝四唑还原形成可见的甲臢呈蓝色。

（1）样品制备：同碱性磷酸酶钙钴染色法，切片 $5 \sim 40\,\mu m$。

（2）试剂配制：

孵育液配制：$0.06\,mol/L$ 的 PBS（pH7.6）$0.25\,mL$、$1\,mol/L$ 的 D, l- 乳酸钠 $0.1\,mL$、0.4% NAD $0.1\,mL$、0.4% NBT $0.25\,mL$、$0.1\,mol/L$ 的 KCN $0.1\,mL$ 和 $0.5\,mol/L$ 的 $MgCl_2$ $0.1\,mL$ 依次加入 $10\,mL$ 蒸馏水中，现用现配。

（3）染色步骤：①切片室温放置干燥后，入 $0.1\,mol/L$ 的 PBS 反复浸洗 3 次，每次 $5\,min$；②入孵育液避光室温孵育 $5 \sim 30\,min$，不同组织染色时间需要摸索；③入蒸馏水洗三次，每次 $5\,min$；④水溶封片剂封片或树胶封片，镜下观察；以上染色步骤均可进行滴染。

（4）对照实验：孵育液中去除底物。

（5）染色结果：乳酸脱氢酶呈紫蓝色沉淀位于细胞质。

六、一氧化氮合酶染色法（NOS）– 硝基蓝四唑盐法（NBT）

NOS 是一种连接酶主要与广泛存在于中枢和周围神经系统的神经递质一氧化氮（NO）密切相关，因此，检测 NOS 可以评估 NO 的分布和功能。原理是 NOS 的 C 末端在 $\beta-$ 还原型辅酶（β-NADPH）的存在下，能将 NADPH 电子转移给 NBT，从而将 NBT 还原为可见沉淀物甲臢呈蓝色。

（1）样品制备：同碱性磷酸酶钙钴染色法，切片 $10 \sim 40\,\mu m$。

（2）试剂配制

孵育液配制：$10\,mg$ β-NADPH、$5\,mg$ NBT、$0.03\,mL$ Triton-100 依次加入 $9.97\,mL$ 的 $0.01\,mol/L$ PBS 缓冲液中，现用现配。

（3）染色步骤：①切片室温放置干燥后，入 $0.1\,mol/L$ 的 PBS 反复浸洗 3 次，每次 $5\,min$；②入孵育液 $37\,℃$ $30 \sim 60\,min$，不同组织染色时间需要摸索；③入蒸馏水洗三次，每次 $5\,min$；④水溶封片剂封片或树胶封片，镜下观察；以上染色步骤均可进行滴染。

（4）对照实验：孵育液中去除底物 β-NADPH。

5.染色结果：一氧化氮合酶呈紫蓝色沉淀位于细胞质。优点是检测简便快捷，缺点是不能对 NOS 进行分型。

第二节 脂类组织化学染色法

脂类包含脂肪、类脂和固醇三大类。脂肪又名中性脂肪或甘油三酯，它主要以脂滴的形式存在于脂肪细胞的细胞质中；类脂分布在细胞内的主要是磷脂，磷脂能与蛋白质结合形成脂蛋白，是细胞膜和细胞内膜性结构的主要成分；固醇主要是胆固醇，也能与蛋白质结合形成细胞膜的一部分。脂类根据染色性质的不同将其分为中性和酸性两种，中性脂类包含甘油三酯、胆固醇、糖脂等，酸性脂类包含脂肪酸和磷脂。

染色原理是依据脂溶性，脂溶性的染料能融入细胞内脂滴从而显示，染料多为偶氮染料。

一、脂肪染色方法

（一）酒精性苏丹Ⅲ染色法

苏丹Ⅲ溶于甘油化合物中而将中性脂类或称脂滴染为深橘红色。

（1）样品制备：新鲜组织直接冰冻切片或 OCT 包埋后切片，切片厚度 4～10 μm，10% 甲醛固定 10 min，晾干 1～2 h 后直接染色或 4℃可以保存 1 周或 -20℃ 可以保存 30 d。

（2）试剂配制：

苏丹Ⅲ染液：0.3 g 苏丹Ⅲ溶于 100 mL 70% 酒精，放置于 60℃温箱 1 h，冷却后过滤，用时取 20 mL 加蒸馏水 2～3 mL。

（3）染色步骤：①切片室温放置干燥后，反复水洗 3 次，每次 5 min；②入 50% 酒精 5 min；③入苏丹Ⅲ染液 56～60℃温箱孵育 15～30 min；④入 50% 酒精洗片刻，蒸馏水浸泡 5 min；⑤入苏木精复染细胞核 1 min；⑥自来水洗，入 1% 盐酸酒精分化数秒，自来水充分洗再蒸馏水洗；⑦水溶封片剂封片，镜下观察；以上染色步骤均可进行滴染。

（4）染色结果：脂肪呈深橘黄色，细胞核蓝色，胆脂素胆红素，脂肪酸不着色。

（二）苏丹Ⅳ染色法

苏丹Ⅳ又名猩红溶于甘油化合物中而将中性脂类或称脂滴染为橘红色。

（1）样品制备：同酒精性苏丹Ⅲ染色法。

（2）试剂配制：

苏丹Ⅳ染液：0.3 g 苏丹Ⅳ溶于丙酮和 70% 酒精各 50 mL，冷却后过滤，注意密封防止丙酮挥发。

（3）染色步骤：①切片室温放置干燥后，反复水洗 3 次，每次 5 min；②入 50% 酒精 5 min；③入苏丹Ⅳ染液室温孵育 5～10 min；④入 70% 酒精洗片刻，蒸馏水浸泡 5 min；⑤入苏木精复染细胞核 1 min；⑥自来水洗，入 1% 盐酸酒精分化数秒，自来水充分洗再蒸馏水洗；⑦水溶封片剂封片，镜下观察；以上染色步骤均可进行滴染。

（4）染色结果：脂肪呈橘红色，细胞核蓝色，此染色较苏丹Ⅲ清晰。

（三）油红 O 染色法

油红 O 溶于甘油化合物中而将中性脂类或称脂滴染为红色，油红 O 优点是较苏丹Ⅲ、苏丹Ⅳ染色深，微小脂滴都能显示而且沉淀少。

（1）样品制备：同酒精性苏丹Ⅲ染色法。

（2）试剂配制

油红 O 染液：0.5 g 油红 O 溶于 98% 异丙醇 100 mL，临用前取 6 mL 加蒸馏水 4 mL，静放 10 min 过滤（现用现配）。

（3）染色步骤：①切片室温放置干燥后，反复水洗 3 次，每次 5 min；②入油红 O 染液室温孵育 10 min；③蒸馏水浸泡 5 min；④入苏木精复染细胞核 30 s；⑤自来水洗，氨水反蓝，蒸馏水充分洗；⑥水溶封片剂封片，镜下观察；以上染色步骤均可进行滴染。

（4）染色结果：脂肪呈红色，细胞核蓝色。

（四）锇酸浸染法

（1）试剂配制

0.5%～1% 锇酸水溶液配制需要将使用容器过酸处理，充分蒸馏水浸泡清洁。

（2）染色步骤：锇酸浸染法是新鲜组织经 10% 甲醛固定后，修块为 0.05 mm×0.1 mm，蒸馏水充分水洗后入 0.5%～1% 锇酸水溶液浸染 24 h，然后充分水洗进行常规脱水、透明、石蜡包埋，切片 5 μm 65℃烤箱烤片 4 h 后脱蜡、中性树胶封片。

（3）染色结果：脂肪呈黑色，细胞核蓝色。

（4）如果 0.5%～1% 锇酸和 0.1% 铬酸水溶液等量混合效果会更好。

二、类脂染色法

（一）类脂质染色 —— 苏丹Ⅲ法

此法特点是石蜡切片。

（1）样品制备：新鲜组织入重铬酸钾固定液固定 2～5 d，充分自来水冲洗 1 d，进行常规脱水、透明、浸蜡、包埋、切片 5 μm，65℃烤箱烤片 4 h 后待染色。

（2）试剂配制

重铬酸钾固定液：5% 重铬酸钾水溶液 80 mL 加甲醛 20 mL、甲酸 4～5 滴。

苏丹Ⅲ染液：95 mL 80% 酒精和 5 mL 丙酮加苏丹Ⅲ于 50℃至饱和为止，冷却后过滤，做好封闭。

（3）染色步骤：①切片脱蜡至 70% 酒精；②入苏丹Ⅲ染液 30℃孵育 30～60 min；③入 50% 酒精洗片刻，蒸馏水浸泡 5 min；④入苏木精复染细胞核 1 min；⑤自来水洗，再蒸馏水洗；⑥水溶封片剂封片，镜下观察；以上染色步骤均可进行滴染。

（4）染色结果：类脂质呈橘黄色，髓鞘红色，细胞核蓝色。

（二）脂肪酸染色法

（1）样品制备：新鲜组织冰冻切片 10 μm。

（2）试剂配制

醋酸铜饱和水溶液：37℃配制成饱和状态。

Weigert 氏苏木精染液：

10% 的苏木精无水酒精溶液　　　10 mL

碳酸锂饱和水溶液　　　　　　　1 mL

蒸馏水　　　　　　　　　　　90 mL

Weigert 氏硼砂赤血盐混合液：

铁氰化钾（赤血盐）	2.5 g
硼砂	2 g
蒸馏水	100 mL

（3）染色步骤：①切片蒸馏水浸洗 5 min；②入醋酸铜饱和水溶液 37℃孵育 24 h；③蒸馏水充分洗，入 Weigert 氏苏木精染液 10～20 min；④入 Weigert 氏硼砂赤血盐混合液鉴别直至红细胞脱色为止；⑤自来水洗，再蒸馏水洗；⑥水溶封片剂封片，镜下观察；以上染色步骤均可进行滴染。

（4）染色结果：脂肪酸呈蓝黑色，如还想染中性脂肪可以蒸馏水洗再用苏丹Ⅲ或Ⅳ染色，其他步骤见苏丹Ⅲ或Ⅳ染色法。

（三）磷脂－硫酸尼罗蓝染色法

（1）样品制备：新鲜组织冰冻切片 5～10 μm。

（2）试剂配制：

硫酸尼罗蓝染液：混合液用回流冷凝器煮沸 2 h、冷却、过滤。

硫酸尼罗蓝饱和水溶液	100 mL
0.5% 硫酸水	5 mL

（3）染色步骤：①切片蒸馏水浸洗 5 min；②入硫酸尼罗蓝染液 60℃孵育 90 min；③蒸馏水充分洗 5 min，入 50℃丙酮液 30 min，两次；④入 5% 冰醋酸水溶液鉴别 3 min；⑤入 0.5% 盐酸水鉴别 3 min，蒸馏水充分洗；⑥水溶封片剂封片，镜下观察；以上染色步骤均可进行滴染。

（4）染色结果：磷脂呈蓝色，细胞核可以用沙黄或复红复染，但这步需要在染硫酸尼罗蓝染液前处理。

（四）糖脂－PAS 染色法

（1）样品制备：新鲜组织冰冻切片 5～10 μm。

（2）试剂配制：见特殊染色 PAS 染色法。

（3）染色步骤：①切片蒸馏水浸洗 5 min；②入 5% 过碘酸水溶液 50 min；③蒸馏水充分洗 5 min，入 Schiff 氏染液染色 20 min；④自来水洗 20 min，入苏木精染色 2 min；⑤自来水充分洗，1% 盐酸酒精分化，水洗反蓝；⑥水溶封片剂封片，镜下观察；以上染色步骤均可进行滴染。

（4）染色结果：糖脂、黏蛋白呈红色，细胞核蓝色。

三、固醇类染色法 —— 胆固醇染色法

（1）样品制备：新鲜组织冰冻切片 5～10μm。

（2）试剂配制：

胆固醇染色液：　30% 甲醛　　20mL

　　　　　　　　硫酸　　　　50mL

（3）染色步骤：①切片蒸馏水浸洗 5min；②入胆固醇染色液 1min；③加盖片直接镜下观察。

（4）染色结果：含胆固醇的组织呈棕红色，纯胆固醇呈黑色。

第三节　核酸组织化学染色法

核酸是生物遗传的物质基础，它能储存、复制和传递遗传信息，是生物大分子有机化合物。核酸分核糖核酸（RNA）和脱氧核糖核酸（DNA），前者分布在核仁和细胞质的核糖体内，后者分布在细胞核内的染色体，显示核酸的染色方法较多，下面介绍几种常用简便的染色方法供实验研究人员参考。

一、Feulgen 反应染色法

Feulgen 反应染色法是 Feulgen（孚尔根）在 1924 年提出的，它是利用 Schiff 氏试剂证明细胞内脱氧核糖核酸存在的一种较古老的经典但非特异性染色方法。原理是在 60℃ 1mol/L 盐酸 的作用下 DNA 分子中的脱氧核糖和嘌呤之间的连接打开释放醛基，醛基与 Schiff 氏试剂中亚硫酸品红结合呈现镜下可见的紫红色物质即为 DNA。

（1）样品制备：新鲜组织厚度约 3mm，取材后迅速放入 Canoy 固定液（见本书固定液章节）中 24h，然后经无水酒精Ⅰ、Ⅱ，二甲苯透明、浸蜡、包埋，切片 5μm 备用。

（2）试剂配制：

Canoy 固定液：见本书固定液章节。

1 mol/L 的盐酸溶液：比重 1.19 的浓盐酸 8.25 mL 加蒸馏水到 100 mL。

Schiff 氏试剂：见本书特殊染色章节。

亚硫酸钠水溶液：取 10% 亚硫酸钠溶液 5 mL 加 1 mol/L 的盐酸溶液 5 mL，加蒸馏水到 100 mL，现用现配。

0.2% 醋酸水溶液：0.2 mL 冰醋酸加蒸馏水至 100 mL。

1% 亮绿水溶液：1 g 亮绿加 0.2% 醋酸水溶液 100 mL。

（3）染色步骤：

①切片脱蜡至水。

②入 1 mol/L 的盐酸溶液 60℃浸泡 8 ～ 10 min，不同组织需要做预实验摸索合适温度及时间（此步关系 DNA 的水解程度，过长或过短都会影响染色效果）。

③蒸馏水洗 5 min，入 Schiff 氏试剂避光染色 30 ～ 60 min。

④入亚硫酸钠水溶液洗 3 次，2 min/ 次。

⑤自来水冲洗，冲洗前切片颜色淡红色，冲洗后颜色加深。

⑥入 1% 亮绿（Light green）水溶液复染细胞质 1 min。

⑦入 0.2% 醋酸水溶液分化数秒。

⑧入 95% 酒精、无水酒精Ⅰ、Ⅱ各脱水 5 min，二甲苯Ⅰ、Ⅱ各透明水 5 min。

⑨中性树胶封片。

（4）染色结果：脱氧核糖核酸（DNA）呈紫红色，细胞质呈淡绿色。

5. 对照实验：将 1 mol/L 的盐酸溶液 60℃浸泡时间延长至 15 ～ 20 min，切片染色即为阴性。

二、吖啶橙染色法

吖啶橙（AO）对两种核酸具有稳定的分色性能，是一种良好的细胞化学荧光染料。由于 AO 染色能反映细胞内核酸与脱氧核酸的含量变化，它在脱落细胞学检测诊断中有重要意义，对癌变早期增殖能力强的癌细胞较为敏感。它的染色原理是两种结合方式完成，嵌入核酸双链的碱基对中和与单链核酸的磷酸发生静电作用。

（一）培养细胞 – 吖啶橙染色法

（1）样品制备：用 0.01 mol/L 的 PBS（含 10% 小牛血清）缓冲液收集细

胞制备细胞悬液备用,现用现收集。

（2）试剂配制

0.01 mol/L 磷 酸 盐 缓 冲 液（PBS）：2.9 g $Na_2HPO_4 \cdot 12H_2O$、0.296 g $NaH_2PO_4 \cdot 2H_2O$、8.5 g NaCl 加蒸馏水至 1 000 mL（pH 7.4）。

Triton X-100 打孔液：盐酸 16 mL、氯化钠 1.74 g、0.2 mL Triton X-100 依次加到 200 mL 双蒸水中,4℃保存。

吖啶橙贮备液：50 mg 吖啶橙溶于 50 mL 双蒸水中,4℃避光保存。

枸橼酸缓冲液：4.51 g $Na_2HPO_4 \cdot 12H_2O$ 和 0.71 g 枸橼酸（无水柠檬酸）依次加入 100 mL 蒸馏水中溶解。

吖啶橙染色液：取枸橼酸缓冲液 100 mL 依次加入 0.87 g NaCl、0.037 g EDTA-Na 和 0.6 mL 的吖啶橙贮备液即可。

（3）染色步骤：

①取制备的细胞悬液 0.2 mL 加 0.4 mL 冷 Triton X-100 打孔液,混合震荡 15 s。

②加 1.2 mL 吖啶橙染色液充分混合均匀。

③吸出一滴盖盖片,在 10 min 内荧光显微镜观察,波长 488 nm。

④染色结果：脱氧核糖核酸（DNA）呈黄绿色荧光,核糖核酸（RNA）呈橘红色荧光。

（二）组织细胞 – 吖啶橙染色法

（1）样品制备：样品可以是石蜡切片（按石蜡切片流程常规切片 5 μm）或冰冻切片（切片厚度 5μm）。

（2）试剂配制：

1% 醋酸水溶液：1 mL 冰醋酸加 99 mL 蒸馏水。

0.01 mol/L 的 PBS 缓冲液：同培养细胞 – 吖啶橙染色法（pH 4～5）。

0.1% 吖啶橙贮备液：0.1 g 吖啶橙溶于 100 mL 双蒸水中,4℃避光保存。

吖啶橙染色液：取 0.01 mol/L 的 PBS 缓冲液 9 mL 加 0.1% 吖啶橙贮备液 1 mL 即可。

0.1 mol/L 氯化钙。

1% 醋酸水溶液：1 mL 冰醋酸加蒸馏水至 100 mL。

（3）染色步骤：

①石蜡切片需要常规脱蜡至水，冰冻切片入 0.01 mol/L 的 PBS 缓冲液浸泡 5 min。

②入 1% 醋酸水溶液酸化 30 s。

③蒸馏水洗两次，每次 3 min。

④ 0.01 mol/L 的 PBS 洗 3 min。

⑤入吖啶橙染色液染色 5～15 min，0.01 mol/L 的 PBS 洗 2 次，5 min/ 次。

⑥ 0.1 mol/L 氯化钙分化 30 s，至细胞核界限清晰。

⑦ 0.01 mol/L 的 PBS 洗 5 min 三次，彻底去除氯化钙。

⑧水溶性封片剂封片，荧光显微镜观察分析结果。

（4）染色结果：脱氧核糖核酸（DNA）即细胞核或病毒包涵体呈绿色荧光，核糖核酸（RNA）即核仁或细胞质内病毒包涵体呈橘红色荧光。

三、溴化乙啶

溴化乙啶（EB）是一种嵌入性的常用荧光染料，其特点是不论活细胞还是经过固定的细胞均能与 EB 染料嵌合，它能通过特殊处理特异的结合核糖核酸（RNA）或者脱氧核糖核酸（DNA）。

（一）溴化乙啶（EB）-DNA 染色方法

原理是样品经过 0.25 mol/L 盐酸（pH 0.6）处理，就能使得 RNA 水解破坏，这样染料 EB 仅与 DNA 结合，从而特异性显示 DNA。

（1）样品制备：细胞爬片经 0.01 mol/L 的 PBS 缓冲液冲洗后，用 Canoy 固定液固定 10～15 min 晾干待染色。

（2）试剂配制：

Canoy 固定液：见本书固定液章节。

0.01 mol/L 的 PBS 缓冲液：同培养细胞 - 吖啶橙染色法（pH 7.2）。

0.25 mol/L 盐酸溶液：一般市售浓盐酸为 12 mol/L，取市售浓盐酸 1 mL 稀释 48 倍。

EB 贮备液：2.0 mg EB 染料加 0.01 mol/L 的 PBS 5 mL。

EB 染色液：取 EB 贮备液 125 μL 加 0.01 mol/L 的 PBS 50 mL。

（3）染色步骤：

①固定后晾干的细胞爬片入 0.01 mol/L 的 PBS 缓冲液浸泡 5 min 3 次。

②入 0.25 mol/L 盐酸溶液处理 3～8 min，使 RNA 水解破坏。

③0.01 mol/L 的 PBS 缓冲液浸泡 5 min 3 次。

④入 EB 染色液染色 15 min。

⑤0.01 mol/L 的 PBS 缓冲液浸泡 5 min 3 次。

⑥水溶性封片剂封片，荧光显微镜观察分析结果。

（4）染色结果：脱氧核糖核酸（DNA）呈橘红色荧光。

（二）溴化乙啶（EB）-RNA 染色方法

原理是样品经过 0.1 mol/L 盐酸的无水甲醇处理 55℃ 3 h，就能使得 DNA 甲基化，这样染料 EB 仅与 RNA 结合，从而特异性显示 RNA。

（1）样品制备：细胞爬片经 0.01 mol/L 的 PBS 缓冲液冲洗后，用 Canoy 固定液固定 10～15 min 晾干待染色。

（2）试剂配制：同溴化乙啶（EB）-DNA 染色方法。

（3）染色步骤：

①固定后晾干的细胞爬片入 0.01 mol/L 的 PBS 缓冲液浸泡 5 min 3 次。

②入 0.1 mol/L 盐酸的无水甲醇处理 55℃ 3 h，使得 DNA 甲基化。

③0.01 mol/L 的 PBS 缓冲液浸泡 5 min 3 次。

④入 EB 染色液染色 15 min。

⑤0.01 mol/L 的 PBS 缓冲液浸泡 5 min 3 次。

⑥水溶性封片剂封片，荧光显微镜观察分析结果。

（4）染色结果：核糖核酸（RNA）呈橘红色荧光。

四、碘化丙啶染色法

碘化丙啶（PI）的特点一是不能进入活细胞的细胞膜内，二是 PI 特异性结合 DNA，因此，此种染色方法只能染死亡细胞的细胞核（因为死细胞失去膜完整性），正是这一特点 PI 具有鉴别死细胞的特性，可以检测培养细胞的凋亡率；如果要对活细胞染色，必须经固定处理才能染色。

（1）样品制备：

活细胞：用 0.01 mol/L 的 PBS 缓冲液收集细胞制备细胞悬液备用，现用现收集。

死细胞：细胞爬片经 0.01 mol/L 的 PBS 缓冲液冲洗后,用在 4℃中 70% 酒精固定 1 h 晾干待染色。

（2）试剂配制：

0.01 mol/L 的 PBS 缓冲液：同培养细胞－吖啶橙染色法（pH 7.2）。

PI 染色液：取 0.5 mg PI 加 0.01 mol/L 的 PBS 缓冲液 100 mL。

（3）染色步骤：

①细胞悬液直接采用细胞悬液与 PI 染色液 1∶9 染色 15 min；直接在荧光倒置显微镜下观察或充分混匀滴到载玻片上盖上盖片观察。

②固定后晾干的细胞爬片入 0.01 mol/L 的 PBS 缓冲液浸泡 5 min 3 次,晾干后入 PI 染色液室温孵育 15 min。

③0.01 mol/L 的 PBS 缓冲液浸泡 5 min 3 次。

④水溶性封片剂封片,荧光显微镜观察分析结果。

（4）染色结果：脱氧核糖核酸（DNA）呈红色荧光。

五、Hoechst 33258 和 Hoechst 33342 染色法

Hoechst 33258 和 Hoechst 33342 是一种非嵌入性的荧光染料,染色原理是它们与细胞核内 AT 聚集处的 DNA 结合,从而摄取染料着色,也被称为 DNA 探针染料,对 DNA 具有特异性。此种染色可判断细胞凋亡程度,当细胞发生凋亡时,细胞膜通透性增强,进入细胞中的 Hoechst 33258、33342 明显增多,细胞排出染料的机能降低且受损 DNA 更易于结合该荧光染料。因此虽然正常细胞核和凋亡细胞核均着色,但正常细胞核荧光较浅,均匀且细胞核圆形；凋亡细胞核荧光较强,呈颗粒状或团块状,可见细胞核的分叶或碎片。Hoechst 33342 更易透过细胞膜,常用作活细胞 DNA 含量（细胞周期）的分析；Hoechst 在染活细胞时,不同类型细胞结合 Hoechst 效率不同,所以常用于流式细胞分析, Hoechst 33258 和 Hoechst 33342 均可应用。

（1）样品制备：

活细胞：用 0.01 mol/L 的 PBS 缓冲液收集细胞制备细胞悬液备用,现用现收集。

死细胞：细胞爬片经 0.01 mol/L 的 PBS 缓冲液冲洗后,用在 4℃中的

Canoy 固定 20 min 晾干待染色。

（2）试剂配制：

0.01 mol/L 的 PBS 缓冲液：同培养细胞 – 吖啶橙染色法（pH 7.2）。

Hoechst 33258 贮备液：1 mg 的 Hoechst 33258 加 5 mL 的 0.01 mol/L 的 PBS 缓冲液充分混匀。

Hoechst 33258 染色液：125 μL 的 Hoechst 33258 贮备液加 0.01 mol/L 的 PBS 缓冲液 50 mL。

（3）染色步骤：

①细胞悬液直接采用细胞悬液与 Hoechst 33258 染色液 1：9 染色 15 min；直接在荧光倒置显微镜下观察或充分混匀滴到载玻片上盖上盖片观察。

②固定后晾干的细胞爬片入 0.01 mol/L 的 PBS 缓冲液浸泡 5 min 3 次，晾干后入 Hoechst 33258 染色液室温孵育 15 min。

③ 0.01 mol/L 的 PBS 缓冲液浸泡 5 min 3 次。

④水溶性封片剂封片，荧光易淬灭，染色后尽快荧光显微镜观察分析结果。

（4）染色结果：正常细胞核圆形，脱氧核糖核酸（DNA）均匀呈蓝色荧光；凋亡细胞核分叶或碎片状，DNA 颗粒状或团块状，呈较强亮蓝色荧光。

六、4,6 – 二氨基 –2 苯基吲哚（DAPI）染色法

DAPI 同 Hoechst 一样是一种非嵌入性的荧光染料，染色原理是它们与细胞核内 AT 聚集处的 DNA 结合，从而摄取染料着色，对 DNA 亦具有特异性。DAPI 的荧光强度较 Hoechst 33258、33342 弱，但其稳定性较 Hoechst 33258、33342 强，它与 Hoechst 具有相同原理可区分正常细胞核和凋亡细胞核，DAPI 对人体有害，操作时要注意防护。

（1）样品制备：

活细胞：用 0.01 mol/L 的 PBS 缓冲液收集细胞制备细胞悬液备用，现用现收集。

死细胞：细胞爬片经 0.01 mol/L 的 PBS 缓冲液冲洗后，用在 4℃ 中的 Canoy 固定 20 min 晾干待染色。

（2）试剂配制：

0.01 mol/L 的 PBS 缓冲液：同培养细胞－吖啶橙染色法（pH 7.2）。

DAPI 贮备液：0.5 mg 的 DAPI 加 5 mL 的 0.01 mol/L 的 PBS 缓冲液充分混匀。

DAPI 染色液：50 μL 的 DAPI 贮备液加 0.01 mol/L 的 PBS 缓冲液 50 mL。

（3）染色步骤：

①细胞悬液直接采用细胞悬液与 DAPI 染色液至少 1∶3 比例染色 5～20 min，直接在荧光倒置显微镜下观察或充分混匀滴到载玻片上盖上盖片观察。

②固定后晾干的细胞爬片入 0.01 mol/L 的 PBS 缓冲液浸泡 5 min 3 次，晾干后入 DAPI 染色液室温孵育 5 min。

③ 0.01 mol/L 的 PBS 缓冲液浸泡 5 min 3 次。

④水溶性封片剂封片，染色后尽快荧光显微镜观察分析结果。

（4）染色结果：正常细胞核圆形边缘清晰，脱氧核糖核酸（DNA）均匀，呈蓝色荧光；凋亡细胞核边缘不规则分叶或碎片状，DNA 颗粒状或团块状，呈较强亮蓝色荧光。

第四节　无机物组织化学染色法

机体含有大量无机物，这些构成生命的重要无机元素包含钾、钠、钙、磷、铁、铜、氯、铅、钼、锌、镁、钴、银及磷酸盐等，他们在不同组织的含量也有差异，特别是在正常与病理状态下，各含量差异明显。本节介绍几种常用检测无机物的组织化学染色法，供医学实验研究人员参考。

一、铁元素的染色方法

铁元素在机体内的存在方式通常是游离铁、铁离子（三价铁或亚铁）或隐蔽铁。游离铁、铁离子（三价铁或亚铁）的存在方式以含铁血黄素为主。隐蔽铁是指组织中的铁牢固地结合于蛋白质，比如血红蛋白和肌红蛋白中的铁,这些铁显示较为烦琐,需要先将蛋白质中的铁释放出来,通常采用的方法是 30% 过氧化氢稀氨水(1 滴氨水加 30% H_2O_2 100 mL)碱性溶液 4℃ 处理 10～15 min(4℃ 能避免切片产生气泡或者脱片),然后进行铁元素组织化学染色。

铁染色过程中组织的处理及制片尤为关键,它要求固定液使用中性甲醛或者不含酸的固定液,制片防止铁质的混入,使用器皿需经酸处理后蒸馏水充分洗涤,染色中只能使用蒸馏水而不能使用自来水。

(一)三价铁 – 普鲁士蓝染色法(Perls 氏染色法)

(1)样品制备:新鲜组织取材后用中性甲醛固定,常规脱水、透明、包埋及切片 5 μm。

(2)试剂配制:

A 液:2% 盐酸水溶液(依据盐酸浓度配制,盐酸需要使用化学纯品)。

B 液:2% 亚铁氰化钾(2 g 亚铁氰化钾加 100 mL 蒸馏水)。

Perls 氏染色液:临用时取 A 液和 B 液等量混合。

0.25%～0.5% 伊红水溶液见本书染液配制章节。

1% 中性复红见本书染液配制章节

(3)染色步骤:

①切片常规脱蜡至蒸馏水,水洗三次各 5 min。

②入新鲜配制的 Perls 氏染色液浸染 5～30 min。

③蒸馏水充分洗涤三次,各 5 min。

④ 0.25%～0.5% 伊红水溶液染细胞质 30～60 s。

⑤蒸馏水洗,常规脱水、透明、中性树胶封片。

(4)染色结果:铁元素呈蓝色,细胞质淡红色;染色中第 4 步也可用 1% 中性复红染细胞核 20～30 s,则染色结果为铁元素呈蓝色,细胞核呈红色。

(二)三价铁 –Gomori 染色法

(1)样品制备:新鲜组织取材后用中性甲醛固定,常规脱水、透明、包埋及切片 5 μm。

(2)试剂配制:

A 液:20% 盐酸水溶液(依据盐酸浓度配制,盐酸需要使用化学纯品)。

B 液:10% 亚铁氰化钾(10 g 亚铁氰化钾加 100 mL 蒸馏水)。

Gomori 染色液：临用时取 A 液和 B 液等量混合。

（3）染色步骤：

①切片常规脱蜡至蒸馏水，水洗三次，各 5 min。

②入新鲜配制的 Gomori 氏染色液浸染 20 min。

③蒸馏水充分洗涤三次，各 5 min。

④ 0.25%～0.5% 伊红水溶液染细胞质 30～60 s。

⑤蒸馏水洗，常规脱水、透明、中性树胶封片。

（4）染色结果：铁元素呈蓝绿色，细胞质淡红色；染色中第 4 步也可用 1% 中性复红染细胞核 20～30 s，则染色结果为铁元素呈蓝绿色，细胞核呈红色。

（三）三价铁 –Hutchison 染色法

（1）样品制备：新鲜组织取材后用 Hutchison 氏液固定，常规脱水、透明、包埋及切片 5 μm。

（2）试剂配制：

Hutchison 氏固定液：12 g 硫酸钠、冰醋酸 33 mL、甲醛 40 mL 依次加蒸馏水到 200 mL。

A 液：4% 盐酸水溶液（依据盐酸浓度配制，盐酸需要使用化学纯品）。

B 液：4% 亚铁氰化钾（4 g 亚铁氰化钾加 100 mL 蒸馏水）。

Hutchison 氏染色液：临用时取 A 液和 B 液等量混合，用前加温到 56℃。

（3）染色步骤：

①切片常规脱蜡至蒸馏水，水洗三次各 5 min。

②入新鲜配制的 56℃ Hutchison 氏染色液浸染 10 min。

③蒸馏水充分洗涤三次，各 5 min。

④ 0.25%～0.5% 伊红水溶液染细胞质 30～60 s。

⑤蒸馏水洗，常规脱水、透明、中性树胶封片。

（4）染色结果：铁元素呈蓝绿色，细胞质淡红色；染色中第 4 步也可用 1% 中性复红染细胞核 20～30 s，则染色结果为铁元素呈蓝绿色，细胞核呈红色。

（四）亚铁 – 腾氏蓝染色法（Turnbull blue 氏染色法）

（1）样品制备：同 Perls 氏染色法。

（2）试剂配制：

30% 硫化铵水溶液：现用现配。

A 液:1% 盐酸水溶液（依据盐酸浓度配制,盐酸需要使用化学纯品）。

B 液:20% 亚铁氰化钾（20 g 亚铁氰化钾加 100 mL 蒸馏水）。

Turnbull blue 氏染色液:临用时取 A 液和 B 液等量混合。

0.2% 沙黄 O 水溶液:0.2 g 沙黄加蒸馏水 100 mL。

1% 中性复红见本书染液配制章节。

（3）染色步骤:

①切片常规脱蜡至蒸馏水,水洗三次,各 5 min。

②入新鲜配制的 Turnbull blue 氏染色液浸染 5～30 min。

③蒸馏水充分洗涤三次,各 5 min。

④ 0.2% 沙黄 O 水溶液或 1% 中性复红染细胞核 2 min 或 0.25%～0.5% 伊红水溶液染细胞质 30～60 s。

⑤蒸馏水洗,常规脱水、透明、中性树胶封片。

（4）染色结果:亚铁及转变为亚铁的正铁元素呈深蓝色,细胞质淡红色或细胞核呈红色。

二、钙元素染色法

钙在机体内广泛存在,它有可溶性钙和非溶性钙两种存在形式,前者多为氯化钙、硫酸钙和乳酸钙,后者多为磷酸钙、碳酸钙或者隐蔽形式钙盐。病理组织常见的钙盐沉着多为结核、各种坏死,都是非溶性钙,此钙盐沉着呈颗粒状或块状。苏木精能结合不溶性钙盐染色呈蓝黑色,但其只能证实有钙盐存在。茜素红 S 能与钙盐结合形成橙红色沉淀,并且反应液 pH 6.3～8.5 效果更佳,此染色对钙盐并不特异,但其易掌握,效果理想。Von kossa 金属置换法是显示钙盐的特异性染色法,此染色切片经过硝酸银处理,将组织中钙盐置换成银盐,银盐在日光、紫外线或强氧化剂作用下转化为金属银呈黑色。

（一）钙盐 - 茜素红 S 染色法

（1）样品制备:新鲜组织厚 3 mm 长 5 mm 用无水酒精固定 24 h,中间换液 3 次。

（2）试剂配制:

茜素红 S（Alizarin S）染色液:0.5 g 茜素红 S 加蒸馏水 45 mL,搅拌溶解,边搅拌边加 1% 氨水 5 mL 使其 pH 6.3～8.5,此染色液能保存一个月。

酸性酒精:浓盐酸 0.1 mL 加 95% 酒精 100 mL。

（3）染色步骤:

①切片常规脱蜡至蒸馏水,水洗三次,各 5 min。

②入茜素红 S（Alizarin S）染色液浸染 2 min,如果标本含钙量较大,染色时间可减半。

③蒸馏水洗涤 5～10 s。

④酸性酒精鉴别 10～15 s。

⑤95% 酒精、无水酒精脱水、透明、中性树胶封片。

（4）染色结果:钙盐呈橙红色。

（二）钙盐-Von Kossa 染色法

（1）样品制备:新鲜组织厚 3 mm,长 5 mm 用无水酒精固定 24 h,中间换液 3 次或 10% 中性甲醛固定 24 h。

（2）试剂配制:

1.5%～2% 硝酸银水溶液:1.5～2 g 硝酸银加 100 mL 蒸馏水。

5% 硫代硫酸钠水溶液:5 g 硫代硫酸钠加 100 mL 蒸馏水。

1% 中性复红见本书染液配制章节。

（3）染色步骤:

①切片常规脱蜡至蒸馏水,水洗三次,各 5 min。

②入新配的 1.5%～2% 硝酸银水溶液直接在日光或紫外线光下浸染 15～60 min。

③蒸馏水洗涤三次,各 5 min。

④入 5% 硫代硫酸钠水溶液 1～2 min。

⑤蒸馏水洗涤三次,各 5 min。

⑥入 1% 中性复红染色 1 min。

⑦蒸馏水充分洗涤,常规脱水、透明、中性树胶封片。

（4）染色结果:钙盐呈棕黑色,细胞核呈红色。

（三）钙盐-普鲁士蓝染色法

（1）样品制备:新鲜组织取材后用 10% 中性甲醛固定,常规脱水、透明、包埋及切片 5μm。

（2）试剂配制：

醋酸铵－铁氰化钾染色液：醋酸铵 10 g 溶于 100 mL 40% 酒精，然后加 1 g 铁氰化钾 56℃烤箱内充分使其溶解，冷却后过滤备用。

10% 氯化铁水溶液：10 g 氯化铁加 100 mL 蒸馏水。

1% 中性复红见本书染液配制章节。

（3）染色步骤：

①切片常规脱蜡至 40% 酒精。

②入醋酸铵－铁氰化钾染色液浸染 30 s。

③入 40% 酒精洗两次，蒸馏水充分洗涤三次，各 5 min。

④ 10% 氯化铁水溶液 5 min，然后水洗。

⑤入 1% 中性复红染色 1 min。

⑥蒸馏水洗，常规脱水、透明、中性树胶封片。

（4）染色结果：钙盐呈蓝色，细胞核红色；钙盐与醋酸铵－铁氰化钾溶液反应生成铁氰化铵钙的沉淀，然后氯化铁将其置换形成普鲁士蓝反应。

（四）钙盐－红紫素染色法（1,2,4－三羟基蒽醌）

（1）样品制备：新鲜组织厚 3 mm，长 5 mm 用无水酒精固定 24 h，中间换液 3 次，包埋、切片 5 μm。

（2）试剂配制：

红紫素染色液：红紫素 95% 酒精饱和液。

（3）染色步骤：

①切片常规脱蜡至 95% 酒精，换新 95% 酒精一次。

②入红紫素染色液浸染 10 min。

③ 0.75% 盐水洗 3 min，蒸馏水洗。

④苏木精复染细胞核 1 min。

⑤水洗，1% 盐酸酒精分化、再水洗、氨水反蓝，常规脱水、透明、中性树胶封片。

（4）染色结果：钙盐呈红色，细胞核蓝色。

三、铜元素染色法

铜元素组织化学染色主要是应用于豆状核变性（Wilson 病）的检查，多见于儿童和青壮年。由于铜代谢紊乱导致铜在肝脏、肾脏及脑基底神经节部位过量的沉着。

（一）二苯卡巴肼法（diphenylcarbazide）

（1）样品制备：新鲜组织取材后用 10% 中性甲醛固定，常规脱水、透明、包埋及切片 5μm。

（2）试剂配制：

二苯卡巴肼染色液：1 g 二苯卡巴肼溶于 10 mL 无水酒精，加蒸馏水至 100 mL，现用现配。

（3）染色步骤：

①切片常规脱蜡至水。

②入二苯卡巴肼染色液 10～20 min。

③蒸馏水充分洗涤 10～20 min。

④水溶封片剂封片。

（4）染色结果：铜盐呈红紫色，此标本不能长期保存。

（二）红氨酸法（Rubeanic acid）

（1）样品制备：新鲜组织取材后用 10% 中性甲醛固定，常规脱水、透明、包埋及切片 5μm。

（2）试剂配制：

A 液：0.1 g 红氨酸溶于 100 mL 无水酒精。

B 液：10 g 醋酸钠溶于 100 mL 蒸馏水。

红氨酸染色液：取 A 液 2.5 mL 加 B 液 50 mL 现用现配。

1% 中性复红见本书染液配制章节。

（3）染色步骤：

①切片常规脱蜡至水。

②入红氨酸染色液 37℃ 24 h。

③水洗数秒，入 1% 中性复红染细胞核 1 min。

④水洗，入 70% 酒精洗 15 min，再入无水酒精 6 h。

⑤二甲苯透明，中性树胶封片。

（4）染色结果：红氨铜呈绿黑色颗粒，细胞核红色。

四、铝元素和铍元素染色法

铝、铍在组织中的沉淀物主要是位于职业病人的肺部和皮肤,是皮肤和肺脏吸收微细的铝、铍颗粒而导致的病变。

（一）铍的萘铬绿 B 染色法（Naphthochrome green B）

（1）样品制备：新鲜组织取材后用 10% 中性甲醛固定,常规脱水、透明、包埋及切片 5 μm。

（2）试剂配制：

0.1% 萘铬绿 B 染色液：0.1 g 萘铬绿 B 加 1 mol/L 磷酸缓冲液（pH 5.0）至 100 mL,染色前预热到 37℃。

1% 中性复红见本书染液配制章节。

（3）染色步骤：

①切片常规脱蜡至水。

②入 0.1% 萘铬绿 B 染色液 37℃孵育 30 min。

③蒸馏水充分洗涤 10 ～ 20 min。

④无水酒精分化 30 min,蒸馏水洗。

⑤入 1% 中性复红染细胞核 1 min。

⑥常规脱水、透明、中性树胶封片。

（4）染色结果：铍呈苹果绿色,细胞核红色。

（二）铝、钙、铍的萘铬绿 B 染色法

（1）样品制备：新鲜组织取材后用 10% 中性甲醛固定,常规脱水、透明、包埋及切片 5 μm。

（2）试剂配制：

0.1% 萘铬绿 B 染色液：0.1 g 萘铬绿 B 加 1 mol/L 磷酸缓冲液（pH 5.0）至 100 mL,染色前预热到 37℃。

1% 中性复红见本书染液配制章节。

（3）染色步骤：

①切片常规脱蜡至水。

②入 0.1% 萘铬绿 B 染色液 37℃孵育 30 min 显示的是铍；入 0.1% 萘铬绿 B 染色液室温孵育 5 ～ 10 min 显示的是铝、钙。

③蒸馏水充分洗涤 10～20 min。

④无水酒精分化 30 min,蒸馏水洗。

⑤入 1% 中性复红染细胞核 1 min（铝、钙不染这步）。

⑥铍常规脱水、透明、中性树胶封片,铝、钙水溶性封片剂封片。

（4）染色结果：铍呈苹果绿色,细胞核红色；钙呈红色或浅红棕色,铝呈深绿色。

五、尿酸盐显示染色法

尿酸盐沉淀物呈针形放射状,易溶于水,不溶于浓酒精,因此,固定前尽量避免水洗,染色中也尽量避免与水长时间接触。

（1）样品制备：新鲜组织取材后用无水酒精固定 24 h,常规脱水、透明、包埋及切片 5 μm。

（2）试剂配制:4℃保存。

A 液:3 g 六亚甲四胺（Methenamine）加蒸馏水至 100 mL。

B 液:5 g 硝酸银加蒸馏水至 100 mL。

C 液:0.8 g 硼酸、0.65 g 硼砂依次加入 100 mL 蒸馏水中。

尿酸盐显示染色液：取 A 液 100 mL 缓缓加入 B 液 5 mL,逐渐产生沉淀物,继续摇动至沉淀物溶解为止,其混合液体取 25 mL 加 5 mL C 液然后加蒸馏水 20 mL（临用前配）。

2% 硫代硫酸钠:2 g 硫代硫酸钠加蒸馏水至 100 mL。

1% 中性复红见本书染液配制章节。

（3）染色步骤:

①切片常规脱蜡至水;

②入尿酸盐显示染色液 37℃孵育 1 h;

③蒸馏水充分洗涤 10～20 min;

④2% 硫代硫酸钠固定 5 min;

⑤流水洗,入 1% 中性复红染细胞核 1 min;

⑥常规脱水、透明、中性树胶封片。

（4）染色结果:尿酸盐沉淀物呈黑色,细胞核红色。

第二章　免疫组织化学染色方法

免疫组织化学技术是把免疫学与组织化学或细胞化学原理相结合的一门实验技术,是对组织切片、细胞爬片等标本中大分子物质的原位定性、定量和定位的研究。免疫学研究发现,抗原和抗体具有特异性结合的特点,组织或细胞中的某些多肽和蛋白质可以提取出来,以其作为抗原或半抗原可以免疫动物制备相应抗体,这是免疫组织化学法的应用原理。抗原和抗体的结合体是无色的,这就需要将抗体做下标记,以便科学研究中的定性、定位和定量。通常标记物有酶、荧光、胶体金等,分别称为免疫酶组织化学、免疫荧光组织化学和免疫胶体金组织化学。在免疫组织化学反应中,为增强检测指标敏感度,常利用一些具有高度亲和力的物质这也是所谓的抗原信号放大系统,即亲和免疫组织化学法。因为免疫组织化学染色法的强特异性、高敏感度和广泛的应用性,越来越多的组织或细胞内大分子物质都可应用其检测,所以免疫组织化学染色法成了生物医学领域各学科不可缺少的重要研究手段。下面介绍几种常用免疫组织化学染色原理及染色方法。

第一节　免疫组织化学染色原理

一、直接法

直接法是组织或细胞内的抗原直接与酶标记的或其他标记物标记的特异性抗体相结合,然后与酶底物发生作用产生有色沉积物。沉积物存在部位就是抗原抗体反应部位,可对此进行原位定性、定量和定位的研究。其特点是简便、快捷、特异型强及非特异性背景低；缺点是这种市售特异性抗体数量少、敏感度低，对样本内抗原较少的细胞或组织检测率低。

二、间接法

间接法就是使用两种抗体，其中第一抗体不做标记，而是在第二抗体做标记，这个第二抗体是与第一抗体种属相同的抗体 Fc 段（此具有种属特异性）去免疫动物制备而得。第一抗体标记抗原后再用第二抗体连接第一抗体，这样抗原的存在位置就形成了一个较大的复合物，因为第二抗体用酶或其他标记物标记，所以其与酶底物发生作用产生有色沉积物，能够对抗原进行原位定性、定量和定位的研究，其特点是具有放大作用，敏感性明显提高。

三、亲合法

亲合法是将酶桥法和过氧化物酶－抗过氧化物酶复合法相结合的一种免疫组织化学染色法。它利用免疫酶组织化学染色法使得待检测抗原在存在部位形成有色沉淀和抗原信号放大系统结合，将其敏感性大大提高，因其操作简便、非特异性背景低已成为目前最为广泛应用的免疫组织化学染色法。

（一）亲和素－生物素－过氧化物酶复合物染色法

亲和素－生物素－过氧化物酶复合物（avidin-biotin-peroxidase complex）是亲和素将生物素化的抗体与生物素结合的酶连接起来，从而使得抗原抗体结合反应信号明显增强，此方法非本质抗原抗体反应，因此称为亲合法。生物素标记抗体即第一抗体不做标记，它和酶通过羧基与蛋白质的氨基结合。亲和素是一种糖蛋白，也叫抗生素蛋白，它与生物素亲和力很高，一个亲和素有四个生物素结合位点，将酶标记在生物素上，大大提高了检测的敏感性，这就是亲和素－生物素酶标记的第二抗体。目前使用的亲和素通常来源于链霉菌培养物，因此称链霉亲和素－生物素－过氧化物酶复合物染色法（streptavidin biotin-peroxidase complex method，SABC 法）。这种方法需要将生物素做酶标记，应用标记的酶必须具有特异性、稳定、纯化的特点，所以实际符合要求的最为常用的只有辣根过氧化物酶（horseradish peroxidase, HRP）和碱性磷酸酶（alkaline phosphatase, AP），辣根过氧化物酶（HRP）可以与二氨基联苯胺（diaminobenzidine，DAB）作用底物形成不溶于水的棕褐色沉淀物,碱性磷酸酶(AP)可以与硝基蓝四唑(NBT)作用底物溴氯羟吲哚磷酸盐(BCIP)形成靛蓝不溶性的紫蓝色沉淀物。

(二)链霉菌抗生物素蛋白 – 过氧化物酶染色法

SABC 法虽然早起应用效果较好,但由于含糖类较多易造成背景着色,使其特异性降低、敏感度降低;为解决这一问题在 20 世纪 90 年代初提出用链霉亲和素替代亲和素生物素复合物,发现链霉亲和素能很强很快地结合酶标记的生物素二抗,因此又把它称为链霉菌抗生物素蛋白,其特点是不含糖基,非特异性背景低、放大系统强大阳性反应明显易识别,这种染色方法称为链霉菌抗生物素蛋白 – 过氧化物酶染色法(streptavidin -peroxidase method,SP 法)。

第二节　免疫组织化学染色方法

以往的免疫组织化学染色方法从最初的直接法、间接法过渡到了现今常用的 SABC 法、SP 法、Envision 法、Max-vision 法和免疫组织化学双重染色法。染色方法步骤大同小异,下面介绍各种染色方法的操作步骤和优缺点。

一、链霉亲和素 – 生物素 – 过氧化物酶复合物染色法（SABC 法）

1. 样品制备

新鲜组织取材后用 4% 多聚甲醛固定 12 h（最好灌流取材固定）,进行修块后再固定 12 h,常规脱水、透明、包埋及切片 2.5～4 μm（使用组织防脱载片）;需要注意的是,切片后的烤片适宜温度 60～65℃ 4～8 h,过热会导致组织抗原的丢失。

细胞爬片经 0.01 mol/L PBS 缓冲液反复洗三次,每次 5 min,然后用冷丙酮固定 20 min 或 95% 酒精固定 15～20 min 或 4% 多聚甲醛固定 15～20 min,固定后晾干 4℃保存可放置 1 周或 -20℃保存可放置 1 个月。

冰冻切片根据不同组织的需求决定切片厚度,可以取材后直接冰冻切片或者 4% 多聚甲醛固定后使用蔗糖脱水、OCT 包埋后切片（优点是可以较长时间保存组织,缺点是组织容易脱片)。

2. 常用试剂配制:4℃保存。

0.01 mol/L 磷酸盐缓冲液（PBS）：2.9 g $Na_2HPO_4 \cdot 12H_2O$、0.296 g $NaH_2PO_4 \cdot 2H_2O$、8.5 g NaCl 加蒸馏水至 1 000 mL（pH 7.4）。

4% 多聚甲醛液：40 g 多聚甲醛加 0.01 mol/L PBS 缓冲液至 1 000 mL。

梯度蔗糖液配制见本书 OCT 包埋。

柠檬酸缓冲液：用时取 A 液 9 mL 加 B 液 41 mL 然后加蒸馏水至 500 mL（pH 6.0）。

A 液柠檬酸 21.01 g 加蒸馏水至 1 000 mL。

B 液柠檬酸钠 29.41 g 加蒸馏水至 1 000 mL。

0.1% 胰蛋白酶：0.1 g 氯化钙加蒸馏水至 100 mL,然后加入 0.1 g 胰蛋白酶充分溶解, pH 7.8。

0.4% 胃蛋白酶：0.4 g 胃蛋白酶加 0.1 mol/L 盐酸至 100 mL。

0.5 mol/L Tris-HCl 缓冲液（三羟甲基氨基甲烷）：取 60.57 g Tris 加 500 mL 蒸馏水使其溶解,然后加 1N HCl 420 ml,使用 HCl 或 NaOH 调 pH 至 7.6 后加蒸馏水至 1 000 mL。

0.05 mol/L TBS（Tris- 生理盐水缓冲液, pH 7.6）：取 0.5 mol/L Tris-HCl 缓冲液加 8.5 g NaCl,加蒸馏水至 1 000 mL。

1% Triton X-100：取 1 mL Triton X-100 加 0.05 mol/L TBS 至 100 mL。

DAB 显色液（3,3'- 二氨基联苯胺, diaminobenzidine）：50 mg DAB 加 50 mL 0.05 mol/L TBS（pH 7.6）或 50 mL 0.01 mol/L PBS（pH 7.4）,充分溶解后加 0.05 mol/L TBS 或 0.01 mol/L PBS 至 100 mL,然后用 1 mL EP 管分装 -20℃保存备用,临用时每管加 30% 过氧化氢 1 μL,震荡混匀使用。

AEC 显色液（3-氨基-9-乙基咔唑, 3-amino-9-ethlcarbazole）：20 mg 的 AEC 加入 2.5 mL 的二甲基甲酰胺（DMF）充分溶解后,加 0.05 mol/L TBS（pH 7.6）至 50 mL,然后用 1 mL EP 管分装 -20℃保存备用,临用时每管加 30% 过氧化氢 500 μL,震荡混匀使用。

NBT/BCIP 显色液（硝基蓝四唑 /5- 溴 -4- 氯 -3- 吲哚磷酸盐, nitro-blue-tetrazolium/5-bromo-4-chloro-3-indoly-phosphate）：取 A 液 40 μL 加入 10 mL 0.1 mol/L Tris-HCl 充分混匀,再加 B 液 40 μL,现用现配。

A 液 5%NBT：0.5 g NBT 溶于 10 mL 70% 的二甲基甲酰胺（DMF）充分溶解后,用 1 mL EP 管分装 -20℃保存备用。

B 液 5%BCIP：0.5 g BCIP 溶于 10 mL 100% 的二甲基甲酰胺（DMF）充分溶解后,用 1 mL EP 管分装 -20℃保存备用。

3% 甲醇 - 过氧化氢：3 mL 甲醇加入 30% 过氧化氢 3 mL,现用现配。

3. 抗原修复方法

在很多免疫组织化学染色中,根据不同组织不同抗体的要求需要不同类型的抗原修复,下面介绍几种常用抗原修复方法。

①煮沸修复法：将配制好的柠檬酸缓冲液 500 mL 置于搪瓷缸中,放在电陶炉上加热至沸腾,然后将脱蜡至水的切片放入再煮沸 1～2 min,取出放入蒸馏水中冷却;或者使用微波炉修复时间 5～10 min。

②胰蛋白酶修复法：将脱蜡至水的切片或细胞滴加 0.1% 胰蛋白酶 37℃孵育 15～30 min,主要用于细胞内的抗原修复。

③胃蛋白酶修复法：将脱蜡至水的切片或细胞滴加 0.4% 胃蛋白酶 37℃孵育 0.5～1 h,主要用于细胞间质和基底膜的抗原修复。

4. 染色步骤（使用 SABC 试剂盒）

（1）石蜡切片染色步骤

①石蜡切片常规脱蜡至蒸馏水。

②需要抗原修复的依据组织和抗体要求进行相应的修复,然后蒸馏水浸泡 5 min。

③用免疫组化笔将待染色组织周围画上圈。

④滴加 3% 甲醇 - 过氧化氢室温 10～15 min,目的是去除内源性过氧化物酶,然后 0.01 mol/L PBS 洗三次,每次 5 min。

⑤正常血清封闭液（与二抗同种动物来源）,目的是去除内源性生物素,室温 10～15 min。

⑥甩去血清不用清洗,直接滴加一抗（可以是即用型也可以是浓缩型）,浓缩型用 0.01 mol/L PBS 按一抗说明书进行稀释,37℃孵育 2 h 或 4℃过夜。

⑦ 0.01 mol/L PBS 洗三次,每次 5 min。

⑧滴加二抗 37℃孵育 20 min 或室温孵育 20 min,0.01 mol/L PBS 洗三次,每次 5 min。

⑨滴加 SABC 试剂盒中的 SABC 液 37℃孵育 20 min 或室温孵育 20 min，0.01 mol/L PBS 洗三次，每次 5 min。

⑩室温 DAB 显色 2～10 min，蒸馏水洗涤终止显色。

⑪苏木精复染 1 min、1% HCl 酒精分化、水洗、反蓝、常规脱水、透明、中性树胶封片。

注意事项：第⑧步 SABC 试剂盒中的 SABC 液如果是辣根过氧化物酶则用 DAB 显色或 AEC 显色（AEC 显色后需要水溶性封片）；第⑧步 SABC 试剂盒中的 SABC 液如果是碱性磷酸酶则用 NBT/BCIP 显色，且细胞核复染使用 1% 中性复红或 1% 核固红。

AEC 显色结果：阳性物呈深红色，细胞核蓝色。

DAB 显色结果：阳性物呈棕色，细胞核蓝色。

NBT/BCIP 显色结果：阳性物呈紫蓝色，细胞核呈红色。

（2）细胞爬片染色步骤：

①细胞爬片经 0.01 mol/L PBS 缓冲液反复洗三次，每次 5 min，然后用冷丙酮固定 20 min 或 95% 酒精固定 15～20 min 或 4% 多聚甲醛固定 15～20 min，固定后晾干，0.01 mol/L PBS 缓冲液反复洗三次，每次 5 min。

②需要抗原修复的依据抗体要求进行相应的修复，然后蒸馏水浸泡 5 min。

③用 1% Triton X-100 对细胞膜进行打孔，增加细胞膜的通透性，然后 0.01 mol/L PBS 缓冲液反复洗三次，每次 5 min。

④到⑪同石蜡切片染色步骤。

注意事项：同石蜡切片染色（1）。

染色结果：同石蜡切片染色（1）。

（3）冰冻切片染色步骤

①冰冻切片根据不同组织的需求决定切片厚度，切片固定后晾干，再用 0.01 mol/L PBS 缓冲液反复洗三次，每次 5 min。

②冰冻切片不需修复。

③可用或不用 1%Triton X-100 对组织细胞的细胞膜进行打孔，增加细胞膜的通透性，然后 0.01 mol/L PBS 缓冲液反复洗三次，每次 5 min。

④到⑪同石蜡切片染色步骤。

注意事项：同石蜡切片染色（1），过厚的冰冻切片可以漂染，缺点是试剂消耗很大。

染色结果：同石蜡切片染色（1）。

5.免疫组织化学染色关键步骤的摸索

在免疫组织化学染色中要尤为关注以下几点。

（1）制备质量好的切片备用。

（2）选择合适的抗原修复方式，染色中设立阴性对照片，如果有阳性片更佳。

（3）如果一抗是浓缩型的试剂，那么在正式实验前需要做预实验摸索适宜稀释比例，最佳稀释比例是特异性着色阳性，非特异性着色即背景着色阴性。

（4）二抗作用时间不能过长，过长会引起背景着色强。

（5）显色要在镜下控制显色时间，及时终止显色进入下一步。

（6）细胞核复染要在镜下控制分化时间，使得细胞核清晰淡染。

（7）不同显色决定最终封片的方式，AEC 显色的沉淀物易溶于有机溶剂需要做水溶性封片观察；DAB 和 NBT/BCIP 显色可以常规中性树胶封片。

二、SP 法、Envision 法和 Max-vision 法

1.SP 法

SP 法是链霉亲和素－过氧化物酶用链霉亲和素代替了 SABC 法中的亲和素－生物素，也就是用链霉菌抗生物素－过氧化物酶代替了亲和素－生物素－过氧化物酶，没有了生物素作用降低背景着色；SAP 是链霉亲和素－碱性磷酸酶系统成色。二者区别在于显色阶段所用显色系统不同，染色步骤除第⑧使用 SP 或 SAP 液代替 SABC 液外，其他步骤同（1）。

2.Envision 法

Envision 法是免疫组织化学染色中的一步法，它将多个鼠或兔的 IgG 分子与辣根过氧化物酶结合形成具有放大信号的聚合物，取代了 SABC 法中的二抗和三抗，直接与一抗结合，使得检测更为简便敏感，染色步骤（1）第⑦步后滴加聚合物 37℃孵育 20 min，0.01 mol/L PBS 洗三次，每次 5 min；直接进入第⑩，其他步骤同（1）。

3. Max-vision 法

Max-vision 法是依据聚合技术在多聚肽上把过氧化物酶和抗鼠或抗兔的 IgG 分子结合在一起形成多聚物分子,去除了生物素,避免生物素导致的背景着色,适于含生物素较多的组织细胞免疫组织化学染色,染色步骤同 SP 法。

三、免疫组织化学双重染色法

随着免疫组织化学染色的发展,在基础生物医学和临床生物医学研究领域中,经常会遇到检测两种不同物质是否在同一组织或同一细胞中共存的情况,这就要求免疫组化染色能在同一组织或细胞同时显色两种不同抗原,我们称之为免疫组织化学双重染色法。免疫组织化学双重染色法对两种一抗的选择有一定的要求,如果两个一抗种属来源相同常会造成染色重叠,一抗表达部位相同也会造成重叠着色,因此,选择一抗要不同种属来源,表达部位最好是一个细胞核另一个细胞质,这样染色效果最佳,如果都表达在细胞质或细胞核,也可做染色的鉴别。下面以 SP 法为例介绍不同样本的免疫组织化学双重染色法步骤。

(一) SP 法石蜡切片双重染色步骤

在做双重染色前需要详细选择设计一抗种属和显色系统。

(1) 石蜡切片常规脱蜡至蒸馏水。

(2) 需要抗原修复的依据组织和抗体要求进行相应的修复,然后蒸馏水浸泡 5 min。

(3) 用免疫组化笔将待染色组织周围画上圈。

(4) 滴加 3% 甲醇 - 过氧化氢室温 10 ~ 15 min,目的是去除内源性过氧化物酶,然后 0.01 mol/L PBS 洗三次,每次 5 min。

(5) 直接滴加 A 一抗(可以是即用型也可以是浓缩型),浓缩型用 0.01 mol/L PBS 按一抗说明书进行稀释,4℃ 过夜。

(6) 0.01 mol/L PBS 洗三次,每次 5 min。

(7) 滴加生物素化二抗室温孵育 10 min, 0.01 mol/L PBS 洗三次,每次 5 min。

(8) 滴加试剂盒中的链霉菌抗生物蛋白 - 碱性磷酸酶室温孵育 10 min, 0.01 mol/L PBS 洗三次,每次 5 min。

（9）NBT/BCIP 显色，0.01 mol/L PBS 洗三次，每次 5 min。

（10）滴加 0.05% 盐酸 50 μL 室温孵育 10 min（可避免已显色抗原褪色，同时强化第二抗体着色）。

（11）正常血清封闭液（滴加二抗同种属血清），目的是去除内源性生物素，室温 10～15 min。

（12）直接滴加 B 一抗（可以是即用型也可以是浓缩型），浓缩型用 0.01 mol/L PBS 按一抗说明书进行稀释，37℃孵育 2 h。

（13）0.01 mol/L PBS 洗三次，每次 5 min。

（14）滴加生物素化二抗室温孵育 10 min，0.01 mol/L PBS 洗三次，每次 5 min。

（15）滴加试剂盒中的链霉菌抗生物蛋白－过氧化物酶室温孵育 10 min，0.01 mol/L PBS 洗三次，每次 5 min。

（16）AEC 显色，0.01 mol/L PBS 洗三次，每次 5 min。

（17）苏木精复染 30 s（如果是细胞核和细胞质均显色可以不用复染），水洗反蓝水溶性封片剂封片。

染色结果：AEC 显色结果：阳性物呈深红色，细胞核蓝色；NBT/BCIP 显色结果：阳性物呈紫蓝色。

（二）SP 法细胞爬片双重染色步骤

（1）细胞爬片经 0.01 mol/L PBS 缓冲液反复洗三次，每次 5 min，然后用冷丙酮固定 20 min 或 95% 酒精固定 15～20 min 或 4% 多聚甲醛固定 15～20 min，固定后晾干，0.01 mol/L PBS 缓冲液反复洗三次，每次 5 min。

（2）需要抗原修复的依据抗体要求进行相应的修复，然后蒸馏水浸泡 5 min。

（3）用 1%Triton X-100 对细胞膜进行打孔，增加细胞膜的通透性，然后 0.01 mol/L PBS 缓冲液反复洗三次，每次 5 min。

（4）到（17）同 SP 法石蜡切片双重染色步骤。

染色结果：AEC 显色结果：阳性物呈深红色，细胞核蓝色；NBT/BCIP 显色结果：阳性物呈紫蓝色。

（三）SP 法冰冻切片双重染色步骤

（1）冰冻切片根据不同组织的需求决定切片厚度，切片固定后晾干，再用 0.01 mol/L PBS 缓冲液反复洗三次,每次 5 min。

(2)冰冻切片不需修复。

(3)可用或不用 1%Triton X-100 对组织细胞的细胞膜进行打孔,增加细胞膜的通透性,然后 0.01 mol/L PBS 缓冲液反复洗三次,每次 5 min。

(4)到(17)同 SP 法石蜡切片双重染色步骤。

染色结果:AEC 显色结果:阳性物呈深红色,细胞核蓝色;NBT/BCIP 显色结果:阳性物呈紫蓝色。

第三章　免疫荧光组织化学染色方法

免疫荧光组织化学染色法是把荧光染料作为标记物标记抗体的一种免疫组织化学技术,它分为免疫荧光组织化学和免疫荧光细胞化学,随着荧光染料标记技术的不断发展和提高,荧光组织化学技术在整个生物学、基础医学以及临床医学等各个学科领域有了广泛的应用;它能够在细胞水平和亚细胞水平上原位检测生物样品的抗原分子结构与成分,能够反映生物样品的目前形态功能以及代谢状态。

第一节　常用的几种荧光染料

能够做荧光标记物的物质在短时间内能够吸收光并且能够激发发射荧光。常用于免疫组织化学荧光标记物的荧光物质或荧光素有异硫氰酸荧光素(fluorescein isothiocanate,FITC)、四甲基异硫氰酸罗丹明(tetraethyl rhodamine isothiocyanate,TRITC)、四乙基罗丹明 B(RB200)、花青类

（cyanine）、乙酸乙酯、Indo-1 和量子点（quantum dot）等。

1. 异硫氰酸荧光素（FITC）染料

FITC 是一种最为常用的黄绿色荧光染料，常用于免疫荧光组织或细胞化学单染及双染染色中，其特点是性质稳定、易溶于水和乙醇、能直接标记抗体、能与细胞内蛋白质结合，缺点是经光照后易淬灭，常受自发荧光影响。它的最大发射光波长 525 nm，最大激发光波长 490 nm。

2. 四甲基异硫氰酸罗丹明（TRITC）染料

TRITC 是一种橙红色荧光染料，其特点是性质较 FITC 稳定，对 pH 变化不敏感和受自发荧光影响小，能与细胞内蛋白质结合，与 FITC 发出的黄绿色呈鲜明对比，因此，常用于免疫荧光双标记示踪染色中。它的最大发射光波长 620 nm，最大激发光波长 550 nm。

3. 四乙基罗丹明 B（RB200）染料

RB200 是一种橙红色荧光染料，其特点是性质极其稳定可长期保存，不溶于水但易溶于乙醇和丙酮，能与细胞内蛋白质结合，因此常用于免疫荧光组织或细胞化学双重染色中。它的最大发射光波长 595～600 nm，最大激发光波长 570 nm。

4. 花青类（cyanine）染料

花青类荧光素常用的是 Cy3 和 Cy5，其特点是对光稳定性强、能与细胞内蛋白质结合、对 pH 变化不敏感、荧光量子产率高，Cy3 呈绿色荧光但在绿光光谱激发下又呈红色荧光，它的最大发射光波长 650 nm，最大激发光波长 570 nm 常用于免疫荧光组织或细胞化学双重或多重染色；Cy5 是一种红色荧光染料，由于在普通高压汞灯下很难看到，所以使用普通荧光显微镜观察时不建议应用，通常应用在激光共聚焦扫描显微镜，它的最大发射波长 680 nm，最大激发波长 649 nm。

5. 乙酸乙酯染料

乙酸乙酯是一种绿色荧光染料，本身并不发光，能透过细胞膜进入细胞质，在细胞内酯酶的作用下才能转化为具有荧光特性的是一种乙酸乙酯，它的荧光激发对细胞内 pH 值具有依赖性，常用于细胞内 pH 荧光指示剂，它的最大发射波长 530 nm，最大激发波长 505 nm。

6. Indo-1 染料

Indo-1 是一种紫色或青色的荧光染料,它具有双发射特性,是一种典型的双发射荧光染料。当细胞内钙离子浓度高时,它结合钙在 405 nm 波长处发射荧光;当细胞内钙离子浓度极低时,它在 485 nm 波长处发射荧光;依据其对细胞内钙离子浓度较为敏感这一特性,常用于检测细胞内游离钙离子浓度。

7. 量子点染料

量子点染料是一种新型半导体纳米荧光染料,其特点是性质稳定、荧光时间长、颜色多种、溶于水,其检测方便所以应用较广泛。

第二节　常用的免疫荧光组织化学和免疫荧光细胞化学染色方法

一、直接法

是最早使用的免疫荧光染色法,分两种类型。一是抗原检测法,即将已知特异性抗体标记上荧光素,然后与组织或细胞中的相应抗原直接结合,在荧光显微镜下结合荧光素发出特异性荧光的部位就是抗原存在部位;二是抗体检测法即将已知特异性抗原标记上荧光素,然后与组织或细胞中的相应抗体直接结合,在荧光显微镜下结合荧光素发出特异性荧光的部位就是抗体存在部位。其优点是检测方便、快捷且特异型强,缺点是敏感度低、一种特异性标记的荧光抗体只能检测一种抗原(市售不广泛)。常用于检测抗原含量高的肾脏或皮肤,临床上细菌、螺旋体、真菌及原虫的检测也常使用。

1. 石蜡切片染色步骤

(1)石蜡切片常规脱蜡至蒸馏水,需要抗原修复的依据组织和抗体要求进行相应的修复,然后蒸馏水浸泡 5 min。

(2)直接滴加荧光标记的特异性抗体(可以是即用型也可以是浓缩型),浓缩型用 0.01 mol/L PBS 按抗体说明书进行稀释(现用现配),37℃或室温避光孵育 0.5 ～ 1 h。

（3）0.01 mol/L PBS 洗三次，每次 5 min。

（4）水溶性封片剂封片或抗荧光淬灭封片剂封片或含 DAPI 的抗荧光淬灭封片剂封片，荧光显微镜下观察。

结果：水溶性封片剂封片或抗荧光淬灭封片剂封片根据标记荧光素的类型确定荧光颜色，含 DAPI 的抗荧光淬灭封片剂封片还可在紫外光下看到亮蓝色荧光细胞核结构。

2. 细胞爬片染色步骤

（1）细胞爬片经 0.01 mol/L PBS 缓冲液反复洗三次，每次 5 min，然后用冷丙酮固定 20 min 或 95% 酒精固定 15 ～ 20 min 或 4% 多聚甲醛固定 15 ～ 20 min，固定后晾干，0.01 mol/L PBS 缓冲液反复洗三次，每次 5 min。

（2）用 1%Triton X-100 对细胞膜进行打孔，增加细胞膜的通透性，然后 0.01 mol/L PBS 缓冲液反复洗三次，每次 5 min。

（3）直接滴加荧光标记的特异性抗体（可以是即用型也可以是浓缩型），浓缩型用 0.01 mol/L PBS 按抗体说明书进行稀释（现用现配），37℃或室温避光孵育 0.5 ～ 1 h。

（4）0.01 mol/L PBS 洗三次，每次 5 min。

（5）水溶性封片剂封片或抗荧光淬灭封片剂封片或含 DAPI 的抗荧光淬灭封片剂封片，荧光显微镜下观察。

结果：水溶性封片剂封片或抗荧光淬灭封片剂封片根据标记荧光素的类型确定荧光颜色，含 DAPI 的抗荧光淬灭封片剂封片还可在紫外光下看到亮蓝色荧光细胞核结构。

3. 冰冻切片染色步骤

（1）冰冻切片根据不同组织的需求决定切片厚度，切片固定后晾干，再用 0.01 mol/L PBS 缓冲液反复洗三次，每次 5 min。

（2）可用或不用 1%Triton X-100 对组织细胞的细胞膜进行打孔，增加细胞膜的通透性，然后 0.01 mol/L PBS 缓冲液反复洗三次，每次 5 min。

（3）直接滴加荧光标记的特异性抗体（可以是即用型也可以是浓缩型），浓缩型用 0.01 mol/L PBS 按抗体说明书进行稀释（现用现配），37℃或室温避光孵育 0.5 ～ 1 h。

（4）0.01 mol/L PBS 洗三次，每次 5 min。

（5）水溶性封片剂封片或抗荧光淬灭封片剂封片或含 DAPI 的抗荧光淬灭封片剂封片，荧光显微镜下观察。

结果：水溶性封片剂封片或抗荧光淬灭封片剂封片根据标记荧光素的类型确定荧光颜色，含 DAPI 的抗荧光淬灭封片剂封片还可在紫外光下看到亮蓝色荧光细胞核结构。

二、间接法

间接法也分两种类型。

1. 抗原检测法

一抗不做荧光素标记，使用一抗同种属抗体的 Fc 段免疫动物制备二抗，将二抗做荧光素标记。反应原理是组织或细胞内抗原与一抗结合，然后一抗再与标记荧光素的二抗结合，在荧光显微镜下可见的特异性荧光即为抗原存在部位。

（1）石蜡切片染色步骤：

①石蜡切片常规脱蜡至蒸馏水。

②需要抗原修复的依据组织和抗体要求进行相应的修复，然后蒸馏水浸泡 5 min。

③用免疫组化笔将待染色组织周围画上圈。

④滴加 3% 甲醇－过氧化氢室温 10～15 min，目的是去除内源性过氧化物酶，然后 0.01 mol/L PBS 洗三次，每次 5 min。

⑤正常血清封闭液（与二抗同种动物来源），目的是去除内源性生物素，室温 10～15 min。

⑥甩去血清不用清洗，直接滴加荧光标记的特异性抗体（可以是即用型也可以是浓缩型），浓缩型用 0.01 mol/L PBS 按抗体说明书进行稀释（现用现配），37℃或室温避光孵育 0.5～1 h。

⑦ 0.01 mol/L PBS 洗三次，每次 5 min。

⑧滴加与特异性一抗相匹配的荧光素标记的二抗（FITC-IgG），可以是即用型也可以是浓缩型，浓缩型用 0.01 mol/L PBS 按抗体说明书进行稀释（现用现配），37℃或室温避光孵育 30 min。

⑨ 0.01 mol/L PBS 洗三次，每次 5 min，DAPI 或 Hoechst 333442 复染细

胞核 5 min 或 15～20 min。

⑩水溶性封片剂封片或抗荧光淬灭封片剂封片,荧光显微镜下观察。

结果:阳性细胞质呈绿色荧光,复染细胞核紫外光下是亮蓝色荧光。

（2）细胞爬片染色步骤:

①细胞爬片经 0.01 mol/L PBS 缓冲液反复洗三次,每次 5 min,然后用冷丙酮固定 20 min 或 95% 酒精固定 15～20 min 或 4% 多聚甲醛固定 15～20 min,固定后晾干, 0.01 mol/L PBS 缓冲液反复洗三次,每次 5 min。

②需要抗原修复的依据抗体要求进行相应的修复,然后蒸馏水浸泡 5 min。

③用 1%Triton X-100 对细胞膜进行打孔,增加细胞膜的通透性,然后 0.01 mol/L PBS 缓冲液反复洗三次,每次 5 min。

④到⑩同石蜡切片染色步骤。

结果:阳性细胞质呈绿色荧光,复染细胞核紫外光下是亮蓝色荧光。

（3）冰冻切片染色步骤:

①冰冻切片根据不同组织的需求决定切片厚度,切片固定后晾干,再用 0.01 mol/L PBS 缓冲液反复洗三次,每次 5 min。

②冰冻切片不需修复。

③可用或不用 1%Triton X-100 对组织细胞的细胞膜进行打孔,增加细胞膜的通透性,然后 0.01 mol/L PBS 缓冲液反复洗三次,每次 5 min。

④到⑩同石蜡切片染色步骤。

结果:阳性细胞质呈绿色荧光,复染细胞核紫外光下是亮蓝色荧光。

2. 抗体检测法

抗体检测法一种是将组织或细胞内的特异抗体与特异性抗原结合,然后再将能与特异性抗原结合的抗体标记上荧光素,就是抗体－抗原－抗体,即夹心法;另一种是将已知抗原的组织或细胞中加入待检测血清,常用于临床检测血清中的自身抗体和病原体抗体;染色方法同抗原检测法。

三、SABC-Cy3 染色法

SABC-Cy3 染色法是将常规免疫组织化学 SABC 染色法中的亲和素－生物素－辣根过氧化物酶复合物中的辣根过氧化物酶换成了 Cy3 荧光素,形成亲和素－生物素－Cy3 复合物,从而在荧光显微镜下呈红色荧光,染色方法同 SABC 染色法,因其放大效率高,适用于抗原量少的样本检测。

四、双重免疫荧光染色法

双重免疫荧光染色法就是在同一样品中采用两种荧光显示两种不同抗原存在位置。染色中使用两种荧光素标记的抗体,一种是 FITC 标记,一种是 TRITC 标记。

1. 一步直接法双重免疫荧光染色法

适用于两种荧光标记一抗是不同种属来源。

(1)石蜡切片染色步骤:

①石蜡切片常规脱蜡至蒸馏水。

②需要抗原修复的依据组织和抗体要求进行相应的修复,然后蒸馏水浸泡 5 min。

③用免疫组化笔将待染色组织周围画上圈。

④将两种不同荧光素标记的抗体(需要不同种属)按最终稀释比例混合在一起,直接滴加在切片上,37℃或室温避光孵育 0.5 ~ 1 h。

⑤ 0.01 mol/L PBS 洗三次,每次 5 min。

⑥水溶性封片剂封片或抗荧光淬灭封片剂封片或含 DAPI 的抗荧光淬灭封片剂封片,荧光显微镜下观察。

结果:水溶性封片剂封片或抗荧光淬灭封片剂封片根据标记荧光素的类型 FITC 标记的呈绿色荧光、TRITC 标记的呈红色荧光,含 DAPI 的抗荧光淬灭封片剂封片还可在紫外光下看到亮蓝色荧光细胞核结构。

(2)细胞爬片染色步骤:

①细胞爬片经 0.01 mol/L PBS 缓冲液反复洗三次,每次 5 min,然后用冷丙酮固定 20 min 或 95% 酒精固定 15 ~ 20 min 或 4% 多聚甲醛固定 15 ~ 20 min,固定后晾干, 0.01 mol/L PBS 缓冲液反复洗三次,每次 5 min。

②需要抗原修复的依据抗体要求进行相应的修复,然后蒸馏水浸泡 5 min。

③用 1%Triton X-100 对细胞膜进行打孔,增加细胞膜的通透性,然后 0.01 mol/L PBS 缓冲液反复洗三次,每次 5 min。

④将两种不同荧光素标记的抗体(需要不同种属)按最终稀释比例混合在一起,直接滴加在切片上,37℃或室温避光孵育 0.5 ~ 1 h。

⑤0.01 mol/L PBS 洗三次,每次 5 min。

⑥水溶性封片剂封片或抗荧光淬灭封片剂封片或含 DAPI 的抗荧光淬灭封片剂封片,荧光显微镜下观察。

结果:水溶性封片剂封片或抗荧光淬灭封片剂封片根据标记荧光素的类型 FITC 标记的呈绿色荧光、TRITC 标记的呈红色荧光,含 DAPI 的抗荧光淬灭封片剂封片还可在紫外光下看到亮蓝色荧光细胞核结构。

（3）冰冻切片染色步骤:

①冰冻切片根据不同组织的需求决定切片厚度,切片固定后晾干,再用 0.01 mol/L PBS 缓冲液反复洗三次,每次 5 min。

②冰冻切片不需修复。

③可用或不用 1%Triton X-100 对组织细胞的细胞膜进行打孔,增加细胞膜的通透性,然后 0.01 mol/L PBS 缓冲液反复洗三次,每次 5 min。

④将两种不同荧光素标记的抗体（需要不同种属）按最终稀释比例混合在一起,直接滴加在切片上, 37℃或室温避光孵育 0.5 ～ 1 h。

⑤0.01 mol/L PBS 洗三次,每次 5 min。

⑥水溶性封片剂封片或抗荧光淬灭封片剂封片或含 DAPI 的抗荧光淬灭封片剂封片,荧光显微镜下观察。

结果:水溶性封片剂封片或抗荧光淬灭封片剂封片根据标记荧光素的类型 FITC 标记的呈绿色荧光、TRITC 标记的呈红色荧光,含 DAPI 的抗荧光淬灭封片剂封片还可在紫外光下看到亮蓝色荧光细胞核结构。

2. 两步直接法双重免疫荧光染色法

适用于两种荧光标记一抗是同一种属来源。

（1）石蜡切片染色步骤:

①石蜡切片常规脱蜡至蒸馏水。

②需要抗原修复的依据组织和抗体要求进行相应的修复,然后蒸馏水浸泡 5 min。

③用免疫组化笔将待染色组织周围画上圈。

④将荧光素标记的 A 抗体按最终稀释比例,直接滴加在切片上, 37℃或室温避光孵育 0.5 ～ 1 h, 0.01 mol/L PBS 洗三次,每次 5 min。

⑤将荧光素标记的 B 抗体按最终稀释比例,直接滴加在切片上, 37℃或

室温避光孵育 0.5 ～ 1 h，0.01 mol/L PBS 洗三次，每次 5 min。

⑥水溶性封片剂封片或抗荧光淬灭封片剂封片或含 DAPI 的抗荧光淬灭封片剂封片，荧光显微镜下观察。

结果：水溶性封片剂封片或抗荧光淬灭封片剂封片根据标记荧光素的类型 FITC 标记的呈绿色荧光、TRITC 标记的呈红色荧光，含 DAPI 的抗荧光淬灭封片剂封片还可在紫外光下看到亮蓝色荧光细胞核结构。

（2）细胞爬片染色步骤：

①细胞爬片经 0.01 mol/L PBS 缓冲液反复洗三次，每次 5 min，然后用冷丙酮固定 20 min 或 95% 酒精固定 15 ～ 20 min 或 4% 多聚甲醛固定 15 ～ 20 min，固定后晾干，0.01 mol/L PBS 缓冲液反复洗三次，每次 5 min。

②需要抗原修复的依据抗体要求进行相应的修复，然后蒸馏水浸泡 5 min。

③用 1% Triton X-100 对细胞膜进行打孔，增加细胞膜的通透性，然后 0.01 mol/L PBS 缓冲液反复洗三次，每次 5 min。

④到⑥同石蜡切片染色步骤。

结果：水溶性封片剂封片或抗荧光淬灭封片剂封片根据标记荧光素的类型 FITC 标记的呈绿色荧光、TRITC 标记的呈红色荧光，含 DAPI 的抗荧光淬灭封片剂封片还可在紫外光下看到亮蓝色荧光细胞核结构。

（3）冰冻切片染色步骤：

①冰冻切片根据不同组织的需求决定切片厚度，切片固定后晾干，再用 0.01 mol/L PBS 缓冲液反复洗三次，每次 5 min。

②冰冻切片不需修复。

③可用或不用 1%Triton X-100 对组织细胞的细胞膜进行打孔，增加细胞膜的通透性，然后 0.01 mol/L PBS 缓冲液反复洗三次，每次 5 min。

④到⑥同石蜡切片染色步骤。

结果：水溶性封片剂封片或抗荧光淬灭封片剂封片根据标记荧光素的类型 FITC 标记的呈绿色荧光、TRITC 标记的呈红色荧光，含 DAPI 的抗荧光淬灭封片剂封片还可在紫外光下看到亮蓝色荧光细胞核结构。

3. 不同种属来源的两步间接法双重免疫荧光染色法

以一抗是小鼠抗大鼠 A 抗体和兔抗大鼠 B 抗体为例。

（1）石蜡切片染色步骤：

①石蜡切片常规脱蜡至蒸馏水。

②需要抗原修复的依据组织和抗体要求进行相应的修复，然后蒸馏水浸泡 5 min。

③用免疫组化笔将待染色组织周围画上圈。

④将 A 抗体和 B 抗体混合按最终稀释比例直接滴加在切片上，37℃避光孵育 2 h，0.01 mol/L PBS 洗三次，每次 5 min。

⑤按适宜稀释比例滴加生物素化 - 抗兔 IgG 二抗，37℃避光孵育 30 min，0.01 mol/L PBS 洗三次，每次 5 min。

⑥滴加 SABC-Cy3 试剂盒中亲和素 - 生物素 -Cy3 复合物，37℃避光孵育 30 min，0.01 mol/L PBS 洗三次，每次 5 min。

⑦滴加 FITC- 抗小鼠 IgG 二抗，37℃避光孵育 30 min，0.01 mol/L PBS 洗三次，每次 5 min。

⑧水溶性封片剂封片或抗荧光淬灭封片剂封片或含 DAPI 的抗荧光淬灭封片剂封片，荧光显微镜下观察。

结果：水溶性封片剂封片或抗荧光淬灭封片剂封片根据标记荧光素的类型 FITC 标记的呈绿色荧光、TRITC 标记的呈红色荧光，含 DAPI 的抗荧光淬灭封片剂封片还可在紫外光下看到亮蓝色荧光细胞核结构。

（2）细胞爬片染色步骤：

①细胞爬片经 0.01 mol/L PBS 缓冲液反复洗三次，每次 5 min，然后用冷丙酮固定 20 min 或 95% 酒精固定 15～20 min 或 4% 多聚甲醛固定 15～20 min，固定后晾干，0.01 mol/L PBS 缓冲液反复洗三次，每次 5 min。

②需要抗原修复的依据抗体要求进行相应的修复，然后蒸馏水浸泡 5 min。

③用 1%Triton X-100 对细胞膜进行打孔，增加细胞膜的通透性，然后 0.01 mol/L PBS 缓冲液反复洗三次，每次 5 min。

④到⑧同石蜡切片染色步骤。

结果：水溶性封片剂封片或抗荧光淬灭封片剂封片根据标记荧光素的类型 FITC 标记的呈绿色荧光、TRITC 标记的呈红色荧光，含 DAPI 的抗荧光淬灭封片剂封片还可在紫外光下看到亮蓝色荧光细胞核结构。

（3）冰冻切片染色步骤：

①冰冻切片根据不同组织的需求决定切片厚度,切片固定后晾干,再用 0.01 mol/L PBS 缓冲液反复洗三次,每次 5 min。

②冰冻切片不需修复。

③可用或不用 1% Triton X-100 对组织细胞的细胞膜进行打孔,增加细胞膜的通透性,然后 0.01 mol/L PBS 缓冲液反复洗三次,每次 5 min。

④到⑧同石蜡切片染色步骤。

结果：水溶性封片剂封片或抗荧光淬灭封片剂封片根据标记荧光素的类型 FITC 标记的呈绿色荧光、TRITC 标记的呈红色荧光,含 DAPI 的抗荧光淬灭封片剂封片还可在紫外光下看到亮蓝色荧光细胞核结构。

4. 相同种属来源的两步间接法双重免疫荧光染色法

以一抗是小鼠抗大鼠 A 抗体和小鼠抗大鼠 B 抗体为例。

（1）石蜡切片染色步骤：

①石蜡切片常规脱蜡至蒸馏水。

②需要抗原修复的依据组织和抗体要求进行相应的修复,然后蒸馏水浸泡 5 min。

③用免疫组化笔将待染色组织周围画上圈。

④将 A 抗体按适宜稀释比例直接滴加在切片上,37℃避光孵育 2 h, 0.01 mol/L PBS 洗三次,每次 5 min。

⑤按适宜稀释比例滴加生物素化-抗小鼠 IgG 二抗,37℃避光孵育 30 min, 0.01 mol/L PBS 洗三次,每次 5 min。

⑥滴加 SABC-Cy3 试剂盒中亲和素-生物素-Cy3 复合物,37℃或室温避光孵育 30 min, 0.01 mol/L PBS 洗三次,每次 5 min。

⑦将 B 抗体按适宜稀释比例直接滴加在切片上,37℃避光孵育 2 h, 0.01 mol/L PBS 洗三次,每次 5 min。

⑧滴加 FITC-抗小鼠 IgG 二抗,37℃避光孵育 30 min, 0.01 mol/L PBS 洗三次,每次 5 min。

⑨水溶性封片剂封片或抗荧光淬灭封片剂封片或含 DAPI 的抗荧光淬灭封片剂封片,荧光显微镜下观察。

结果：水溶性封片剂封片或抗荧光淬灭封片剂封片根据标记荧光素的类

型 FITC 标记的呈绿色荧光、TRITC 标记的呈红色荧光,含 DAPI 的抗荧光淬灭封片剂封片还可在紫外光下看到亮蓝色荧光细胞核结构。

（2）细胞爬片染色步骤：

①细胞爬片经 0.01 mol/L PBS 缓冲液反复洗三次,每次 5 min,然后用冷丙酮固定 20 min 或 95% 酒精固定 15～20 min 或 4% 多聚甲醛固定 15～20 min,固定后晾干, 0.01 mol/L PBS 缓冲液反复洗三次,每次 5 min。

②需要抗原修复的依据抗体要求进行相应的修复,然后蒸馏水浸泡 5 min。

③用 1%Triton X-100 对细胞膜进行打孔,增加细胞膜的通透性,然后 0.01 mol/L PBS 缓冲液反复洗三次,每次 5 min。

④到⑨同石蜡切片染色步骤。

结果：同石蜡切片染色结果。

（3）冰冻切片染色步骤：

①冰冻切片根据不同组织的需求决定切片厚度,切片固定后晾干,再用 0.01 mol/L PBS 缓冲液反复洗三次,每次 5 min。

②冰冻切片不需修复。

③可用或不用 1%Triton X-100 对组织细胞的细胞膜进行打孔,增加细胞膜的通透性,然后 0.01 mol/L PBS 缓冲液反复洗三次,每次 5 min。

④到⑨同石蜡切片染色步骤。

结果：同石蜡切片染色结果。

第三节　免疫荧光组织化学染色关键步骤的摸索

（1）制备质量好的切片备用。

（2）选择合适的抗原修复方式,染色中设立阴性对照片,如果有阳性片更佳。

（3）如果一抗、荧光标记的一抗或二抗是浓缩型的试剂,那么在正式实验前需要做预实验摸索适宜稀释比例,最佳稀释比例是特异性着色阳性,非特异性着色即背景着色阴性。

（4）荧光在光的照射下才能够被激发,但是光的照射也会导致荧光的淬灭,所以荧光染色液需要新鲜配制,染色后封片剂最好用抗淬灭水溶性封片剂,及时在荧光显微镜下观察。

第四章　原位杂交组织化学染色方法

原位杂交组织化学技术是对细胞内核酸进行定性、定位的一种将分子杂交与组织化学相结合的染色方法,他主要标记细胞核内 DNA 和 mRNA,以后者更为主,它是组织化学染色技术的创新性突破,现已广泛应用于各生物学领域,已经作为常规实验技术从基础医学迈步向临床医学。

第一节　原位杂交组织化学染色原理

原位杂交组织化学技术利用 DNA 变性与复性原理实现核酸定性定位。也就是说,DNA 是含两条互补链的双螺旋结构,在一定外界条件下它能够变性解开双链,同时在去除变性条件后又能够恢复双螺旋结构。DNA 解螺旋后能否复性,取决于两条单链的碱基是否能够重新配对,而不是两条单链是否来自同源种属,说明种属不同的两条 DNA 单链如果碱基能互补配对,同样可以形成 DNA 双螺旋结构,这个过程我们称之为核酸分子杂交,简称分子杂交,这种生物学技术灵敏度高、特异型强。它分为 DNA-DNA 杂交、DNA-RNA 杂交和 RNA-RNA 杂交,后两种较为多见, DNA-DNA 杂交技术主要用于染色体中 DNA 的检测。

第二节 原位杂交组织化学染色探针类型

探针是一种只与特异性靶分子反应的特异性分子,它能结合标记物显示靶分子存在部位。核酸探针是已知碱基序列的核酸片段标记上标记物,检测特定靶核酸的探针。探针选择的原则是来源方便、敏感度高和特异型强。

1. 基因组 DNA 探针

基因组 DNA 探针来源方便、使用广泛。

2 .cDNA 探针

cDNA 探针灵敏度低,但其不含内含子所以也是较为理想的探针选择。

3. cRNA 探针

cRNA 探针稳定性好、敏感度高,应用较广泛,但其制备较为复杂。

4. 寡核苷酸探针

寡核苷酸探针是一种体外通过化学技术合成的 DNA 单链,一般长度为 30～50bp,碱基中 G-C 含量 40%～60%,探针内不存在互补区;其优点是来源方便、序列自定、易于透过组织、杂交时间短;缺点是稳定性、敏感性较RNA-RNA 杂交略差。

第三节 原位杂交组织化学染色探针标记物类型

原位杂交组织化学染色探针标记物通常使用的是放射性和非放射性标记物,前者存在半衰期,有辐射性使其应用受限;后者常用的标记物为辣根过氧化物酶、碱性磷酸酶和荧光素（FITC）,特点是使用方便、简捷、稳定、检测时间短。

第四节　原位杂交组织化学染色方法

杂交技术分为固相杂交和液相杂交,我们常用的原位杂交组织化学染色是固相杂交,运用的是 DNA 变性 – 复性原理。

一、直接法原位杂交组织化学染色

探针直接标记放射性核素、酶或荧光素,直接与组织细胞内核酸结合成杂交体,通过放射自显影、荧光显微镜、普通荧光显微镜观察；优点是操作步骤少,省时间,缺点是没有杂交信号的放大,敏感度低。标本制备过程同下面的间接法原位杂交组织化学染色。

二、间接法原位杂交组织化学染色（以探针标记酶为例）

间接法使用半抗原标记探针,通过对半抗原的定位,显示探针与组织细胞内靶核酸的杂交位置。其敏感性高,应用较普遍,下面简单介绍间接法原位杂交组织化学染色流程。

（1）样品制备

使用器皿均需经过酸处理、蒸馏水充分冲洗,入 100% 酒精浸泡后捞出烘干备用,操作过程戴无菌手套。

（1）石蜡切片制备：取材后迅速放入 4% 多聚甲醛固定或直接心脏灌流 4% 多聚甲醛固定,常规脱水、透明、浸蜡、包埋,切片 4～10 μm（展片时水浴锅用含 DEPC 的蒸馏水）。

（2）细胞爬片制备:同本书免疫组织化学染色法章节。

（3）冰冻切片制备:新鲜组织直接恒冷箱冰冻切片机切片 5～20 μm。

2. 试剂配制

DEPC 水（0.1% 焦炭酸二乙酯）:1 mL DEPC 加双蒸水至 1 000 mL 了,需经强力震荡静置数小时后,高压灭菌使用。

0.1 mol/L PB 液:用时取 A 液 19 mL 加 B 液 81 mL（配成 0.2 mol/L PB 液）,

然后加 100 mL 蒸馏水即配成 0.1 mol/L PB 液。

A 液：31.2 g $NaH_2PO_4 \cdot 2H_2O$ 加蒸馏水至 1 000 mL。

B 液：71.63 g $Na_2HPO_4 \cdot 12H_2O$ 加蒸馏水至 1 000 mL。

4% 多聚甲醛液：40 g 多聚甲醛加 0.1 mol/L PB 液至 1 000 mL，60℃加热搅拌溶解，需要加少量 NaOH 才能充分溶解。

0.1% 蛋白酶 K：10 mg 蛋白酶 K 溶于 10 mL 灭菌的双蒸水或 DEPC 水，充分混合后用 1 mL EP 管分装 -20℃保存备用。

0.25% 醋酸酐：5.0 g 氯化钠、13.2 mL 三乙醇胺、4.0 mL 浓盐酸分别依次加入到 1 000 mL DEPC 水中，临用时加 2.5 mL 醋酸酐。

30× 枸橼酸盐缓冲液：262.95 g 氯化钠、132.3 g 枸橼酸钠加蒸馏水至 1 000 mL，定容前用 NaOH 调 pH 7.0，高压灭菌保存。

预杂交液（杂交缓冲液）：取下面 A 液 5 mL、B 液 2 mL、C 液 0.25 mL、D 液 0.1 mL、E 液 0.6 mL、F 液 0.2 mL、G 液 0.125 mL、H 液 0.1 mL 加蒸馏水 1.625 mL 混匀分装，-20℃保存备用。

A 液：100% 去离子甲酰胺（市售）。

B 液：50% 葡萄糖硫酸酯（10 g 葡萄糖硫酸酯溶于 10 mL DEPC 水，37℃放置 1 h 让气泡完全消失，再加 DEPC 水至 200 mL）。

C 液：40× Denhardt's 液（Ficol 1400 聚蔗糖 0.2 g、聚乙吡咯烯烷酮 0.2 g、牛血清白蛋白 0.2 g 依次加入蒸馏水至 25 mL，高压灭菌 -20℃保存备用）。

D 液：1 mol/L Tris-HCl（pH 8.0，见免疫组化试剂配制章节）。

E 液：5 mol/L 氯化钠。

F 液：0.5 mol/L EDTA（pH 8.0）。

G 液：2% 变性鱼精 DNA（2 g 变性鱼精 DNA 溶于 20 mL 双蒸水，用 18 号注射针反复抽吸 10 次达到剪切目的，然后加蒸馏水至 100 mL，煮沸 10 min 在冰浴中冷却分装 EP 管，-20℃保存备用）。

H 液：1 mol/L DTT（二硫苏糖醇）液（3.09 g DTT 溶于 20 mL 0.01 mol/L pH 5.2 醋酸钠，过滤除菌 -20℃保存备用）。

杂交液：在杂交缓冲液中加入地高辛标记的反义 cRNA 探针（0.5～1 μL/mL），一般试剂盒中有售。

TSM-1 洗液：1 mol/L pH 8.0 的 Tris-HCl 100 mL、5 mol/L 氯化钠 20 mL、

1 mol/L 氯化镁 10 mL 加蒸馏水至 1 000 mL。

TSM-2 洗液：1 mol/L pH 9.50 的 Tris-HCl 100 mL、5 mol/L 氯化钠 20 mL、1 mol/L 氯化镁 50 mL 加蒸馏水至 1 000 mL。

3. 石蜡切片染色步骤

（1）石蜡切片常规脱蜡至蒸馏水，0.01 mol/L PBS 洗三次，每次 5 min，高压灭菌的双蒸馏水或 DEPC 水处理 3 min。

（2）入 0.1 mol/L PB 液漂洗两次，每次 5 min。

（3）滴加 0.1% 蛋白酶 K 50 μL 37℃ 孵育 30 min；入 0.1 mol/L 甘氨酸室温 5 min。

（4）入 0.25% 醋酸酐浸泡 10 min，4×SSC 5 min，2×SSC 10 min。

（5）滴加预杂交液（杂交缓冲液）50 μL 40～42℃ 孵育 0.5～2 h。

（6）滴加杂交液 50 μL 41～45℃ 孵育 12～24 h（试剂盒改进时间可能会缩短很多）。

（7）5×SSC 45℃ 漂洗 15 min、4×SSC 37℃ 漂洗 15 min、2×SSC（含 50% 去离子甲酰胺）37℃ 漂洗 15 min、2×SSC（含 20 μg/mL RNaseA）漂洗 37℃ 10 min、1×SSC 37℃ 漂洗 15 min、0.5×SSC 37℃ 漂洗 15 min，入 0.1 mol/L PBS 缓冲液漂洗三次，每次 5 min。

（8）辣根过氧化物酶或碱性磷酸酶标记的地高辛抗体，按抗体说明比例稀释，37℃ 或室温孵育 2～4 h。

（9）入 0.1 mol/L PBS 缓冲液漂洗三次，每次 5 min，TSM-1 漂洗两次，每次 5 min，TSM-2 漂洗两次，每次 5 min。

（10）DAB 或 NBT/BCIP 显色 5～30 min，入 0.1 mol/L PBS 缓冲液漂洗三次，每次 5 min。

（11）水溶封片剂封片或常规脱水透明中性树胶封片。

结果：DAB 显色阳性呈棕褐色或 NBT/BCIP 显色呈紫蓝色。

对照片：阴性对照片杂交液中加入正义的 cRNA，空白对照片不加探针。

4. 细胞爬片染色步骤

（1）细胞爬片经 0.01 mol/L PBS 缓冲液反复洗三次，每次 5 min，然后用 4% 多聚甲醛固定 15～20 min，固定后晾干，0.01 mol/L PBS 缓冲液反复洗三次，每次 5 min。

（2）用 1%Triton X-100 对细胞膜进行打孔,增加细胞膜的通透性,然后 0.01 mol/L PBS 缓冲液反复洗三次,每次 5 min。

（3）到（11）同石蜡切片染色步骤。

结果:同石蜡切片染色结果。

对照片:同石蜡切片染色。

5. 冰冻切片染色步骤。

（1）冰冻切片根据不同组织的需求决定切片厚度,切片入 4% 多聚甲醛（0.1 mol/L PB 配制）室温浸泡 15 min,晾干后备用或直接 0.1 mol/L PB 液漂洗两次,每次 5 min。

（2）可用或不用 1%Triton X-100 对组织细胞的细胞膜进行打孔,增加细胞膜的通透性,然后 0.01 mol/L PBS 缓冲液反复洗三次,每次 5 min。

（3）到（11）同石蜡切片染色步骤。

结果:同石蜡切片染色结果。

对照片:同石蜡切片染色。

第五节　原位杂交组织化学技术与其他实验技术的结合应用

随着医学研究水平的不断提高,原位杂交组织化学技术也不断地与其他生物学研究手段相结合,比如分子生物学、免疫组织化学、荧光素标记、电镜、流式细胞术等。下面介绍几种比较有应用价值的实验技术方法,供医学研究人员参考使用。

一、荧光原位杂交技术（florescence in situ hybridization, FISH）

荧光原位杂交技术（FISH）是利用标记荧光素的核酸探针与待测样本内核酸原位杂交的一种技术,能对组织或细胞内染色体及异常基因进行检测、诊断和相关疾病分型。FISH 在染色体检测领域应用广泛,可用荧光素直接标记 DNA 探针,后期又发展了生物素标记 DNA 探针,进一步提高了 FISH 的灵敏度,在肿瘤学、细胞遗传学、遗传病学中应用广泛。FISH 是 DNA-

DNA 杂交,所以杂交前预处理尤为重要。

1. 直接法 FISH 技术

荧光素标记在已知碱基序列的特异 DNA 片段的探针上,这种荧光素探针在组织或细胞切片上能直接与靶核酸杂交,在杂交部位形成镜下可见的荧光素。常用的荧光素有 FITC、TRITC 等,样本制备、染色方法同原位杂交组织化学染色。

2. 间接法 FISH 技术

探针使用非荧光素标记（比如生物素或地高辛）,结合组织或细胞内靶核酸后,通过亲和或免疫组化引入荧光素（FITC、TRITC）,从而在杂交部位形成镜下可见的荧光素。样本制备、染色方法同原位杂交组织化学染色。

3.PRINS 技术

PRINS 技术是把 PCR 技术与 FISH 技术相结合的一种实验技术法,常用于罕见的异染色质变异体检测和肿瘤细胞株染色体异质性的评估。

二、原位 PCR 技术（in situ PCR）

原位 PCR 技术是把高效扩增的 PCR 技术与原位组织化学杂交定位技术结合的一种不破坏组织、细胞结构,定位检测微量核酸的实验技术法。

样品处理方法：将需要测定的组织切片或细胞爬片进行固定（常用 4%多聚甲醛液）和适宜的酶处理,保持细胞膜和核膜良好的通透性（必要可以用 1%Triton-X-100 打孔）。

1. 直接法原位 PCR 技术

经过样品处理后,在组织切片或细胞爬片上滴加 PCR 反应所需的各种试剂,其中引物或三磷酸核苷酸使用标记物标记,这样标记物在扩增中逐渐进入扩增产物,待检测的 DNA 或 RNA 就在原位通过显示标记物可直接观察不需进行原位杂交;常用标记物有地高辛、生物素及荧光素（FITC）等。

2. 间接法原位 PCR 技术

经过样品处理后,在组织切片或细胞爬片上滴加 PCR 反应所需的各种试剂,把引物、三磷酸核苷酸、酶引入组织细胞内进行扩增,然后使用特异性标记的探针介入进行原位杂交,从而定位检测细胞内扩增的 DNA,是目前最为广泛使用的原位 PCR 技术,操作烦琐且时间长。

三、原位逆转录 PCR 技术

原位逆转录 PCR 技术是把逆转录技术与 PCR 技术相结合,反应过程分两步。经过样品处理后,在组织切片或细胞爬片上,第一步滴加 DNA 酶处理破坏组织或细胞内的 DNA,保证以待检测的 mRNA 做模板,使用逆转录技术合成 cDNA;第二步使用 PCR 技术以 cDNA 为模板进行扩增,然后将扩增的 cDNA 与标记好的探针进行原位杂交,从而间接检测组织或细胞内的 mRNA,该方法是原位检测组织或细胞内低拷贝 mRNA 的常用方法。它也可分为直接法和间接法,原理方法同原位 PCR 技术。

四、双重原位杂交技术

双重原位杂交技术是在同一组织或细胞样本检测两种靶核酸的实验技术方法,它与免疫组织化学双重染色法类似,实验前要对探针、标记物做严格实验设计。常用的放射性核素标记物有 ^{35}S 和 ^3H,非放射性标记物有生物素、地高辛、荧光素。下面依据标记物的不同,简单介绍双重原位杂交技术的基本设计原则。样本处理同原位杂交法。

1. 放射性核素标记和非放射性标记探针的双重原位杂交

这种方法常用的放射性核素标记物是 ^{35}S,非放射性标记物是生物素或地高辛,分为一步法和两步法。一步法将两种探针混合在一起,同时作用;观察时先显示非放射性标记探针(NBT/BCIP),然后脱水干燥后进行放射自显影观察放射性核素标记探针。两步法将两种探针分别杂交,先放射性核素标记探针杂交行放射自显影观察;然后非放射性标记探针杂交 NBT/BCIP 显色观察。两步法操作时间略长,但它不存在放射性标记信号的丢失,较一步法具有优势。

2. 非放射性标记物标记探针的双重原位杂交

(1)生物素和地高辛标记的探针双重原位杂交:这种双重原位杂交一个探针用生物素标记,采用 AEC 显色呈红色;另一个探针用地高辛标记,采用 NBT/BCIP 显色呈紫蓝色,这两个检测系统互不干扰,两种探针可同时进行杂交,但显色需要分别进行,先 AEC 显色,后 NBT/BCIP 显色。

(2)两种不同荧光素标记的探针双重原位杂交:一般采用的荧光素一种

是红色、另一种是绿色。有直接法和间接法，直接法两种荧光素分别标记不同核酸探针，同时原位杂交在荧光显微镜下观察；间接法用生物素和地高辛分别标记不同核酸探针，然后用标记不同荧光素的抗生物素抗体和抗地高辛抗体连接显示，被检核酸，间接法有了信号放大系统，较直接法更为敏感。

3. 两种放射性核素标记探针的双重原位杂交

常用的放射性核素标记物是 ^{35}S 和 ^3H，操作复杂、时间长，暂不推广使用。

4. 原位杂交免疫组织化学技术

原位杂交免疫组织化学技术是把原位杂交技术和免疫组织化学技术相结合的双标记实验技术，检测简便、快捷、敏感度高较为广泛应用。它可分为两种类型：一是先行原位杂交，后行免疫组织化学；二是先行免疫组织化学，后行原位杂交；两种类型都各有利弊，在操作中注意抗原及信号的保存，选择恰当的对比，明显的显色系统；注意事项参考本书介绍的免疫组织化学、原位杂交中的注意事项。

第五章 电镜组织化学染色方法

电镜组织化学染色方法是把电镜技术与组织或细胞化学染色技术相结合，检测组织或细胞超微结构的一门实验技术，同时，电镜组化技术是在普通光镜组化技术基础之上发展而来，因此，学习电镜组织化学技术前要充分了解光、电镜技术和光镜组化技术，本书前面章节介绍的光镜技术和光镜组化技术供参考，下面介绍电镜技术、电镜组织化学技术和免疫电镜技术。

第一节 常规电镜实验技术方法

电镜是电子显微镜（electron microscope，EM）的简称。分为透射电镜（transmission EM，TEM）、扫描电镜（scanning EM，SEM）、电子探针分析电镜、超高压电镜、冰冻电镜以及冰冻蚀刻电镜等。我们通常所说的这个电镜就是透射电镜，它是使用电子束、电磁场代替光源和光学的玻璃透镜把肉眼不见的电子束成像在荧光屏上的实验技术。它的优势在于分辨率高、能够达到 0.14 nm（光电分辨率 0.2 μm），它能够观察组织细胞内的超微结构，比如线粒体、核糖体、内质网、溶酶体等。

一、常规透射电镜的样本制备及染色方法

（一）取材与固定

1. 实验动物组织

实验动物取材最好是经过心脏灌流固定再取材，首先生理盐水缓慢冲洗至右心房流出液体不含血细胞为佳，然后 4% 的多聚甲醛灌流固定，修块一般为 3 mm×3 mm×5 mm 大小，再放 4% 的戊二醛中 4℃固定 2～4 h；如果是中枢神经系统的材料，比如脑组织，取材比较费时，可以放置冰箱中或冰块内稍有硬度再进行修块。

2. 临床材料

临床材料需要取材后迅速放入 4% 的戊二醛中固定；待组织略微变硬进行修块，一般为 3 mm×3 mm×5 mm，再放 4% 的戊二醛中 4℃固定 2～4 h。

3. 游离细胞

游离细胞比如血细胞、脱落细胞、腹水细胞及骨髓细胞等，需要 4℃离心 5～10 min、2 000～3 000 r/min，用 0.1 mol/L PB 漂洗 3 次、每次 4℃离心 5～10 min、2 000～3 000 r/min，弃上清加入 4% 的戊二醛中 4℃固定 2～4 h。

4. 贴壁细胞

贴壁细胞比如培养细胞，需要先消化细胞呈单细胞悬液，其他同游离细

胞制备。

5. 后固定

1～4 固定于 4% 的戊二醛中 4℃ 固定 2～4 h 后,均需经 4℃ 的 0.1 mol/L PB 漂洗 3 次、每次 10 min,然后再次修块为 1 mm×1 mm×1 mm 放入 1% 锇酸(四氧化锇,osmium tetroxide,OSO_4)4℃ 避光固定组织块一般 1～2 h、细胞一般 30～45 min(以液体覆盖组织为适宜量)。

注意事项:电镜制备样品整个过程使用瓶皿均需经过酸处理,充分蒸馏水洗涤;4℃ 4% 的戊二醛中固定样本可以长期保存(不超过 12 个月),中间需更换戊二醛保存液;固定液配制需用 0.1 mol/L PB 缓冲液(见本书免疫组化章节);细胞固定后如果沉淀散开可以再离心使其再沉淀。

(二)脱水

脱水同普通光镜石蜡制作过程类似,都是从低浓度酒精开始,30%、50%、70%、90%、100% 酒精 I、100% 酒精 II 各 15 min(100% 酒精需要放置硫酸钠,用时取上清),如果一天不能完成包埋,可将样本放置于 70% 酒精过夜。为增加样本反差效果,在脱水过程中可以先做醋酸双氧铀染色(用 70% 酒精配制饱和的醋酸双氧铀,静置 24 h 后取上清使用)0.5～2 h,然后再入 70% 酒精继续脱水。

(三)浸透

因为乙醇不能直接溶解在包埋剂环氧树脂中,环氧丙烯可溶于环氧树脂,所以需要中间物环氧丙烯将乙醇置换出来,100% 酒精 II 后入环氧丙烯 I、II 各 15～20 min,然后入 1∶1 环氧丙烯和环氧树脂中浸 1 h,1∶3 环氧丙烯和环氧树脂中浸 2 h,包埋剂环氧树脂中浸 2～12 h。

(四)包埋

将浸透后的组织块或细胞团块放到包埋模具内,再将模具注满包埋剂环氧树脂 60℃ 干燥烤箱聚合 48 h,制备树脂组织或细胞包块;常用的包埋剂有环氧树脂 Epon 812 和环氧树脂 618。

(五)切片

电镜树脂块在切片前通常用刀片将其修成边缘整齐的梯形。首先制备半薄切片(0.2～0.4 μm),目的是准确定位所要观察的组织或细胞,方法是将切片放在滴有蒸馏水的载玻片上,加温 80～90℃ 展平、干燥,然后滴加 1% 甲苯胺蓝染色1～2min（1%甲苯胺蓝染液需用10%硼砂水溶液配制），水洗水溶性封片剂封片，光学显微镜下观察是否是所要检测位置，确定后再行超薄切片（一般40～80nm）。

（六）载网

载网一般有铜网和镍网，常使用铜网，将超薄切片置于载网上，整个制备样品过程完成。载网过程需要支持膜，它是铜网膜溶液，取0.2～0.5g聚乙烯醇缩甲醛溶于清洁的100mL氯仿中震荡静置24h后使用。

（七）染色方法

电镜染色是为了增加所要观察的超微结构图像的对比度，虽然在脱水过程中做了醋酸双氧铀染色，但其对比度效果还是不够，所以超薄切片后想要获得更为清晰的对比度，还需要再次染色，常用的染色方法是醋酸铀染色和铅染色。

1. 醋酸铀染色

70%酒精配制饱和的醋酸双氧铀，静置24h后取上清使用；灰色切片一般是40～50nm染色30min、银色切片一般是50～70nm染色15min、金黄色切片一般是70～90nm染色10min。

2. 铅染色（硝酸铅/柠檬酸钠染色液）

取1.33g硝酸铅、1.76g柠檬酸钠加到30mL蒸馏水中，强烈震荡至溶解为乳白色无颗粒的悬浮液约30min，再加1mol/L的NaOH溶液8mL充分震荡呈透明状，再加蒸馏水至50mL，静置24h后使用，需密封4℃冰箱保存1～2个月，如果出现沉淀则不能使用。

二、常规扫描电镜的样本制备及染色方法

扫描电镜制备方法、过程简便快捷，观察的结构是组织或细胞表面结构，不需进行染色。

（一）取材与固定

1. 实验动物组织

同透射电镜方法。

2. 临床材料

同透射电镜方法。

3. 游离细胞

游离细胞比如血细胞、脱落细胞、腹水细胞及骨髓细胞等,需要 4℃ 离心 5～10min、2 000～3 000r/min,用 0.1mol/L PB 漂洗 3 次、每次 4℃ 离心 5～10min、2 000～3 000r/min,弃上清加入 4% 的戊二醛中 4℃ 固定 30min。

4. 贴壁细胞

贴壁细胞比如培养细胞,需要先消化细胞呈单细胞悬液,其他同游离细胞制备。

（二）干燥

1. 组织材料

固定后的组织用蒸馏水充分洗涤后,常规脱水同石蜡切片制备（见本书石蜡切片制备章节）,至 100% 酒精Ⅱ后,将组织材料置于硅片上自然干燥（需放在带盖平皿中,避免异物）,然后镜检观察。

2. 细胞材料

固定后的细胞用蒸馏水充分洗涤后,50%、70%、90%、100% 酒精Ⅰ、100% 酒精Ⅱ各 30min 脱水,至 100% 酒精Ⅱ后,将细胞吹打成均匀细胞悬液,取一滴滴加在硅片上干燥（需放在带盖平皿中,避免异物）,然后镜检观察。

第二节　电镜组织化学实验技术方法

电镜组织化学技术以光镜组织化学技术为基础,它是电镜技术与组织化学技术结合的一门实验技术,它将组织细胞的光镜微细结构扩展到了电镜超微结构的观察水平,主要检测组织细胞内的酶活性及在超微结构中的定位,目前能够检测到的酶类不超过 100 种,而我们已知的酶类约 2 200 余种。下面介绍电镜组织化学技术的样本制备及染色方法。

一、取材与固定

实验动物组织、临床材料、游离细胞和贴壁细胞取材同常规透射电镜样本制备。需要注意的是,取材器械要锋利、目标要明确、操作要迅速；取材前做好充分的设计与准备；对于临床标本不但要取病变部位还要取交界区和距病灶较远的正常组织；固定液浓度为 2%～2.5% 戊二醛（用 0.1 mol/L PB 配制），固定时间 4℃ 1～2h。

二、漂洗与脱水

用 0.1 mol/L PB 缓冲液充分洗涤组织或细胞三次，每次 30 min，然后用梯度蔗糖缓冲液 30%、50%、70%、90%、100% 脱水各 40 min。

三、切片与预孵育

用震动切片机或冰冻切片机切片 30～50 μm，用 0.1 mol/L PB 缓冲液漂洗三次，每次 5 min，然后入不含底物的预孵育液 37℃ 孵育 10 min（同本书酶组织化学染色）。

四、孵育与后固定

切片入孵育液（同本书酶组织化学染色）35～37℃ 孵育 30～60 min，使组织或细胞与底物作用发生特异性化学反应；用 0.1 mol/L PB 缓冲液漂洗三次，每次 5 min 终止孵育，4℃用 2%～2.5% 戊二醛固定 30 min，然后 4℃用 1% OSO_4 再固定 30 min。

五、脱水、浸透、包埋、切片、染色及观察

经后固定的组织或细胞切片首先要经过 4℃ 0.1 mol/L PB 缓冲液漂洗三次，每次 5 min，然后脱水、包埋、制片、染色及观察同本书常规透射电镜样本制备，但样本脱水时间减半；超薄切片要做染色（同本书常规透射电镜样本制备）和不染色的对比，以便了解超微结构的保存和反应物的分布；良好的结果应该是能准确定性定位所要检测的酶，且其电子密度均匀、颗粒细密、对比度明显。

第三节　电镜免疫组织化学实验技术方法

电镜免疫组织化学技术是电镜技术与免疫组织化学技术相结合的一种实验技术方法,它能够在超微结构水平对抗原精准定性定位,标记抗体的标记物具有高电子密度特性。目前我们掌握的电镜免疫组织化学技术有免疫铁蛋白电镜技术、免疫酶电镜技术和免疫胶体金电镜技术,下面简要做下介绍。

一、电镜免疫组织化学样本制备

1. 取材与固定

电镜免疫组织化学样本制备的取材与固定和电镜组织化学制备相似,它既要求保存良好的组织或细胞超微结构,又要求保存良好的组织或细胞的抗原性,因此,固定液常用 2% 多聚甲醛与 0.5% 戊二醛的等量混合液。

2. 电镜免疫组织化学染色方法

其染色原理和试剂配制与光镜免疫组织化学基本相同。

(1)包埋前染色法:组织或细胞经取材、固定后,用 0.1 mol/L PB 缓冲液充分洗涤组织或细胞三次,每次 30 min,然后用梯度蔗糖缓冲液 30%、50%、70%、90%、100% 脱水各 40 min;用震动切片机或冰冻切片机切片 30～50μm,0.1 mol/L PB 缓冲液漂洗三次,每次 5 min,然后常规免疫组织化学染色(见本书免疫组织化学染色冰冻切片章节);染色后的切片用 0.1 mol/L PB 缓冲液漂洗三次,每次 5 min,用 4℃ 2%～2.5% 戊二醛固定 30 min、再用 4℃ 1% OSO_4 行再固定 30 min;入 4℃ 0.1 mol/L PB 缓冲液漂洗三次,每次 5 min,然后脱水、浸透、包埋、切片、染色及观察同本书常规透射电镜样本制备,但样本脱水时间减半;超薄切片要做染色(同本书常规透射电镜样本制备)和不染色的对比,以便了解超微结构的保存和反应物的分布;良好的结果应该是能准确定性定位所要检测的酶,且其电子密度均匀、颗粒细密、对比度明显。

(2)包埋后染色法:组织或细胞经取材、固定、再固定后,用 0.1 mol/L PB

缓冲液充分洗涤组织或细胞三次,每次30 min,然后常规电镜方法脱水、浸透、包埋;切片40～90 nm,载于铜网上后进行常规免疫组织化学染色(见本书免疫组织化学染色冰冻切片章节),注意保持载网的湿润度;这种包埋后染色简便、可重复性强、能做多种抗原标记、还可进行双重标记,因此应用范围较广。

(3)冰冻超薄切片染色:需要用冰冻超薄切片机,可直接进行超薄切片的染色,因其所用仪器特殊、技术要求较高,很难达到普及应用。

二、几种常用电镜免疫组织化学实验技术方法

(一)铁蛋白电镜免疫组织化学染色方法

其原理是用铁蛋白标记二抗,一抗与待检测抗原结合后,与标记铁蛋白的二抗结合,在待检测区形成较高电子密度的可见复合物,便于电镜下观察;因其分子量较大,适合细胞表面抗原的定性定位研究,常用包埋前染色法,过程简介如下。

1. 取材与固定

样本制备的取材与固定和电镜组织化学制备相似,固定液的常用2% 多聚甲醛与0.5% 戊二醛的等量混合液。

2. 免疫铁蛋白电镜技术染色方法

常用包埋前染色法。

(1)组织或细胞经取材、固定后,用0.1 mol/L PB 缓冲液充分洗涤组织或细胞三次,每次30 min。

(2)用梯度蔗糖缓冲液30%、50%、70%、90%、100% 脱水各40 min。

(3)用震动切片机或冰冻切片机切片10～15 μm,0.1 mol/L PB 缓冲液漂洗三次,每次5 min。

(4)1% BSA 室温孵育15 min,甩去滴加特异性一抗50 μL(按说明书稀释比例)室温孵育30～60 min 或4℃过夜。

(5)0.1 mol/L PB 缓冲液漂洗三次,每次5 min,滴加标记铁蛋白的二抗50 μL(按说明书稀释比例)室温孵育30～45 min,再次0.1 mol/L PB 缓冲液漂洗三次,每次5 min。

(6)染色后的切片用4℃ 2%～2.5% 戊二醛固定30 min、再用4℃ 1% OSO_4 行再固定30 min。

（7）入 4℃ 0.1 mol/L PB 缓冲液漂洗三次，每次 5 min，然后常规电镜脱水、浸透、包埋、切片、染色及观察。

3. 免疫酶电镜技术染色方法

（1）组织或细胞经取材、固定后，用 0.1 mol/L PB 缓冲液充分洗涤组织或细胞三次，每次 30 min。

（2）用梯度蔗糖缓冲液 30%、50%、70%、90%、100% 脱水各 40 min。

（3）用震动切片机或冰冻切片机切片 30～40 μm，0.1 mol/L PB 缓冲液漂洗三次，每次 5 min。

（4）2% 过氧化氢 / 甲醇室温孵育 20 min，0.11 mol/L PBS 缓冲液漂洗三次，每次 5 min。

（5）滴加 1% BSA 室温孵育 15 min，甩去滴加特异性一抗 50 μL（按说明书稀释比例）室温孵育 1～2 h 或 4℃过夜。

（6）0.01 mol/L PBS 缓冲液漂洗三次，每次 5 min，滴加辣根过氧化物酶标记的二抗 50 μL（按说明书稀释比例）室温孵育 30～60 min，再次 0.1 mol/L PB 缓冲液漂洗三次，每次 5 min。

（7）用 Tris-HCl-DAB 显色液显色，再次 0.1 mol/L PB 缓冲液漂洗三次，每次 5 min。

Tris-HCl-DAB 显色液配制：0.05 mol/L Tris-HCl 缓冲液 100 mL，加 0.03～0.05 g DAB 充分溶解，EP 管分装 1 mL -20℃保存备用，临用时加一滴 30% H_2O_2。

（8）染色后的切片用 4℃ 1% OSO_4 行再固定 30～60 min。

（9）入 4℃ 0.1 mol/L PB 缓冲液漂洗三次，每次 5 min，然后常规电镜脱水、浸透、包埋、切片、染色及观察。

4. 免疫胶体金电镜技术染色方法

（1）包埋前染色法：由于胶体金标记抗体对细胞膜穿透性较差，适用于细胞表面抗原的检测。组织或细胞经取材、固定后，用 0.1 mol/L PB 缓冲液充分洗涤组织或细胞三次，每次 30 min，然后用梯度蔗糖缓冲液 30%、50%、70%、90%、100% 脱水各 40 min；用震动切片机或冰冻切片机切片 20～40 μm，0.1 mol/L PB 缓冲液漂洗三次，每次 5 min；滴加正常山羊血清或 1% BSA 50 μL 室温孵育 20～30 min；甩去血清后滴加一抗室温 1 h 或 4℃过夜，

0.01 mol/L PBS 缓冲液漂洗三次，每次 5 min；将切片滴加胶体金标记的二抗（pH 8.2）室温孵育 20～30 min；双蒸水充分洗涤；然后脱水、浸透、包埋、切片、染色及观察同本书常规透射电镜样本制备。

（2）包埋后染色法：适用于细胞内抗原的检测。组织或细胞经取材、固定、再固定后，用 0.1 mol/L PB 缓冲液充分洗涤组织或细胞三次，每次 30 min，然后常规电镜方法脱水、浸透、包埋；切片 50～70 nm，载于镍网或金网上（保持湿润），0.1 mol/L PB 缓冲液漂洗三次，每次 5 min；滴加正常山羊血清或 1% BSA 50 μL 室温孵育 20～30 min；甩去血清后滴加一抗室温 1 h 或 4℃过夜，0.01 mol/L PBS 缓冲液漂洗三次，每次 5 min；将切片滴加胶体金标记的二抗（pH 8.2）室温孵育 20～30 min；双蒸水充分洗涤，透射电镜下观察。

（3）免疫胶体金电镜技术也可以做双重抗体标记。

第四篇　实验室常用血液学和组织或细胞检验

第一章　血常规检验

一、血常规检测

为血液学最基本的实验室检查项目,目前普遍使用自动化血液分析仪进行检测。综合运用了电学检测原理、光化学检测原理、细胞化学等技术,对血液中红细胞、白细胞、血小板、血红蛋白等进行检测。该方法标本用量少、操作简便、易于标准化、适用于筛查比较。

二、实验动物血常规检验

(一)采集血液

实验动物检测血常规需要用抗凝血,实验前准备临床采血使用的抗凝管。实验时将前一天晚上禁食的动物麻醉,大鼠、小鼠通过摘取眼球取血至抗凝管中,较大动物,如兔子、狗等通过静脉采血至抗凝管中,最好采血后及时检测,如不能及时检测,可以统一4℃放置冰箱,第二天统一检测。

（二）检测指标

1. 白细胞数目（WBC）

WBC 计数能够反映机体免疫状态，白细胞明显升高说明机体存在严重的炎症反应，多为细菌感染。

2. 红细胞数目（RBC）

RBC 数目增多考虑脱水、心肺功能异常、真性红细胞增多症等病变；RBC 数目减少考虑贫血、溶血、造血障碍和造血组织损伤等病变；RBC 计数通常与血红蛋白（HGB）浓度和红细胞比容（HCG）结合诊断。

3. 淋巴细胞数目（Lymph）

Lymph 计数增高说明机体存在感染，多为病毒感染。

4. 淋巴细胞百分比（Lymph%）

Lymph% 意义不大，常结合 Lymph 观察。

5. 中间细胞数目（Mid）

Mid 是嗜酸性粒细胞、嗜碱性粒细胞和单核细胞的总称，分开计数意义不大，所以合起来计数，通常嗜酸性粒细胞意义较大，数量增高代表机体有暂时过敏反应。

6. 中间细胞百分比（Mid%）

Mid% 比率高要结合实验看是否存在病毒感染。

7. 中性粒细胞数目（Gran）

Gran 明显的升高可考虑是否为病毒感染或血液病也会导致其异常。

8. 中性粒细胞百分比（Gran%）

Gran% 要结合淋巴细胞数目及百分比观察。

9. 其他指标

包含血红蛋白（HGB）、血细胞比容（HCT）、平均红细胞体积（MCV）、平均红细胞血红蛋白含量（MCH）、平均红细胞血红蛋白浓度（MCHC）、红细胞分布宽度变异系数（RDW-CV）、红细胞分布宽度标准差（RDW-SD）、血小板数目（PLT）、平均血小板体积（MPV）、血小板分布宽度（PDW）及血小板压积（PCT）。这些指标也是结合实验目的与 1～8 指标异常情况，判定实验结果。

（三）检测指标的正常范围值

血常规目前普遍使用自动化血液分析仪进行检测，每个仪器都有制定的正常值，在检测血常规时，检测完毕都会给出实际检测值和正常值的报告单，方便分析评价实验数据。

二、临床患者血常规检验

通常实验做临床患者血常规检验目的是做临床资料的比较，观察血常规各指标变化与研究指标的相关及差异性。

（一）采集血液

患者清晨空腹采集抗凝静脉血。

（二）主要检测指标及意义

1. 白细胞计数

WBC 是血常规检测的基本项目；主要用于白细胞增多症、白细胞减少症、感染、中毒、恶性肿瘤、白血病或其他血液系统疾病白细胞变化的监测。当白细胞总数高于 10×10^9/L 称为白细胞增多，低于 4×10^9/L 称为白细胞减少。中性粒细胞占白细胞总数的 50%～70%，嗜酸性粒细胞占白细胞总数的 0.5%～5%、0.05～0.50×10^9/L，嗜碱性粒细胞占白细胞总数的 0～1%、0.10×10^9/L，淋巴细胞占白细胞总数的 20%～40%，单核细胞占白细胞总数的 3%～8%。

（1）参考值：成人（4～10）×10^9/L

儿童（5～12）×10^9/L

6 个月～2 岁（11～12）×10^9/L

新生儿（15～20）×10^9/L

（2）临床意义：中性粒细胞占白细胞比例大，因此，白细胞数量的变化与中性粒细胞数量变化的临床意义基本一致。白细胞增多常见于细菌、病毒，寄生虫等引起的急性感染，炎症，组织损伤，严重的血管内溶血，急性失血，恶性肿瘤，急性中毒。而引起中性粒细胞减少的原因可能为病毒、伤寒杆菌、原虫引起的感染，再生障碍性贫血等血液病，放射线、化学药物引起的损伤，脾功能亢进或自身免疫系统疾病。其中最常见的原因是病毒感染。

嗜碱性粒细胞增多常见于过敏反应，风湿性关节炎，骨髓增殖性疾病，糖尿病,甲状腺功能减低或重金属中毒。

嗜酸性粒细胞增多常见于过敏性疾病及寄生虫感染,也常见于恶性肿瘤、骨髓增生性疾病。嗜酸性粒细胞减少则用于急性传染病的病情及预后判断,若病情严重,嗜酸性粒细胞持续减少甚至消失,说明病情严重。

淋巴细胞增多是指外周血淋巴细胞成人 $> 4.0×10^9/L$、4 岁以上 $> 7.2×10^9/L$、4 岁以下 $> 7.2×10^9/L$。常见于病毒感染,也见于肿瘤性疾病,如急、慢性淋巴细胞白血病,淋巴细胞性淋巴瘤。也可见于再生障碍性贫血或由使用阿司匹林左旋多巴引起。淋巴细胞减少是指外周血淋巴细胞成人 $< 1.0×10^9/L$,主要见于流行性感冒恢复期、HIV 感染、结核病早期、放射治疗、免疫性疾病,如系统性红斑狼疮,类风湿关节炎。

单核细胞增多是指外周血单核细胞绝对值 $> 0.8×10^9/L$,见于感染,结缔组织病,血液病如急慢性单核细胞白血病,多发性骨髓瘤,溶血性贫血等。还见于胃肠道疾病和恶性疾病,如胃癌、胰腺癌、结肠癌、肺癌。

根据血常规检查提示,配合白细胞形态学检查对于白血病的鉴别诊断意义重大。

2. 血小板(PLT)计数

PLT 也是血常规检查的基本项目。由于血小板具有促凝和血块收缩的作用,血小板计数也是止血、凝血检查的常用筛检实验。

(1) 参考值:$(100 \sim 300)×10^9/L$。

(2) 临床意义:血小板减少是引起出血的常见原因。当血小板计数为 $(20 \sim 50)×10^9/L$ 可有轻度出血,低于 $5×10^9/L$,可有严重出血。血小板减少见于再生障碍性贫血、急性白血病、骨髓肿瘤、巨幼细胞性贫血、DIC、血小板减少性紫癜、系统性红斑狼疮,脾大、脾功能亢进新生儿血小板减少症、巨大血小板综合征等。血小板增多见于原发性血小板增多症、真性红细胞增多症、急性化脓性感染、急性溶血、肿瘤、大出血,脾切除等。

(三)检测指标的正常范围值

同实验动物血常规检验。

(四)血常规辅助临床诊断

以贫血为例。

贫血的分类及鉴别实验:当外周血中异常形态红细胞比例较多时,对贫血的分类诊断有重要作用。

1. 大细胞性贫血

当外周血 HGB、HCT 降低时，平均红细胞体积 MCV、平均血红蛋白含量 MCH、平均红细胞血红蛋白浓度 MCHC 均增加为大细胞性贫血。

2. 小细胞低色素性贫血

MCV、MCH、MCHC 正常为正细胞性贫血，MCV、MCH、MCHC 均降低为小细胞低色素性贫血。

3. 溶血性贫血或急性失血

当疑为大细胞性贫血和正细胞性贫血时应进一步做网织红细胞（Ret）的测定，Ret 增高为溶血性贫血或急性失血。

4. 巨幼细胞贫血或骨髓异常增生综合征或白血病大细胞性贫血同时 Ret 正常或降低时结合骨髓形态学检查正常时为肝病或甲状腺功能低下，异常时可能为巨幼细胞贫血或骨髓异常增生综合征或白血病。

5. 继发性贫血或再生障碍性贫血

正细胞性贫血同时 Ret 正常或降低时结合骨髓形态学检查正常时为继发性贫血，异常时根据骨髓形态学增生低下时为再生障碍性贫血。

6. 缺铁性贫血、铁粒幼细胞性贫血

当贫血为小细胞低色素性贫血时应进一步做血清铁（SI）和血清铁蛋白（SF）的测定，二者降低则为缺铁性贫血，如果 SI、SF 正常或升高则可能为铁粒幼细胞性贫血。

网织红细胞的检测方法：网织红细胞的 RNA 以弥散胶体状态存在，经活体或特殊染色后用显微镜或仪器分类计数。其活体染料常有煌焦油蓝、新亚甲蓝、中性红、亚甲蓝、甲苯胺蓝。

网织红细胞的参考值：成人（24～84）×10^{12}/L、新生儿每 100 个 RBC 中 2.0～6.0 个、血清铁（SI）的参考范围、成年男性 11.6～31.3 μmol/L，女性 9.0～30.4 μmol/L，1 岁后婴儿约为 12 μmol/L、血清铁蛋白（SF）的参考范围、化学发光免疫分析法成年男性 18～30 岁 18.7～323.0 μg/L、31～60 岁 16.4～293.9 μg/L、成年女性绝经前 6.92～82.5 μg/L、绝经后 14～233.1 μg/L。

第二章 血液和组织或细胞生物化学检验

　　自动生化分析仪是实验室来用来做生物化学检测最常用的实验仪器,它是将分析样品取样、加试剂、去干扰、混匀、保温反应、自动监测、可靠性判断、结果计算、显示、打印及实验后清洗等步骤结合在一起实现自动化的过程。按照反应装置的不同可以分为连续流动式、离心式、干片式和分立式四类。其中,分立式自动生化分析仪是目前国内外实验室应用最多的一类自动生化分析仪。分立式自动生化分析仪是按人工操作的方式编码程序,以有许多机械操作代替人工操作,用加样探针将样品加入各自的反应杯中,试剂探针按一定时间自动定量加入试剂,经搅拌器充分混匀后在一定条件下反应,按程序依次完成各项操作的自动分析仪器。

一、分立式自动生化分析仪的基本结构

(一)样品处理系统

1. 样品架和试剂盘

2. 加液器

3. 搅拌器

(二)检测系统

1. 光路系统

卤素灯工作波长为 $325 \sim 800\,nm$。氙灯工作波长为 $285 \sim 750\,nm$。

2. 分光装置

有滤光片和单色器两类。

3. 比色杯

4. 信号检测器

5. 恒温装置

6. 清洗装置

（三）计算机系统

1. 样品和试剂的识别

2. 样品和试剂的自动吸加及混合恒温

3. 结果计算及打印

4. 数据处理

二、血液和组织或细胞生物化学检验样本采集

1. 血液

临床采集清晨空腹取静脉血（抗凝或不抗凝取血清），实验动物前一天晚上禁食、第二天早上取血。采集后的标本可 −20℃ 冻存待测。

2. 组织或细胞

取材要新鲜，将新鲜组织匀浆制备细胞悬液 / 细胞通过漂洗、消化、再漂洗制备适当浓度细胞悬液（现用现制备）待检测。

三、血液和组织或细胞生物化学检验指标

（一）常用指标

谷草转氨酶（AST/GOT）、谷丙转氨酶（ALT/GPT）、尿素氮（BUN）、肌酐（Cr）、乳酸脱氢酶（LDH）、肌酸激酶（CK）和肌酸激酸同工酶（CK-MB）

丙氨酸氨基转移酶（ALT）的检测，从生物化学角度分析实验动物器官的损害，这些参数检测含量降低没有临床意义，最低值可达 0；而检测含量升高则代表相关器官的损害。

（二）检验方法

使用全自动生化分析仪，自动扫描样本编码。

（三）检验原理

以谷丙转氨酶（ALT/GPT）为例。

底物 L- 丙氨酸与 α- 酮戊二酸在丙氨酸氨基转移酶的作用下生成丙酮酸和 L- 谷氨酸，生成的丙酮酸在乳酸脱氢酶的作用下转化成 L- 乳酸，同时伴

随着 β-NADH 的氧化，引起在波长 340 nm 处吸光度下降，下降率与血清中丙氨酸氨基转移酶的活力成正比。

检验意义：肝胆疾病、传染性肝炎、肝癌、中毒性肝炎、脂肪肝、胆管炎和一些心血管疾病时，转氨酶会有升高。其中，ALT 升高最为明显，急性肝损伤或病毒性肝损伤时可达到正常上限的 20～50 倍，甚至 100 倍。

第三章　血液和组织或细胞免疫学检测

血液和组织或细胞免疫学检测通常采用酶免分析技术，因为酶免分析技术具有高度的敏感性和特异性、操作简便，可以批量检测等特点已经成为临床免疫检验中的常用技术。按照实际应用酶免疫技术可分为酶免疫分析和酶免疫组织化学技术。前者用于液体标本中抗原或抗体的定性和定量测定，后者主要用于组织切片或其他标本中抗原的测定。而酶免疫分析中应用最广泛的是以聚苯乙烯等材料做固相载体的酶联免疫吸附试验（ELISA）。

ELISA 作为一种简单的分析方法，被应用于各种生物活性物质及标志物的临床检测尤其应用于多种传染病的实验室诊断。多种病毒，如乙肝丙肝艾滋梅毒、细菌等疾病的诊断。

它既可用于测定抗原，又可用于测定抗体。测抗原时蛋白大分子抗原多采用双抗体夹心法，而只有单个抗原决定簇的小分子则采用竞争法。测抗体时通常采用间接法、双抗原夹心法、竞争法、捕获法。

双抗原夹心法测抗体：双抗原夹心法抗体使用全自动酶免分析仪，将检测过程中的加样、加试剂、混匀、温育、洗涤、显色、终止、信号检测、数据分析处理、检测报告等步骤由计算机控制，仪器自动完成整个免疫检测过程。

一、检验原理

用抗原与固相载体结合形成固相抗原,加入待测样本使样本中的抗体与固相抗原充分反应,形成固相抗原抗体复合物,洗涤除去其他的游离成分,然后加入辣根过氧化物酶(HRP)标记的抗原,温育,使固相抗原－抗体复合物与酶标记的抗原结合,形成固相抗原－待测抗体－酶标记抗原复合物,洗涤除去游离的酶标记抗原,加入底物四甲基联苯胺(TMB),固相载体结合的酶可催化底物生成有色产物,根据产物的显色程度进行抗体的定性或定量检测。

二、检测方法

使用全自动酶免分析仪,标本为新鲜血清或抗凝血浆或组织细胞悬液,仪器自动扫描样本编码,根据试剂厂家说明书编辑设置空白孔,阴阳对照孔的个数和加入量,质控孔的个数和加样量,样品、酶、底物、显色剂、终止酸的加入量,温育的温度、时间,洗涤的次数、时间,检测的波长,参考波长,判读和计算方法。

三、操作步骤

(1)配制工作浓度洗涤液(以纯化水按试剂说明书稀释)。

(2)根据实验要求选择与要实验样本量相匹配的反应板条。

(3)加入待测样本和阴阳对照于反应孔中。

(4)封膜温育,时间、温度按试剂说明书。

(5)洗涤次数、时间按试剂说明书。

(6)加入酶结合物混匀。

(7)封膜温育,时间、温度按试剂说明书。

(8)洗涤次数、时间按试剂说明书。

(9)在所有孔内加入显色剂 A、显色剂 B 混匀。

(10)封膜温育,时间、温度按试剂说明书。

(11)加入终止液混匀。

(12)用酶标仪读数,主波长 450 nm、参考波长 630 nm。

四、影响因素

（1）人员方面：实验人员应为检验专业技术人员并接受过相关检验岗位培训取得相关专业资格证书。

（2）设备方面：如采用全自动酶免处理机检测，应保证设备定期校准和维护。

样本方面：应为新鲜血清或抗凝血浆，避免溶血，脂血，不足量。4℃冰箱保存，检测前将样本取出平衡至室温。

（3）试剂和物料方面：加样头应为一次性，试剂应选择有国家批准文号的生产厂家，4℃保存，使用前应先取出平衡至室温，并在有效期内使用。

环境温湿度方面：温度应保持在 18～25℃，湿度在 15%～85%。

五、注意事项

正确加样，严格按照试剂说明书注明的顺序加样本和稀释液、酶，避免刮擦包被板、避免迸溅，洗板次数、时间严格遵守试剂说明书的要求，应有 S/CO2-4 的弱阳性质控品监控实验的有效性和稳定性。

第四章　细胞学诊断技术

细胞学诊断在临床的应用越来越广泛，例如脱落细胞检查和甲状腺细针穿刺检查。近年来，甲状腺肿瘤的检出率不断增高，主要是因为高分辨率超声检查的普及和超声引导下无负压细针穿刺细胞学检查的广泛应用。甲状腺细针穿刺技术是超声检查结合细针穿刺诊断结果，可以早期发现更多的甲状腺癌患者。

一、甲状腺细针穿刺技术

甲状腺细针穿刺细胞学诊断准确率的高低取决于甲状腺外科取材质量好坏及病理科医师的细胞诊断水平,满意的取材是正确诊断的前提,穿刺失败,细胞成分少、血多,难以作出正确诊断。

(一)甲状腺结节细针穿刺适应证

甲状腺结节是否适合穿刺国内外专业人士看法不一,特别是对甲状腺结节直径< 10 mm 的结节。甲状腺结节细针穿刺的指征应结合超声检查结果,如果超声诊断无可疑恶性影像特征,嘱患者定期随访,不建议细针穿刺,直至结节直径≥ 10 mm。

1.超声检查可疑甲状腺癌主要征象有

(1)结节为实性结节。

(2)结节边缘模糊、不规则或分叶状。

(3)结节钙化明显,呈微小钙化,泥沙样。

(4)结节上下与前后径比值小于1。

(5)病灶内血液循环丰富,血流无序,信号增强。

(6)结节患者若伴有颈部淋巴结可疑影像提示为恶性。

① 形态欠清。

② 回声不均质、有钙化、皮髓质边界不清。

③ 纵横比> 1。

④ 囊性变。

2.临床高危因素者,考虑超声引导下细针穿刺

(1)儿童时期有电离辐射病史。

(2)家族性甲状腺癌病史。

(3)血液检查中降钙素水平升高。

(4)18F-FDG PET 显像阳性。

(5)颈部淋巴结肿大且可疑恶性。

(6)直径大小超过 10 mm 的结节。

(二)穿刺前准备

(1)患者穿刺前需要进行血常规,甲状腺功能,出凝血时间及心电图检查。

（2）血液检查各项指标均需在可允许正常范围内，心电图检查无明显心肌缺血及心梗表现。

（3）女性避开月经期。

（4）患者填写知情同意书，向患者交代穿刺的目的、方法、注意事项及可能发生的并发症。

（三）穿刺过程、方法及注意事项

（1）穿刺由甲状腺外科医生进行，使用彩色超声多普勒诊断仪，线阵探头、一次性 5 mL 塑料注射器及穿刺针。

（2）患者平卧位，颈部垫高，充分暴露甲状腺。

（3）1% 利多卡因局部浸润麻醉。

（4）穿刺医生根据病例记录结节形态，回声等情况进行穿刺，嘱患者勿做吞咽动作及咳嗽，医师左手执探头，选择好路径，右手执针对可疑结节进行无负压、多位点反复穿刺。

（5）穿刺后观察病人有无出血等并发症，用无菌纱布局部加压包扎，30 min 后患者无异常可离院。

（6）穿刺检查后，穿刺资料整理，记录联系方式，以便回访。

（7）将固定好的穿刺涂片由细胞室常规巴氏染色，显微镜阅片，发报告，存档。

（8）为避免穿刺涂片中细胞成分少，血多，难以诊断的情况，采取如下方法：

①穿刺前对结节特点，包括大小、活动度、与周围组织的关系做到心中有数。

②规划合适穿刺路线，减少结节活动。

③在超声下选择可疑恶性病灶，对结节多点穿刺抽吸。

④减少针头在结节内停留时间，快速提拉针头。

⑤尽量避免结节外穿刺，避开大血管。

⑥穿刺遇到钙化结节时尽量从钙化灶周边的部位进针，固定住结节，尽量吸取更多成分。

（9）取材经常遇到的问题如下：

①结节过小。

②结节位置紧邻搏动的动脉,难以固定。

③结节钙化无法进针。

④结节血液循环丰富,或穿刺过程中损伤小血管致使穿刺物血多。

(10)穿刺遇到困难时解决办法归纳为:

①结节钙化难进针,采取"欺软怕硬、见缝插针"的方法。

②结节黏稠,减少针刺范围。

③结节过小,直径 < 5 mm,避免结节外穿刺,力求精准,或建议患者定期随访。

④血液循环丰富的结节,快速无负压提拉,减少出血。

(四)制片技术

涂片及注意事项:

(1)医生穿刺后拔针,快速取下针头,回吸注射器,套上针头,左手握针,针孔斜面向下,快推注射器活塞,将抽吸物喷到写好名字的载玻片的正中央,用另一张载玻片轻压在标本上,轻拉制成二张涂片。

(2)合格细胞涂片标准:细胞保存完整,无细胞变形或破碎,涂片厚薄均匀。

(3)标本血多时可采用组织碎片多的部分制成涂片。

(4)注射器乳头部残留细胞标本可采取缓拉、快推方法将细胞喷至载玻片上。

(5)穿刺物是液体标本,量多时须离心,取沉淀物制片,量少时直接涂片,必须潮干固定以免脱落。

(6)标本应涂在载玻片的一端,不超 2/3,另一端作贴标签用。

(7)常规穿刺 2~4 针,涂片 4~8 张,若有需要可多涂片供其他检查用。

(五)固定

涂片完成后,需立即用 95% 酒精固定,不能等所有涂片做好后一起固定,以防细胞干燥变形,体积增大,染色变淡,造成诊断困难。95% 酒精易挥发,需定期更换,并且用后马上过滤,以免下次使用发生交叉感染。

(六)染色

常采用 HE 染色或巴氏染色,注意观察细胞核的染色深浅,及时调整苏木素染色时间及浓度,必要时及时更换。涂片酒精固定后入苏木素前,水洗时间应该足够,以免染色不佳,影响诊断。苏木素用久沉渣多,需经常过滤。

（七）阅片

阅片前严格执行核对制度,申请单与涂片信息一致。了解患者病史及各种辅助检查信息,当诊断结果与临床信息不符时,及时与主管医生沟通。阅片仔细,不漏掉每个视野,尤其是细胞成分少的标本,以免造成假阴性诊断。

二、细胞学诊断

（一）甲状腺细针穿刺细胞学报告系统

细胞学诊断标准采用细胞病理学 Bethesda 分类法,共Ⅵ级。

Ⅰ.标本无法诊断或不满意。

Ⅱ.良性病变。

Ⅲ.性质未定的细胞非典型性病变、滤泡性病变。

Ⅳ.滤泡性肿瘤或可疑滤泡性肿瘤。

Ⅴ.可疑的恶性肿瘤。

Ⅵ.恶性肿瘤。

（二）甲状腺细针穿刺细胞学诊断标准

Ⅰ级,标本无法诊断或不满意：涂片中仅有囊液,或极少许胶质,几乎无细胞,或被血液遮盖。根据 Bethesda 报告系统,标本满意的条件是指穿刺涂片中至少有 6 个滤泡细胞团,每个细胞团至少有 10 个细胞,但如果在仅有少量细胞的穿刺涂片中,细胞异型性大,足以做出恶性或可疑恶性的诊断,亦算是满意标本。

Ⅱ级,良性病变：少量或中等的滤泡细胞,单层片状排列呈蜂窝状,少到中等量的胞浆,细胞核圆而规则,核仁不明显,染色深,背景为较多胶质。

Ⅲ级,细胞非典型性病变、滤泡性病变：是指细胞结构和核的非典型性,但又不足以诊断肿瘤或可疑肿瘤,或者标本中可见明显的微滤泡细胞群,少数细胞伴有核增大,但不足够诊断滤泡性肿瘤或可疑滤泡性肿瘤,这种病变有良性、恶性及可疑恶性三种可能。

Ⅳ级,滤泡性肿瘤或可疑滤泡性肿瘤：标本内细胞量中等或丰富,滤泡细胞结构明显改变,细胞拥挤重叠,滤泡细胞大小正常或增大,相对一致,细胞核圆形,轻度深染,核仁不明显,部分细胞核有非典型性,胶质很少或缺乏。

Ⅴ级,可疑恶性肿瘤:包括可疑的乳头状癌,可疑的髓样癌,可疑的转移性癌,可疑的淋巴瘤等。主要指细胞数量足够,但细胞异型性不足以做出恶性诊断或者涂片中仅有少量异型性明显的细胞。

Ⅵ级,恶性肿瘤:包括甲状腺乳头状癌,甲状腺滤泡癌,甲状腺未分化癌,甲状腺髓样癌。细胞恶性特征明显,可以作出恶性诊断。

(三)甲状腺常见疾病细胞病理学形态特征

1. 结节性甲状腺肿

滤泡上皮细胞片样排列,细胞核圆形或椭圆形,染色质细颗粒状,胞浆丰富,可出现嗜酸性变及泡沫样细胞,胶质多少不一。高度复旧的甲状腺肿滤泡细胞成分常较少,细胞核小,多为休止细胞,染色质深或细胞核固缩。继发囊性变时可见类胶质背景、炎性细胞及巨噬细胞。

2. 桥本氏甲状腺炎

主要由滤泡上皮细胞及淋巴细胞组成。滤泡上皮细胞片状排列,细胞异型性较大,胞浆嗜酸性变是桥本氏甲状腺炎的特征性改变。滤泡上皮细胞间可见多少不等的淋巴细胞及浆细胞,胶质缺少或无。

3. 亚急性甲状腺炎

炎细胞背景下,见松散排列的上皮样组织细胞,反应性改变的滤泡细胞及多核巨细胞。多核巨细胞不具有特异性,是亚急性甲状腺炎的特征性改变。

4. 甲状腺乳头状癌

滤泡上皮细胞呈乳头状、团状或片状排列,有时呈漩涡状、带状、同心圆样、放射状排列。核增大,呈卵圆形或不规则,拥挤重叠,细胞核有纵行的核沟及核内假包涵体,染色质粉尘状,核淡染苍白,单个或多个偏位小核仁,有时可见砂砾体,常见多核巨细胞,胶质多少不一,呈黏稠的带状,可见嗜酸性细胞化生及鳞状化生。

5. 甲状腺髓样癌

癌细胞黏附性差,大小不一,多为单个散在,细胞核具有神经内分泌特征,"胡椒盐"样染色质;细胞呈浆细胞样,梭形,多边形;偶见少量瘤巨细胞,双核及多核;缺乏胶质及核内假包涵体;涂片背景中常有血液及散在的淀粉样物质。

6. 甲状腺未分化癌

细胞丰富,增大,大小不一,细胞核多形性,核膜不规则,染色质凝集,可见大核仁及病理学核分裂象,细胞单个散在或是拥挤细胞群,可见瘤巨细胞,背景中常见出血、坏死及急性炎症细胞。

（四）甲状腺细针穿刺细胞学诊断线索

1. 涂片背景

（1）胶质：包括 水样胶质、致密胶质及黏稠胶质。胶质存在于甲状腺滤泡腔内,甲状腺球蛋白为其主要成分。胶质的多少、形状在甲状腺细针穿刺细胞学的诊断中起着重要作用。

① 水样胶质通常镜下水样、稀薄、淡染、缺乏细胞的胶质常提示良性病变。

② 致密胶质是一种蓝染或绿色、均质、不规则、半透明物质。致密胶质的大小和形状反映了滤泡的大小和形状,包括团状、大片状、小片状和镰刀状。

③ 黏稠胶质呈条带状,也称"泡泡糖"样胶质,与胶质浓缩和乳头状结构有关,是甲状腺乳头状癌次要特征之一,巴氏染色呈蓝绿色或粉色。

（2）炎细胞主要包括淋巴细胞及中性粒细胞：淋巴细胞通常出现在甲状腺慢性炎性病变中,如桥本甲状腺炎。中性粒细胞出现常提示是急性、亚急性甲状腺炎性病变,如果涂片中除中性粒细胞外伴有多核巨细胞常提示亚急性甲状腺炎性病变,需要注意的是,在甲状腺未分化癌中,中性粒细胞数量较多,甚至会出现癌细胞数量明显少于中性粒细胞情况,不要忽略。

（3）多核巨细胞：多核巨细胞也是甲状腺乳头状癌次要特征之一,来源于组织细胞的多核巨细胞,提示甲状腺乳头状癌的可能性,但涂片中并无散在的巨噬细胞及其他炎细胞,常孤立存在,泡泡糖样胶质与孤立多核巨细胞同时出现,高度提示乳头状癌。

（4）砂粒体：砂粒体巴氏染色呈淡紫色或棕黄色,具有折光性,是一种同心圆状钙化。周边可被肿瘤细胞包围,细胞涂片中砂粒体的出现高度提示甲状腺乳头状癌,需要强调的是,透明变梁状肿瘤及嗜酸细胞肿瘤也可出现砂粒体样结构,但其实质是浓缩的胶质形成。

（5）淋巴小体：淋巴小体是淋巴细胞的胞质碎片,呈圆形、嗜碱性,直径为 $2\sim7\mu m$,淋巴细胞及大量淋巴小体的出现提示恶性淋巴瘤。

（6）淀粉样物质：淀粉样物质是甲状腺髓样癌的特征性表现，超过80%的MTC中会出现淀粉样物质，淀粉样物质中缺乏细胞，呈絮状。巴氏染色呈浅绿色。淀粉样物质与致密胶质难于鉴别，刚果红特殊染色有助于鉴别。

（7）坏死背景：未分化癌背景中常出现坏死，当背景中出现大量坏死时，首先应考虑到甲状腺未分化癌的可能。

2. 细胞特点：包括细胞核、细胞质。

（1）细胞核：甲状腺肿瘤的诊断主要依据细胞核特点。

① 核增大、重叠、拥挤：核增大、核重叠、核拥挤是乳头状癌的重要特点，它是细胞核质比增大的结果，是由增大的细胞核随机排列而成。核重叠表现为两个细胞核接触的地方核膜增厚。

② 毛玻璃核：是指镜下细胞核染色质苍白，呈粉尘状，类似毛玻璃，并且有染色质边集现象。毛玻璃核是诊断甲状腺乳头状癌的主要特征之一，但有一些甲状腺乳头状癌染色质也可呈粗糙、深染的颗粒状，尤其是甲状腺微小癌（直径小于10mm），需要结合其他诊断特征。

③ 核沟：实质是细胞核核膜内陷形成的，侧面看细胞核核沟与长轴平行，咖啡豆样外观，上面观是皱褶，核沟也是诊断甲状腺乳头状癌的主要特征之一，但有约25%的乳头状癌核沟并不明显，需要总体把握。核沟在其他病变中也常见，但如果涂片中细胞核沟只是偶见，诊断时要小心。

④ 核内假包涵体：是胞质侵入核膜，核膜内陷形成的，核膜包绕的成分是细胞质，镜下呈圆形、界限清楚，与胞质着色相同，也是诊断甲状腺乳头状癌的主要特征之一，仔细观察会发现超过90%的乳头状癌具有核内假包涵体。核内假包涵体并非PTC的特异性指标，也可出现在甲状腺透明变梁状肿瘤、未分化癌、髓样癌、未分化癌中，甚至正常甲状腺组织中也会出现。

⑤ 分叶状细胞核：是指乳头状癌的细胞核发生收缩，同一细胞核多处收缩时称为分叶状细胞核，见于T细胞淋巴瘤及甲状腺低分化癌中。

（2）细胞质：

① 嗜酸性细胞质：甲状腺滤泡上皮细胞细胞质嗜酸性变，细胞质嗜酸性，胞质丰富，内有嗜酸性颗粒，界限清楚。嗜酸性细胞可见于结节性甲状腺肿、桥本甲状腺炎、甲状腺乳头状癌、嗜酸性细胞肿瘤及髓样癌中。

② 胞质内空泡：是一种球形结构，由细胞膜包绕，界限清楚。

③泡沫样胞质内空泡：常见于甲状腺囊性乳头状癌中，空泡界限清楚，小而一致，类似肥皂泡。

④铁血黄素颗粒：常见于退变的结节性甲状腺肿病变中，是一种非肿瘤性病变。

⑤异染颗粒：是神经内分泌肿瘤标志，多见于甲状腺髓样癌，嗜酸性细胞肿瘤胞质呈颗粒状，不同于异染颗粒。

⑥黄色小体：见于透明边梁状肿瘤中，呈圆形、不规则形，周边有透明空晕。

⑦封入现象：是指一个完整的细胞进入另一个细胞的细胞质中。与细胞吞噬的区别在于细胞被巨噬细胞所溶解，并非主动入侵，甲状腺未分化癌肿瘤细胞胞质中可见完整中性粒细胞。

3. 细胞排列方式

（1）乳头状结构：是指分支乳头状结构具有纤维血管轴心，在甲状腺乳头状癌病变中具有特异性，结节性甲状腺肿也可出现乳头结构，但仔细观察会发现无纤维血管轴心，故称乳头样结构。

（2）微滤泡结构：微滤泡是小滤泡上皮细胞团，指滤泡细胞少于 15 个，至少是三分之二的圆圈，且有拥挤、单层排列，中心可出现少量胶质。常见于滤泡性肿瘤或滤泡癌。

（3）单层片状结构是指肿瘤细胞呈单层片状排列结构，很常见，是甲状腺乳头状癌的特征，这种片状排列常出现弯曲或皱褶，呈栅栏状排列。

（4）旋涡状排列指低倍镜下肿瘤细胞呈同心圆状、单层排列，无胶质。中央细胞核为圆形，周边的细胞核为卵圆形，且垂直于旋涡的半径。此结构为诊断甲状腺乳头状癌的特异性结构。

（5）指状结构又称帽子结构，指肿瘤细胞指状排列，具有三维特点，没有间质，此结构的出现提示乳头状癌。

（6）鞋钉样特点是指肿瘤细胞突出于细胞巢，细胞核在顶端，常单个散在，泪滴状或"彗星样"，见于弥漫硬化型乳头状癌和囊性乳头状癌。

（7）细胞球是基底膜样物质被上皮细胞包绕，外观呈球状，该结构可见于弥漫硬化型乳头状癌和囊性乳头状癌。

第五章　流式细胞术

流式细胞术是用流式细胞仪对单个细胞快速定量分析及分选的一门实验技术,在生物医学领域流式细胞术应用较为广泛,所用标记物为荧光类物质。

一、流式细胞术常规样品取样要求

(1) 必须制备单细胞悬液。

(2) 被检测样品细胞大小在 $0.2 \sim 80\,\mu m$ 区间。

(3) 样品细胞数不能过少,要至少达到 2 万个。

(4) 要求待测样本细胞浓度在 $10^5 \sim 10^7$ 个 /mL。

二、流式细胞术样品制备

(一) 培养细胞的样品制备

1. 培养贴壁细胞

培养贴壁细胞弃掉培养液,加 $1 \sim 2\,mL$ 的 0.25% 胰蛋白酶消化 $1 \sim 5\,min$,可在倒置显微镜下观察,以贴壁细胞逐渐变圆为依据终止胰蛋白酶的消化,反复吹打至变为单细胞悬液,移入离心管 $1\,500\,r/min$ 中离心 $5\,min$;然后弃上清加入 $3 \sim 4\,mL$ 无钙镁离子的 PBS 液,重新吹打再 $1\,500\,r/min$ 离心 $5\,min$,反复两次;弃上清加 $0.5\,mL$ PBS 吹打细胞使细胞分散,入 4℃ 70% 酒精保存备用,用时将细胞浓度调至 $10^5 \sim 10^7$ 个 /mL 单细胞悬液。

2. 培养不贴壁细胞

培养不贴壁细胞直接吸入离心管 $1\,500\,rpm$ 离心 $5\,min$,其他同贴壁细胞处理。

（二）实体组织的样本制备

1. 匀浆或研磨法

直接将实体新鲜组织用锋利剪刀剪碎，然后放入到匀浆器中匀浆或研磨钵中研磨，加无钙镁离子的 PBS 液反复吹打数次，使用细胞过滤器（100 目孔径尼龙网）滤出细胞悬液，储备同贴壁细胞处理。

2. 酶处理法

酶处理方法是实体新鲜组织处理为单个细胞悬液的主要处理方式，不同组织使用处理的酶不同且作用时间也不相同，常用的有胰蛋白酶和胶原酶。

（1）胰蛋白酶：常用浓度 0.25%，组织块大小 $1 \sim 2\,mm^3$ 处理时间为 $20 \sim 60\,min$，随时肉眼及镜下观察消化程度，胰蛋白酶用量一般是组织块体积的 $30 \sim 50$ 倍，消化后处理同匀浆法。

（2）胶原酶：常用量为 $0.1 \sim 0.3\,\mu g/mL$，组织块大小 $1 \sim 2\,mm^3$ 处理时间为 $4 \sim 48\,h$，随时肉眼及镜下观察消化程度，胶原酶用量一般是组织块体积的 $30 \sim 50$ 倍，消化后处理同匀浆法。

3. 石蜡包埋组织的处理法

石蜡包埋的组织先进行切片厚度 $30\,\mu m$，将蜡片收集在干燥玻璃离心管中，二甲苯脱蜡 $20\,min$，中间换液一次；入 100% 酒精、95% 酒精、90% 酒精、80% 酒精、70% 酒精至蒸馏水洗涤两次，每次 $5\,min$；入 1% 胃蛋白酶（pH 1.5，量约 $1\,mL$）37℃恒温孵育 $30\,min$，吸入离心管 $1\,500\,r/min$ 离心 $5\,min$，其他同贴壁细胞处理。

三、流式细胞术如何检测样本

流式细胞术检测样本使用流式细胞仪，流式细胞仪检测依赖于荧光素标记的抗体，常用荧光素染料有 FITC、TRITC、PE、PI、Cy3、Cy5 等，其中，FITC 较为便宜，使用范围广，适用于强抗原的表达；PE 荧光最强，适用于弱抗原的表达。

（一）直接法免疫荧光标记

取制备的细胞悬液一般浓度 1×10^6 个 /mL，直接加入标记荧光素的抗体，4℃孵育 $15 \sim 30\,min$，然后用 0.01 mol/L PBS（pH 7.2 $\sim$ 7.4）反复吹洗三次，每次 $1\,000\,r/min$ 离心 $5\,min$ 再重悬，可以上机检测。

（二）间接法免疫荧光标记

取制备的细胞悬液一般浓度 5×10^6 个 /mL，加入特异性的一抗 4℃孵育 15～30 min，然后用 0.01 mol/L PBS（pH 7.2～7.4）反复吹洗三次，每次 1 000 r/min 离心 5 min 再重悬；加入标记荧光素的第二抗体，4℃孵育 15～30 min，然后再用 0.01 mol/L PBS（pH 7.2～7.4）反复吹洗三次，每次 1 000 r/min 离心 5 min 再重悬，可以上机检测，此法二抗生产较为广泛，更适于科学研究检测，缺点是对细胞数有要求，太少不能使用。

后 记

　　本书在编写过程中得到了朱秀雄、于红藻等老前辈的大力支持,在此一并感谢。由于时间仓促,书中避免不了会出现差错与不足,希望使用者和同道研究人员给予包涵,同时提出宝贵意见以便作者修订。